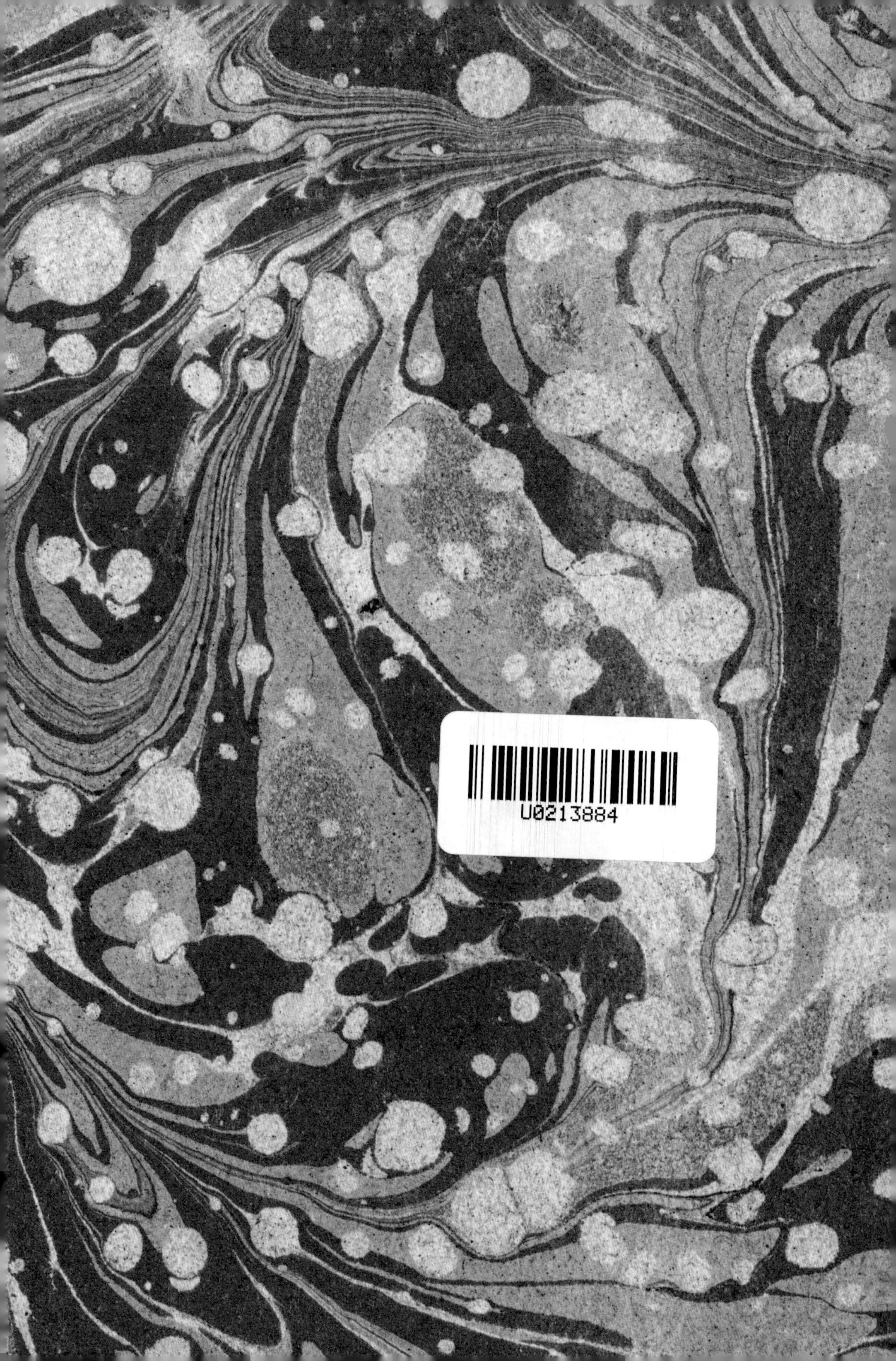
U0213884

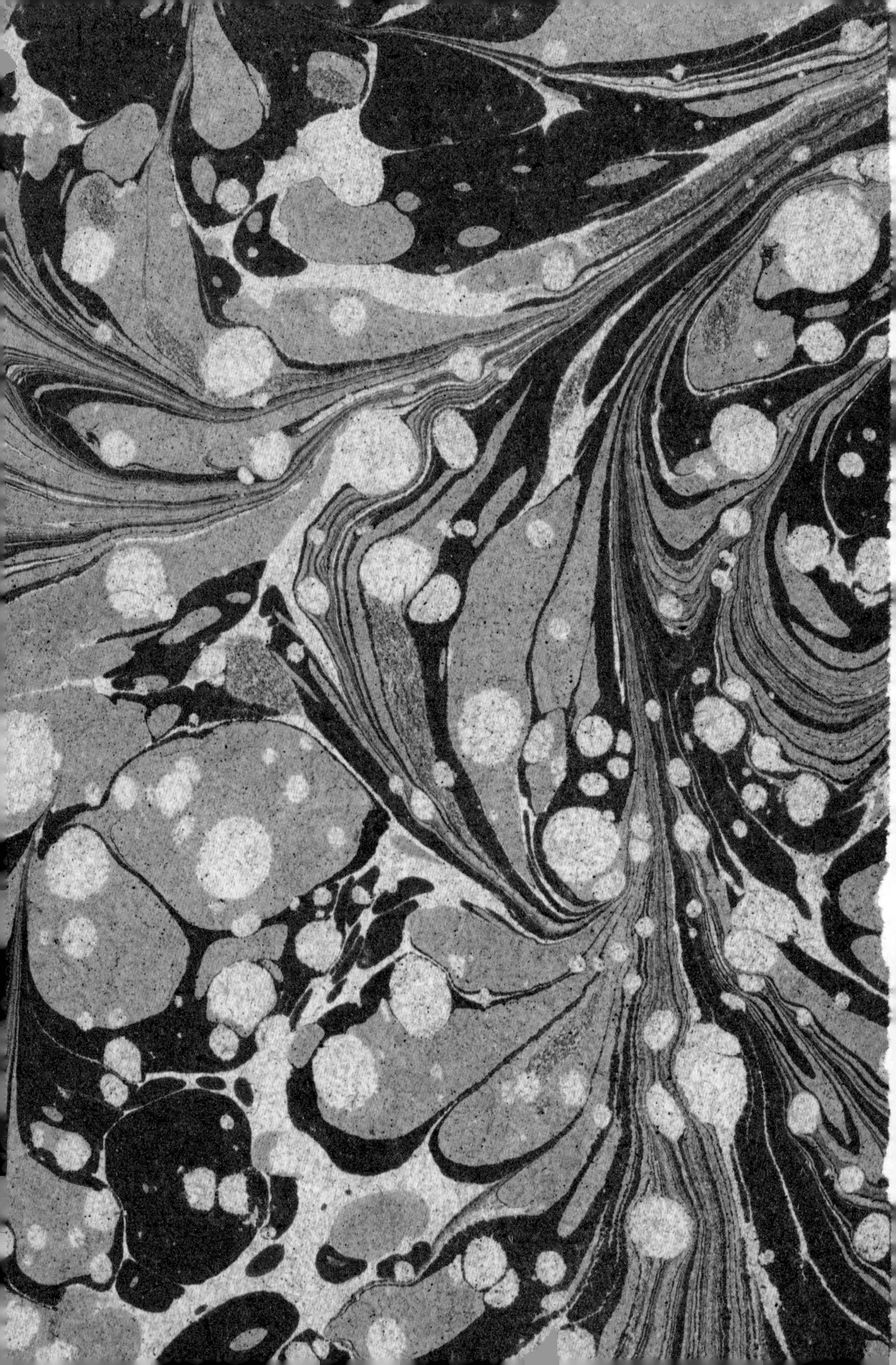

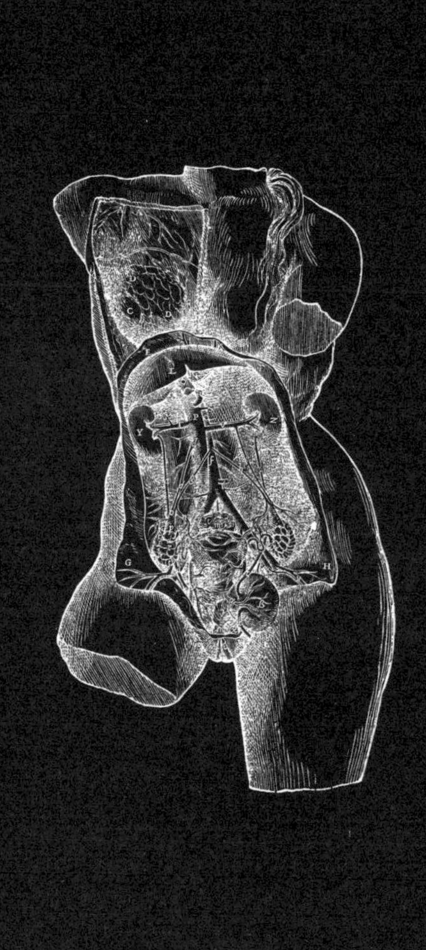

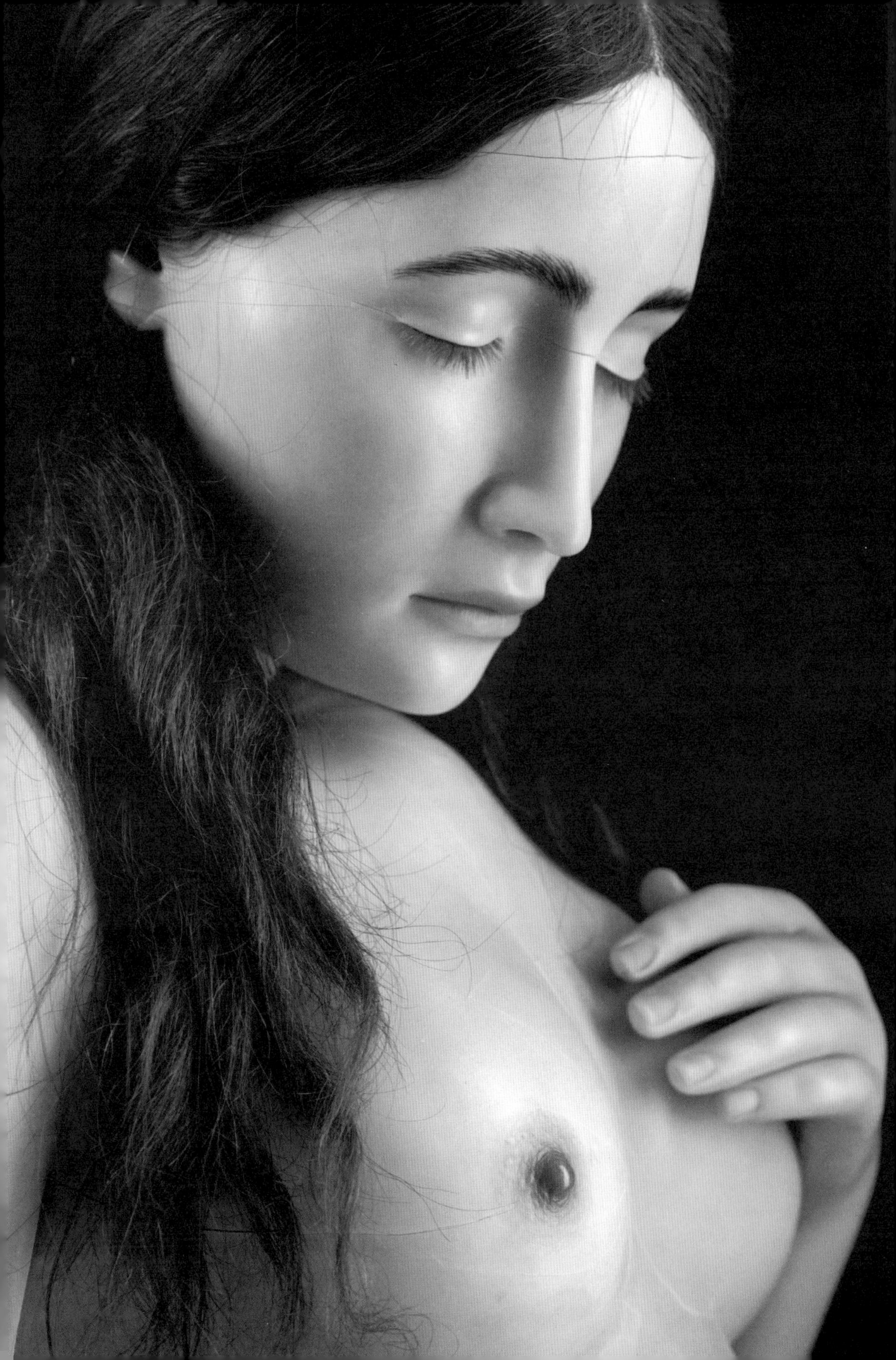

The Anatomical Venus

Wax, God, Death & the Ecstatic

Joanna Ebenstein

解剖维纳斯

献身医学的永恒女神

[美] 乔安娜·埃本斯坦　著

崔宏立　邵池　译

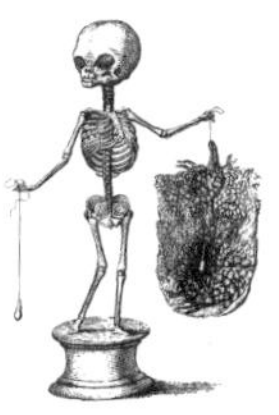

中国协和医科大学出版社

北　京

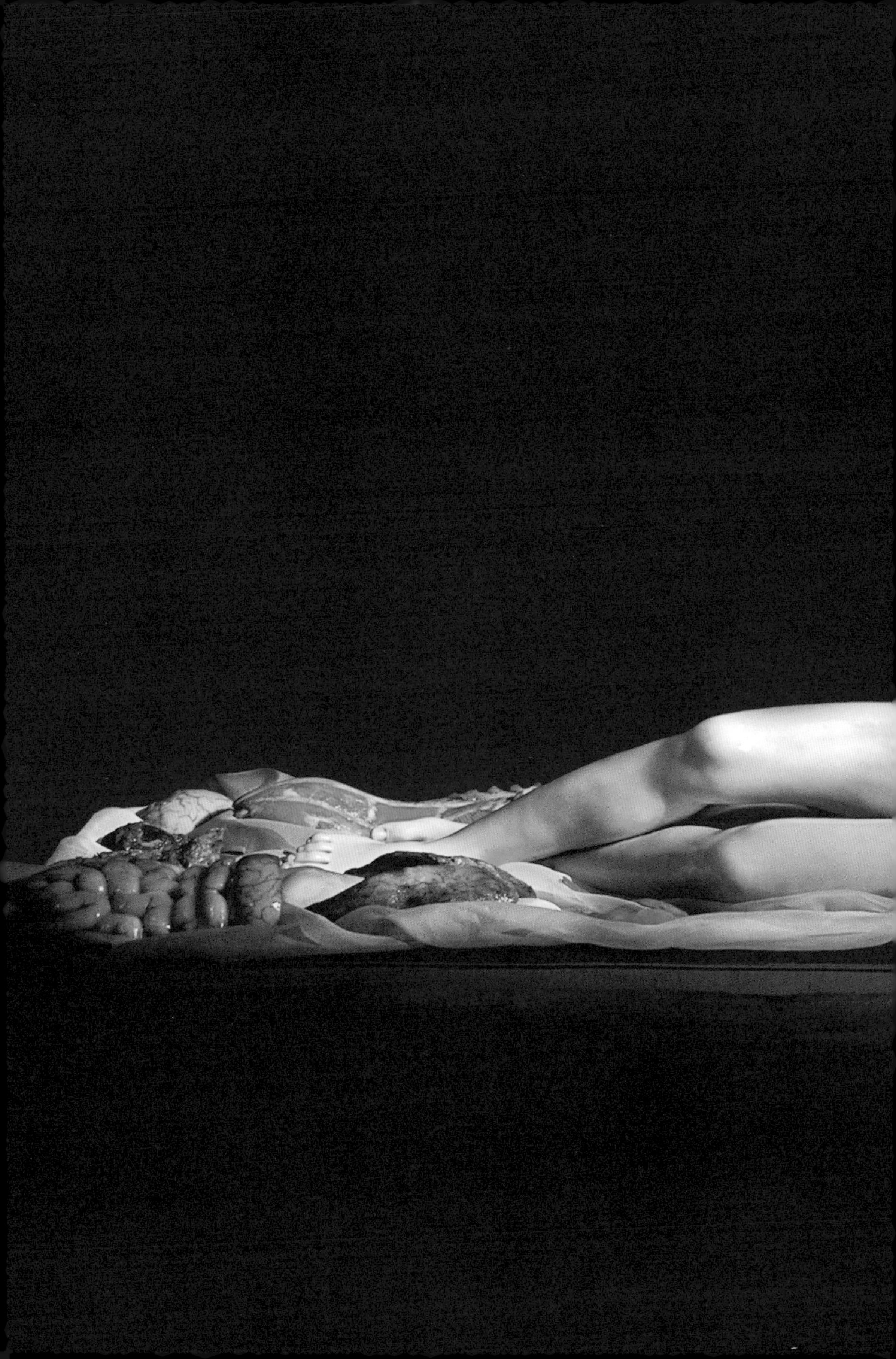

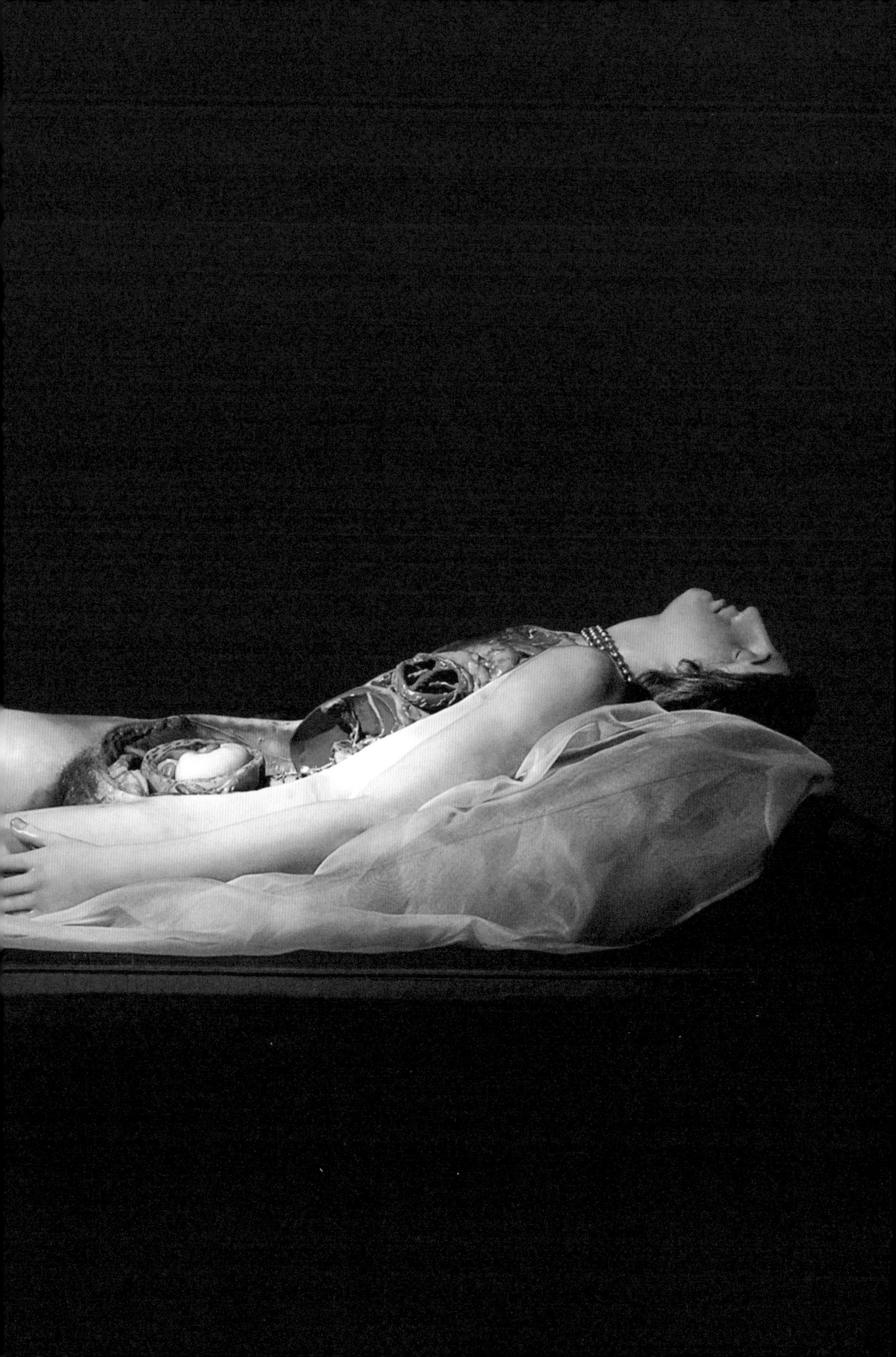

翻译与审订 |

邵池，毕业于中国协和医科大学，现为中国医学科学院北京协和医院呼吸内科医师。

李尚仁，英国帝国理工学院科学、技术与医学史中心博士。研究领域为现代西方医学史、帝国与殖民医学史。

好奇即本能，探索即欲望

封面 | 《沉睡的维纳斯》，施皮茨纳博物馆（Spitzner Museum）藏品。承蒙彼利埃大学（Université de Montpellier）解剖学展示馆慨允。摄影：马克 · 当唐（Marc Dantan）

封底 | 完整以及拆开的解剖学维纳斯，施皮茨纳博物馆藏品，承蒙彼利埃大学解剖学展示馆慨允。摄影：马克 · 当唐（Marc Dantan）

第 1 页 | 女性躯干，展示其生殖系统，出自 1543 年革命性的解剖图谱，《人体的构造》（*De Humani Corporis Fabrica*），由佛兰德斯籍解剖学家维萨里（Andreas Vesalius）所著。

第 2 页 | 怀有九个月身孕女子的蜡制解剖学模型，约于 1880 年，由古斯塔夫 · 蔡勒（Gustav Zeiller）的柏林作坊制作。

第 4–5 页 | “维纳瑞娜”（The Venerina，小维纳斯），真人尺寸、可拆解蜡制模型，于 1782 年，由佛罗伦萨天文台（La Specola）的克莱门蒂 · 苏西尼（Clemente Susini，1754—1814）作坊，为意大利博洛尼亚的波吉宫博物馆（Museo di Palazzo Poggi）制作。

本页与对页 | 1781—1786 年，由佛罗伦萨天文台的作坊所制作的蜡制解剖学模型，陈列在奥地利维也纳的约瑟芬医药学院博物馆（Josephinum Museum）。

第 8–9 页 | 《睡美人》（*Sleeping Beauty*），1767 年，由在巴黎的菲利普 · 柯蒂斯（Philippe Curtius）所制作的一具会呼吸的蜡像。

第 10–11 页 | 蜡制解剖学维纳斯，分别为完整以及部分拆解。约 1930 年，于德国德累斯顿，由鲁道夫 · 波尔（Rudolf Pohl，1890—1910）的作坊制作。

第 12 页 | 真人尺寸的石膏解剖模型，蒙上眼睛以利收藏。约制作于 1900 年，现保存在伦敦布莱斯大厦（Blythe House）。

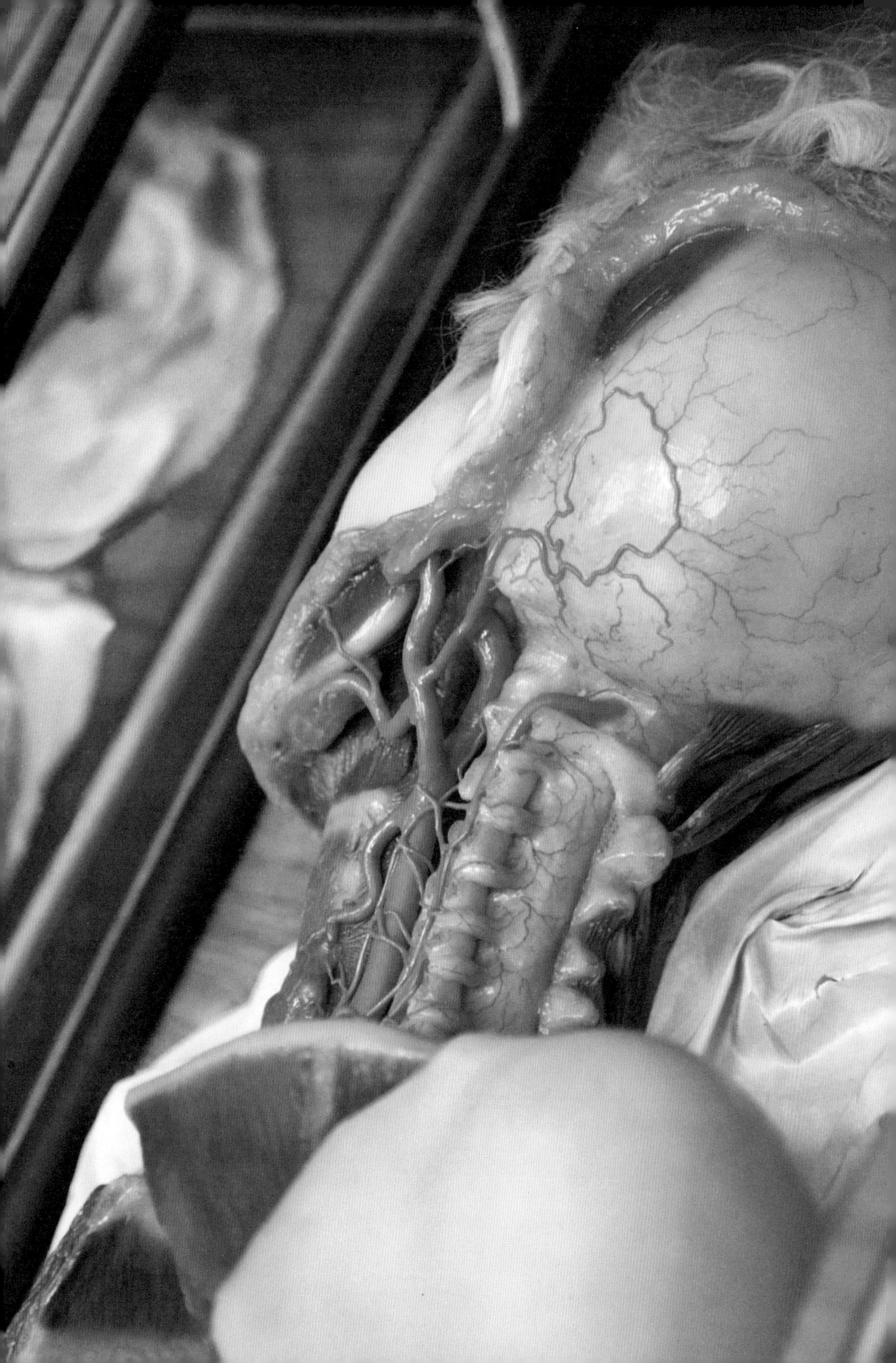

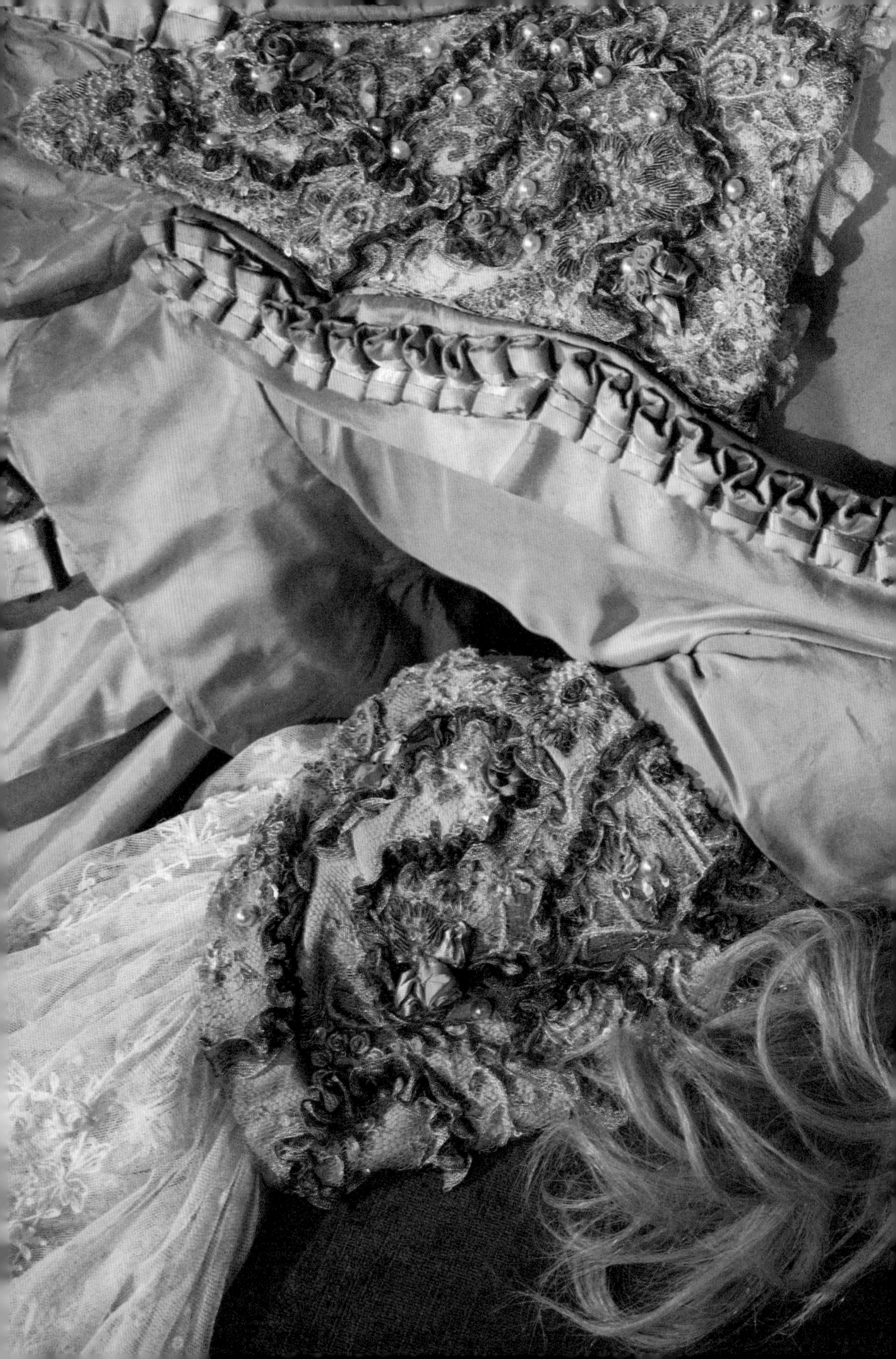

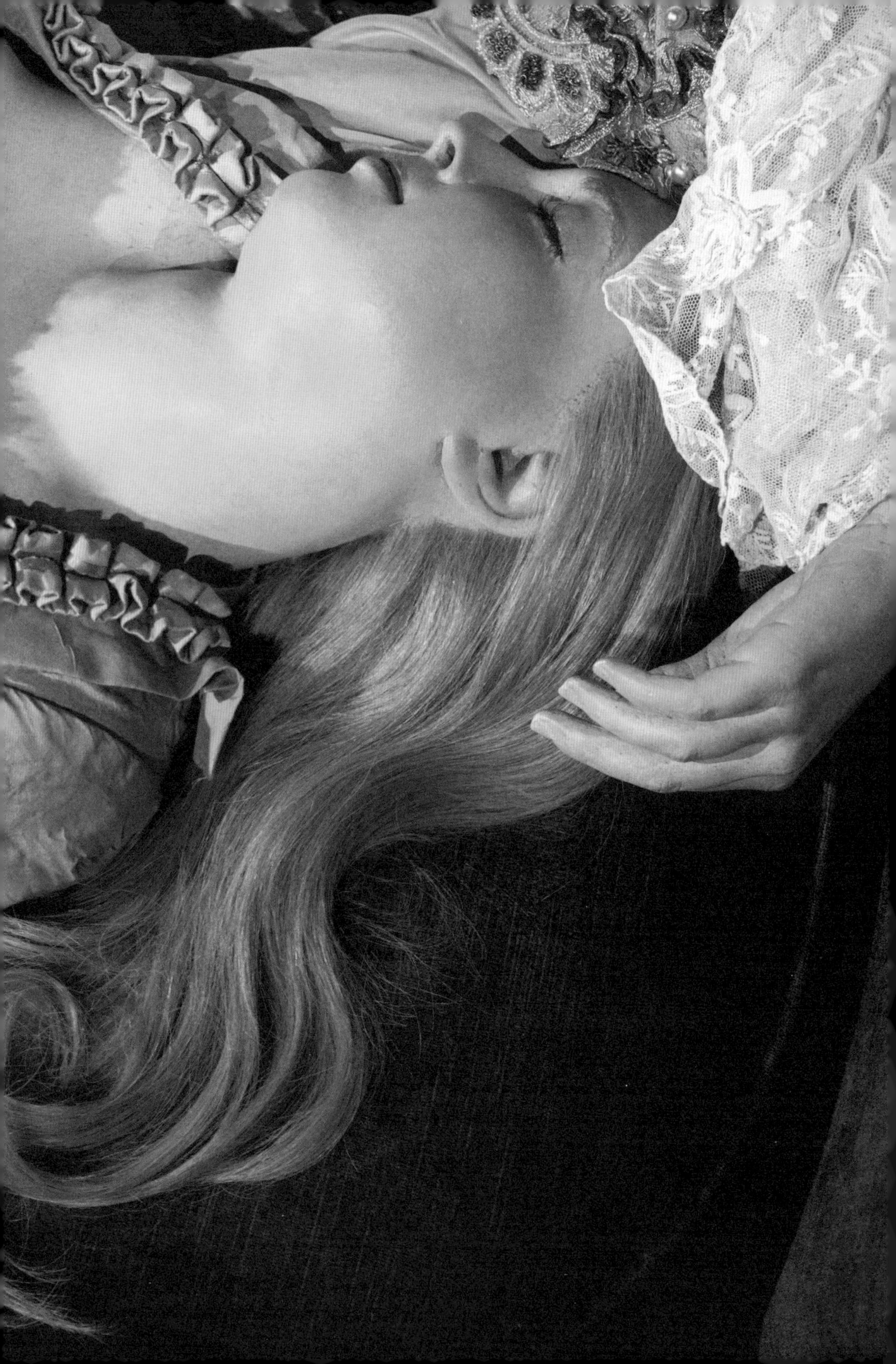

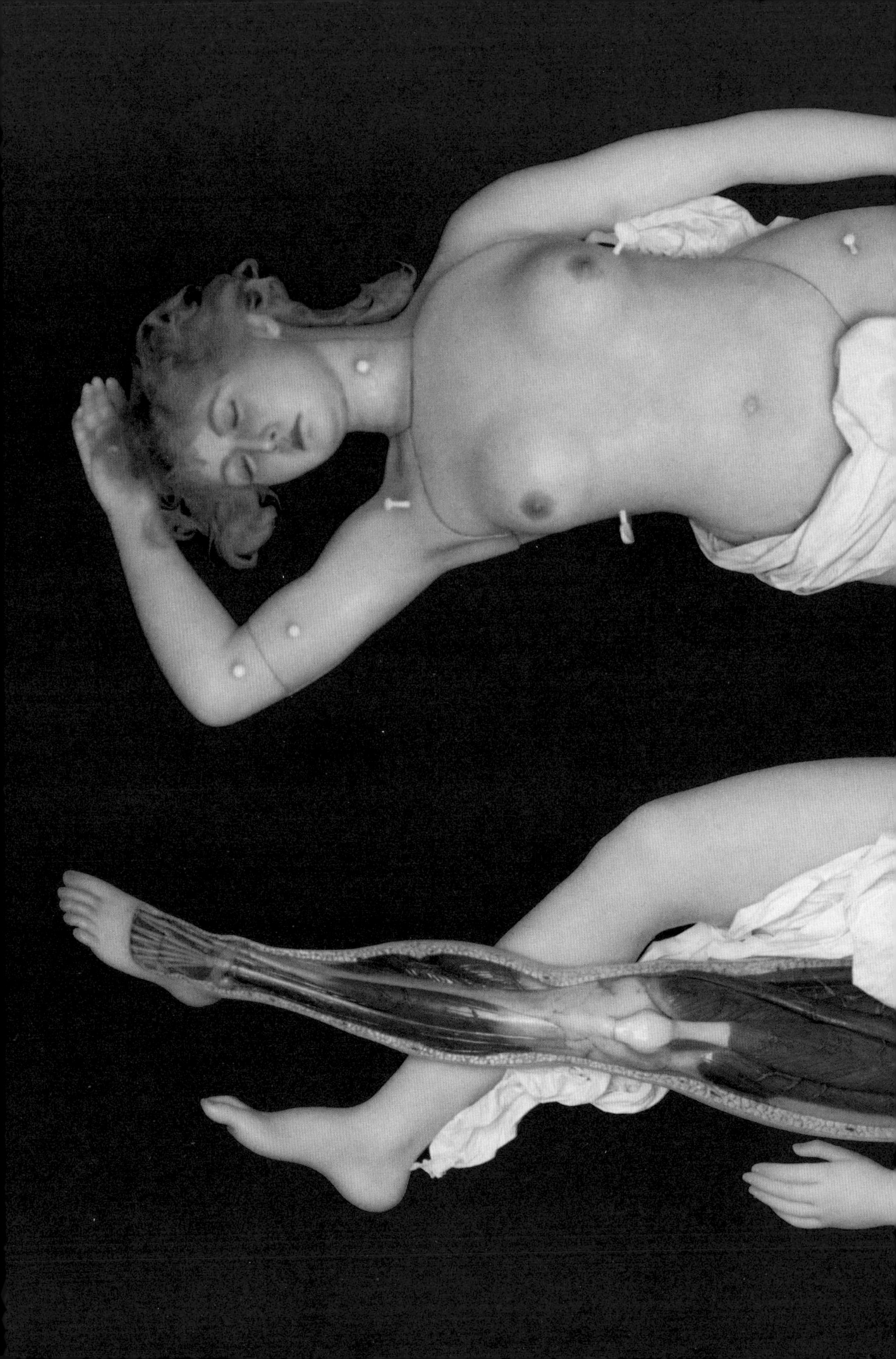

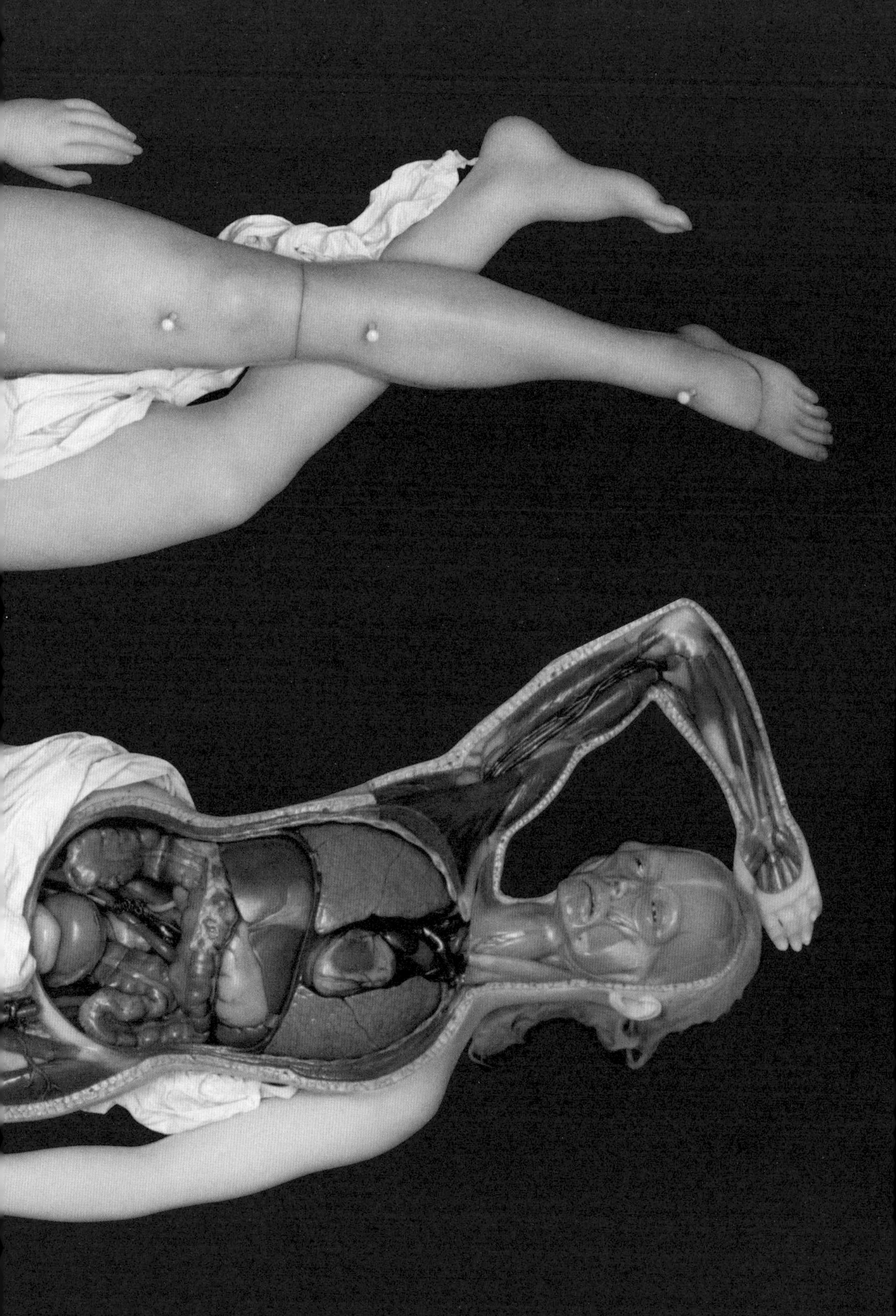

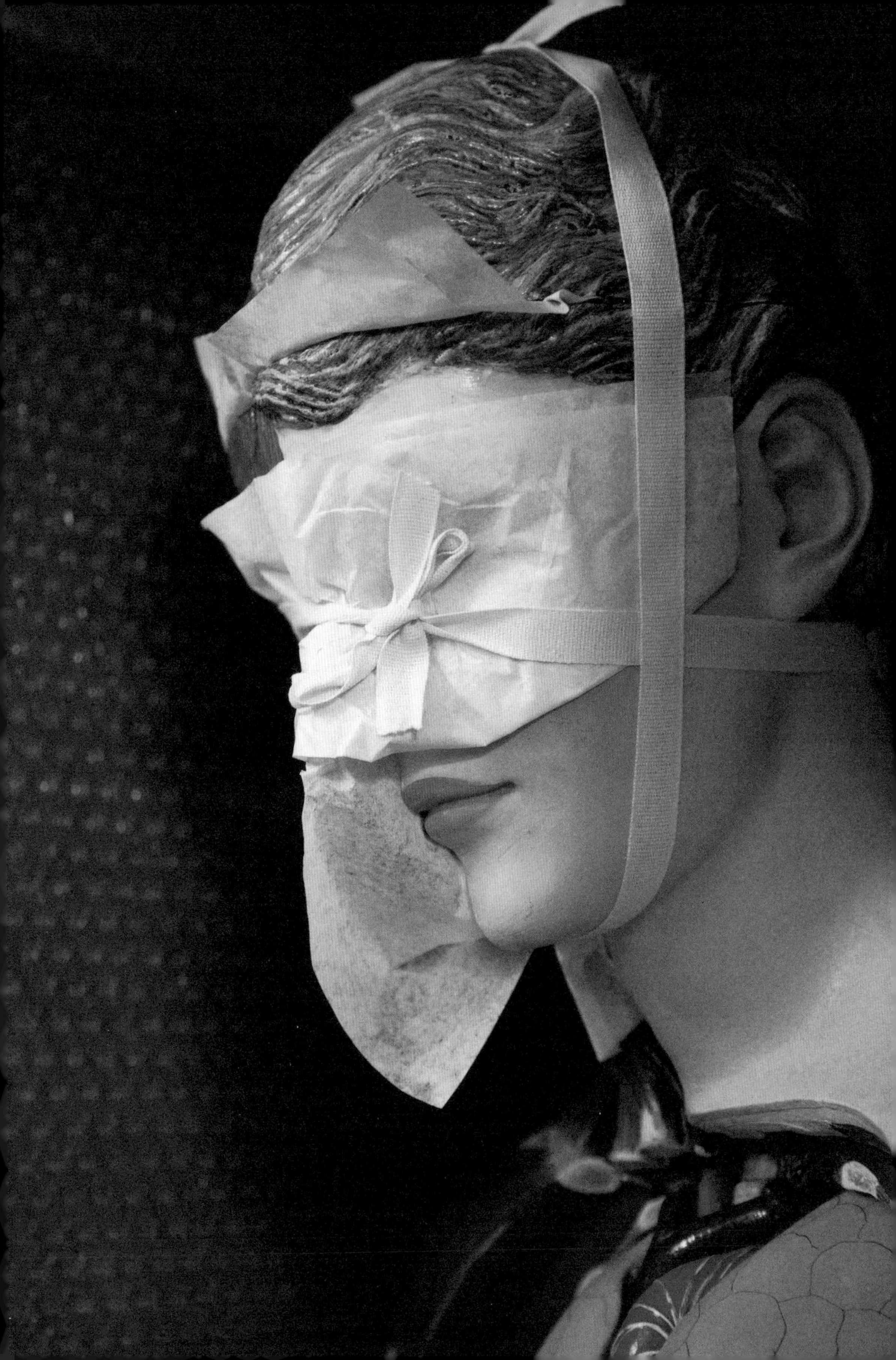

目 录

引　言　揭开解剖学的难解之谜　14

第一章　解剖学维纳斯的诞生　21

第二章　蜡像的使用：从神学到科学　67

第三章　游乐园的维纳斯　119

第四章　神魂超拔，恋物癖，以及人偶崇拜　179

第五章　维纳斯，诡秘物，以及机器中的幽灵　201

馆藏地推荐　216

延伸阅读　218

图像来源　220

索引　222

致谢　224

揭开解剖学的难解之谜

从文艺复兴到十九世纪这段时间，人体解剖图像并不如现代人以为的、仅仅是狭隘地作为医学的说明插图，也反映出当时人对于美学还有神学的认知。它们不单纯是为医师所设计的技术性指导图示，而是一种诠释，表明人类身为神之造物在其所创造的整体世界中所具有的本质，也就是生与死的本质……

——摘自马丁·坎普（Martin Kemp）与玛丽娜·华莱士（Marina Wallace）合编的《绝妙人体》（*Spectacular Bodies*, 2000）

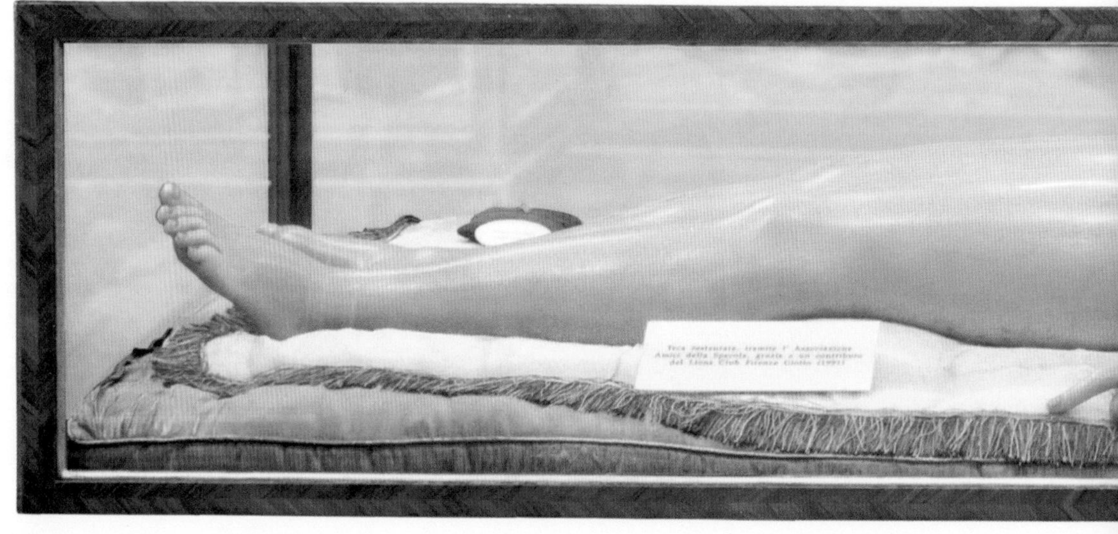

图1

图1　最具代表性的真人尺寸、可拆解的蜡制解剖学维纳斯，也称为“可拆解的维纳斯”或“美第奇维纳斯”，出自苏西尼在意大利佛罗伦萨天文台博物馆的作坊，制作于1780—1782年。

克莱门蒂·苏西尼在1780—1782年制作的“解剖学维纳斯”是个绝佳的范例：这个华丽却诡异的存在挑战着人们的信念。它——或是用“她”来称呼更恰当——被当作教导人体解剖构造的一种工具，免除了亲自动刀切割而导致的肮脏杂乱、道德上的争议，以及寻求稀缺的人体尸骸的困难。解剖学维纳斯也巧妙传达出当时的认知中人体与神所创造的宇宙之间的关系、艺术与科学之间以及自然与人类之间的关系。

她往往被称为“美第奇维纳斯”或者“可拆解的维纳斯”，这具真人尺寸、可解剖的蜡制美人拥有晶亮的玻璃眼珠以及真人的发丝，如今依然躺在最初那个镶着威尼斯彩色玻璃的檀木橱柜里供人观赏。她可以依照解剖学正确无误地拆解成七个层次，最后一层取走就会见到有个安详的胎儿蜷曲在她子宫里。她还有一些姊妹，都是处于某一固定解剖状态的全裸蜡制女子，通常称为“削开的美人”或“剖开的美女”，至今仍可在欧洲若干博物馆里见到她们的身影。仰躺在玻璃柜里，露出一抹浅浅的微笑，或陷入神魂超拔境界的低垂眼神。其中一位随兴地把玩着真人头发编成的金色辫子；另一位则在躯体滴血不流的解剖状态，紧抓着柜内被蛾咬过的丝绒缎面靠垫；还有一位顶着金色的皇冠；另一位则在垂挂着的肠子上用丝质缎带打了个蝴蝶结。

自从十八世纪晚期，这些蜡制女子在佛罗伦萨问世以来，她们曾摄人心魄、发人兴味，也给人指导。到了二十一世纪，她们依然徘徊在医学与神话、实用与仪式，以及拜物与艺术之间游移不定。既是理想女性美的诱人代表，同时又揭示出人体的内在运作，时至今日，我们究竟该怎样理解她呢？在游乐园或医学博物馆都同样曾经摆放的手工制品，我们该怎样解读她呢？霍利·迈尔斯（Holly Myers）在《洛杉矶时报》（*Los Angeles Times*）的描述让

后页
多张十五至十九世纪的解剖女体插图。其中包括了 1670 年的纸制人体解剖模型，具有可掀开的翻盖以模拟实际解剖（左页中排）；还有半是骷髅半是时髦女子的人像，站在刻有《圣经》引文的方尖碑旁（右页下排中央），出自《生死对照，或，论女人》（*Life & Death Contrasted, or, an Essay on Woman*, 约 . 1770）。

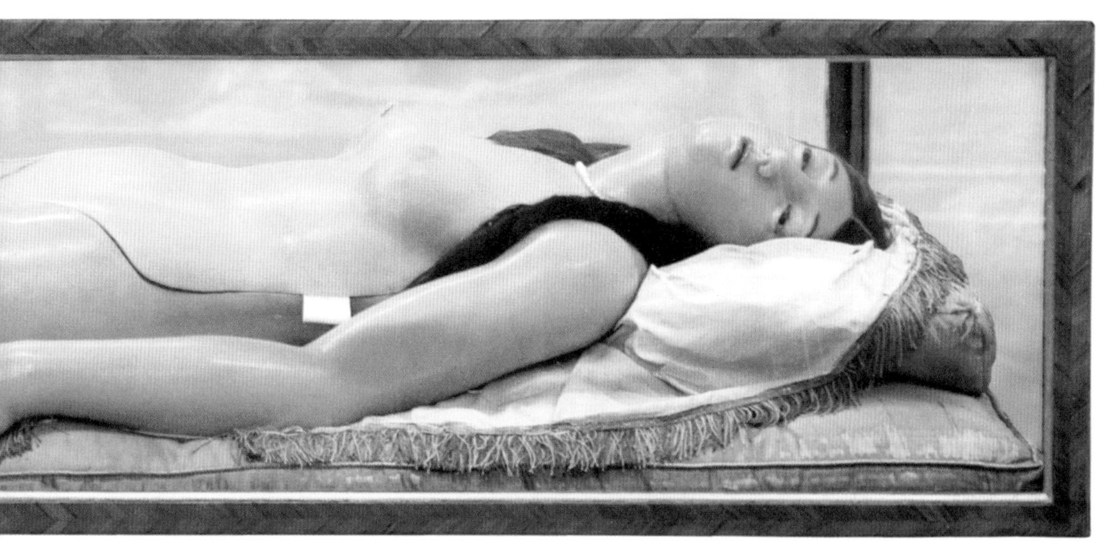

人难以忘怀：“就像启蒙时代版的圣女大德兰（St. Teresa of Ávila）一样，借着与不可见之科学力量通达而神魂超拔。”我们该怎么看待这么一个造物？

本书要深入探讨解剖学维纳斯与生俱来的矛盾之处，并且试着回答上述诸多疑问。本书通过医学史及艺术史学家、文化理论家以及哲学家等各个领域学者的协助，探访解剖学维纳斯的时空背景，细究导致其诞生的信仰和医疗实践，并且揭示当时的人们对她的看法。本书还会更进一步，仔细考察十九世纪人们是如何以非常不一样的方式理解、认识她，最后会追寻她在二十世纪和二十一世纪饶富趣味的命运。

解剖学维纳斯肇始于美第奇维纳斯诞生的同样时间和地点，也就是十八世纪的意大利佛罗伦萨。当地拥有忠实坚定的天主教信仰，并因为接受朝圣

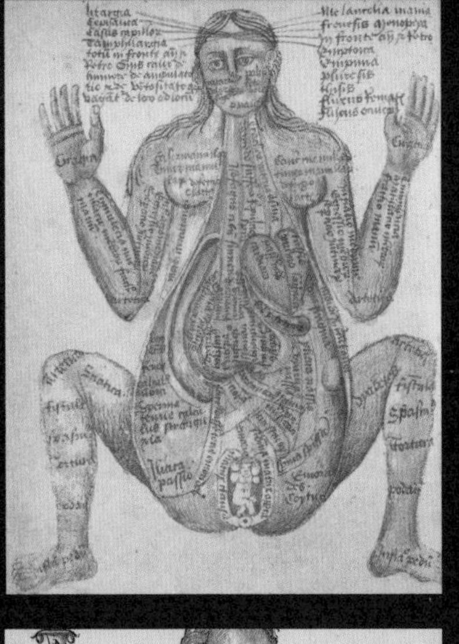

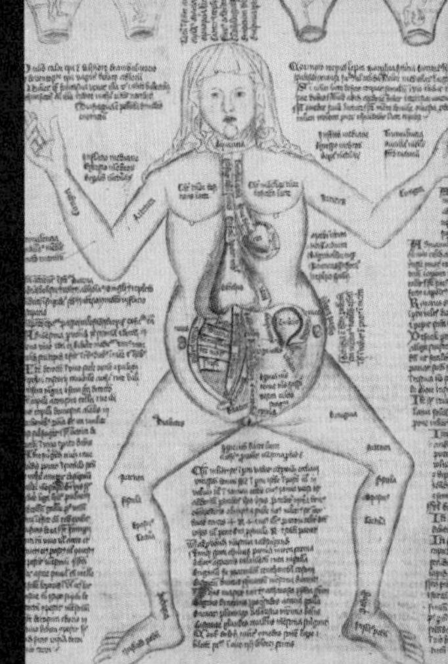

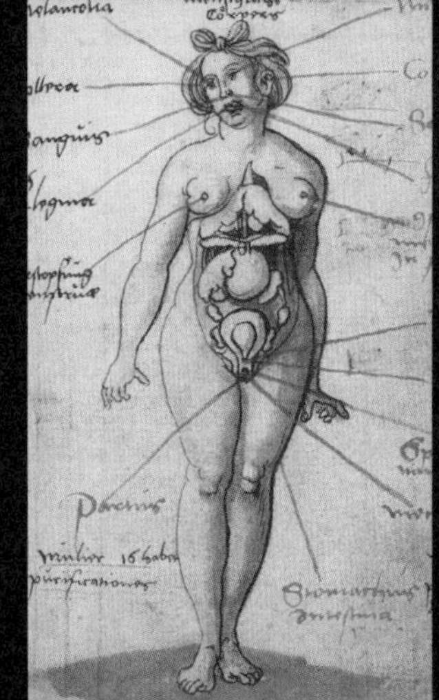

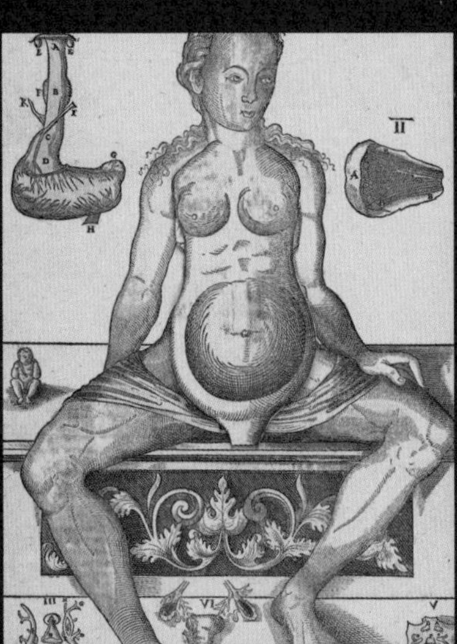

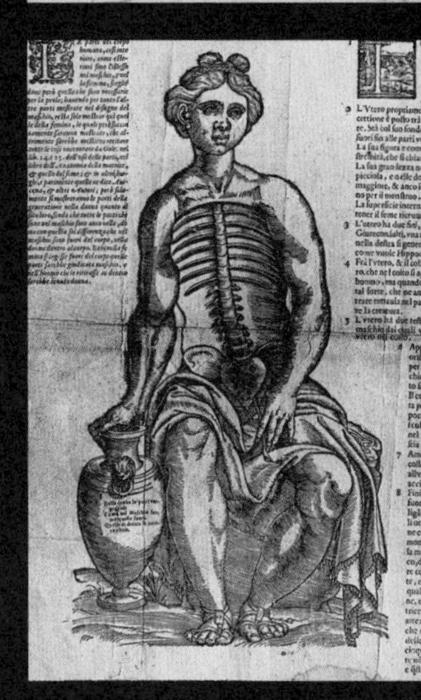

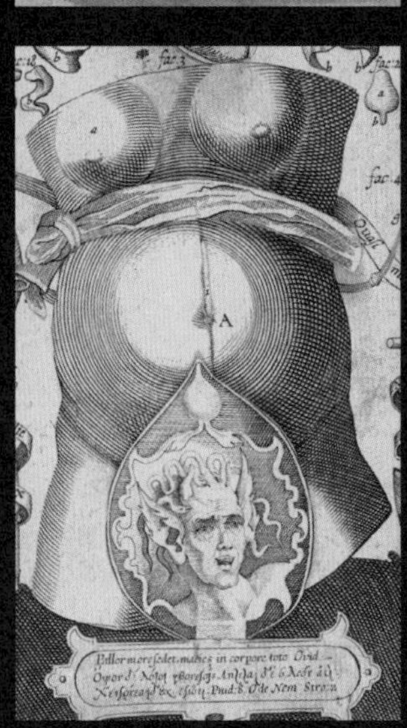

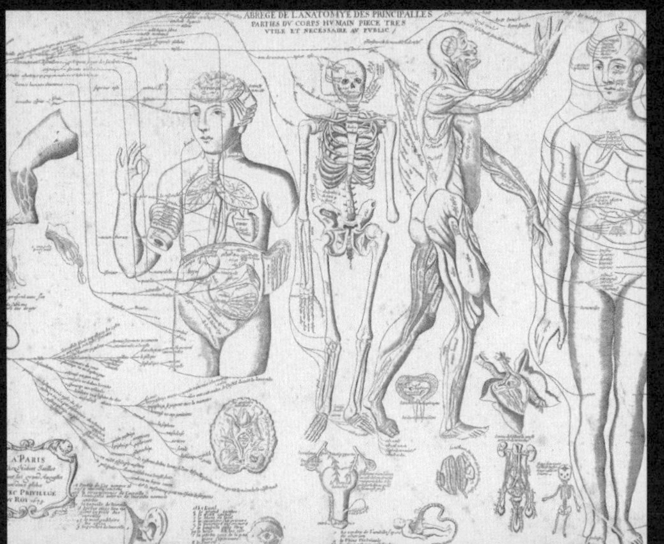
ABREGE DE L'ANATOMYE DES PRINCIPALLES
PARTIES DV CORPS HVMAIN PIECE TRES
VTILE ET NECESSAIRE AV PUBLIC

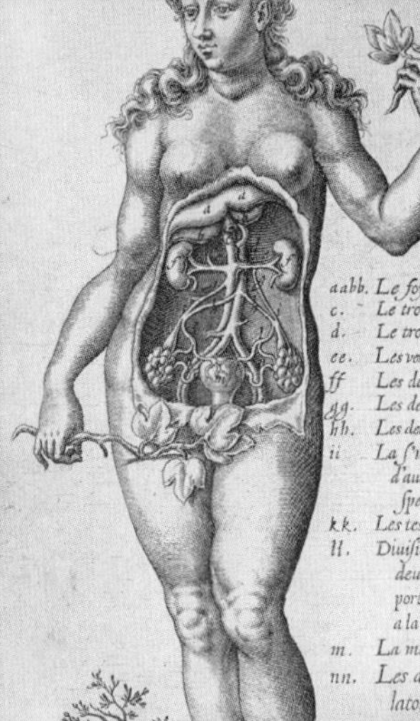
aabb. Le foye.
c. Le tronc de la vene
d. Le tronc de la grande
ee. Les venes et arteres
ff Les deux reins.
gg. Les deux venes
hh. Les deux arteres
ii La s'vnissent de costé
d'aultre la vene et
spermatique.
kk. Les testicules de la
ll. Diuision des vaisseaux
deux parts, dont
portée au testicule,
a la matrice.
m. La matrice.
nn. Les deux vaisseaux
latoyres qui settent
mence dans la

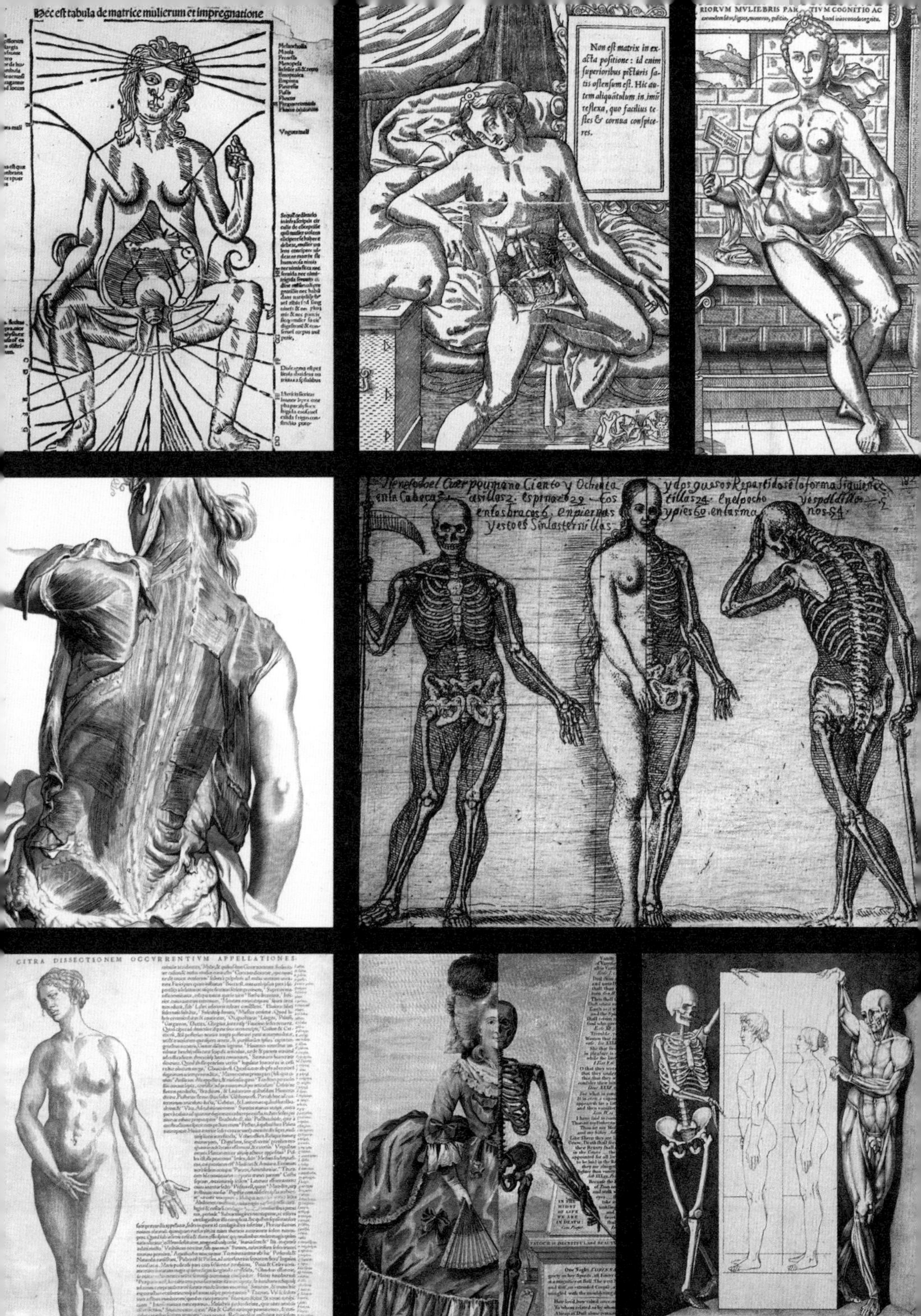
Hec est tabula de matrice mulierum et impregnatione
Non est matrix in exacta positione : id enim superioribus picturis satis ostensum est. Hic autem aliquatulum in imum reflexa, quo facilius testes & cornua conspicere.
RIORVM MVLIEBRIS PAR TIVM COGNITIO AC
CITRA DISSECTIONEM OCCVRRENTIVM APPELLATIONES.
TRATTATO DI ANATOMIA PITTORICA
Fatto da Costantino Squanquerillo
ROMA MDCCCXXXIX

者委托制作神圣还愿品而建立了制作写实蜡制解剖模型的悠远传统；佛罗伦萨也是文艺复兴的发源地，促成各艺术领域盛行自然主义的呈现手法，大众也因此普遍对于人体解剖学研究怀抱着前所未有的兴趣。佛罗伦萨在十五到十八世纪一直由美第奇王朝统治，直到1765年落入利奥波德二世（Leopold II, 1747－1792）之手，这位世俗的人道主义统治者来自维也纳哈布斯堡家族。十年之后，1775年，利奥波德二世秉承其启蒙主义价值观，以托斯卡纳大公的身份在佛罗伦萨设立了第一座真正对大众开放的科学博物馆。在御医暨自然哲学家费利切·丰塔纳（Felice Fontana, 1730－1805）的带领下，身为博物馆核心的蜡像作坊，尝试创造出一套用蜡制成的人体百科全书，用来教育并取悦大众。这些蜡制人体当中最细致也最具代表性的，就是美第奇维纳斯，

图2 十八世纪初期，意大利的一具可拆解、象牙制的袖珍孕妇模型。

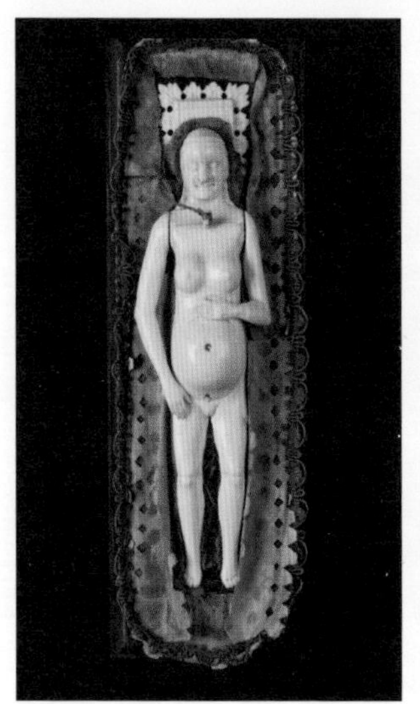

图2

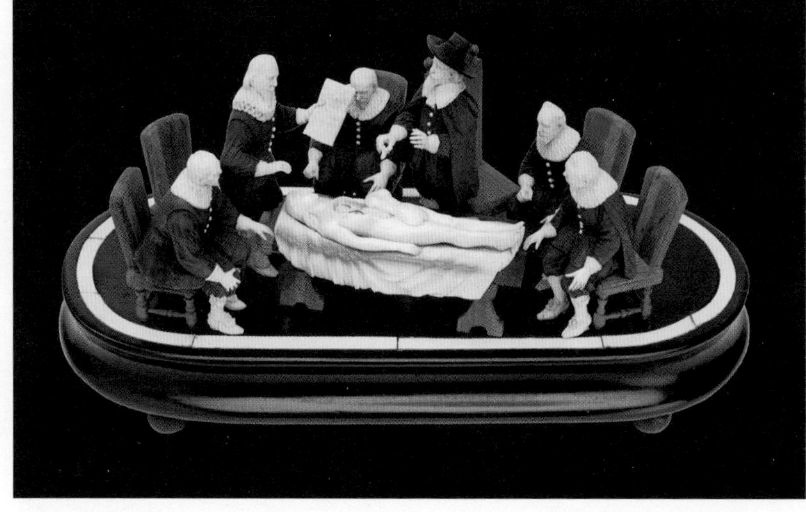

图3

图3 十八世纪木质及象牙制的袖珍模型，依据伦勃朗著名画作《蒂尔普教授的解剖课》（*The Anatomy Lesson of Dr Nicolaes*, 1632）所制作。原本画中的解剖对象是阿里斯·金德（Aris Kindt），1632年6月16日因强盗罪被判处绞刑，并在阿姆斯特丹的外科医师行会（Surgeons' Guild）被解剖，但在模型中被换成一个可拆解的女性塑像，与同时期的象牙制解剖学人体模型很类似（参见52–53页）。

同时也是博物馆的焦点所在。

本书检视美第奇维纳斯的前身——包含神圣和凡俗两个领域的各种解剖的或是可拆解的女性塑像，以及艺术和神学方面的先行者，为这些兼具诱惑与教育目的的模型提供了美学与概念架构。此外，本书也讲述了第一个解剖学博物馆在博洛尼亚建立的历史。它既是教堂又是教学工具，由心系科学的教宗本笃十四世（Pope Benedict XIV, 1675－1758）创设。同时也查考天主教和医学为保存肉体将之制成塑像而使用的看似相近但本质冲突的方法，并且深入探讨蜡这种物质本身的历史。它与人体肌肤相似的程度令人发指，自古以来就被运用在各种与死亡以及魔法相关的仪式上。本书追随解剖学维纳斯在十九世纪来到游乐园和大众博物馆，她在这里和众家姊妹——玻璃柜中栩栩如生、甚至会动的蜡制“睡美人”——被当作吸引观众的主要展品，兼具教育和媚诱人心的效果。接着再追溯神魂超拔状态

的意义转变，由宗教、神秘的个人体验，变成带有情色意味；并且看着解剖学维纳斯由漂亮的教学用模型，堕落成顺从的真人尺寸玩偶，专为偏爱理想化替身胜过真正女子的男人打造，或是为了永远拥有，而以钟爱之人为蓝本塑造的复制品像。书中还考察了艺术家和作家把解剖学维纳斯当作创作出发点或灵感来源的几种方式。

最后，解剖学维纳斯引人深思，让我们反省原本的神秘经验是如何获得升华，而机器中的灵魂已明显成为多余的累赘。究其根本，为什么从现代眼光来看解剖学维纳斯是如此奇异，成为诡秘的经典范例？仅仅不过两百多年前，她曾是教导大众人体解剖学的完美工具；如今她是古怪的东西；一种诱人、拟真的女性蜡制模型，一面令人神魂颠倒，同时内脏器官却清清楚楚地展示给大家观看。或许只有在那段宗教、艺术、哲学还有科学仍能和平共处的短暂时代，她才能真正为众人所理解；她是时代的遗物，当时的时代精神正由灵性转移到科学，后者成为死亡、疾病、生命本质以及宇宙中人类位置的主要仲裁者。以她那样顺从、蜡制的外在美以及如实呈现的内脏，我们可以感受到一种已经消逝的生命态度；那种态度是要统合而不是去割裂，同时足以包容神秘与未知。本书描述解剖学维纳斯之所以如此迷人的奥秘，而不去破坏它；探究她的功能、她的美，还有不断演进的外形及功能，而不损及她的魅力，从而充满怀念地回望那个研究自然即是研究哲学的时代。

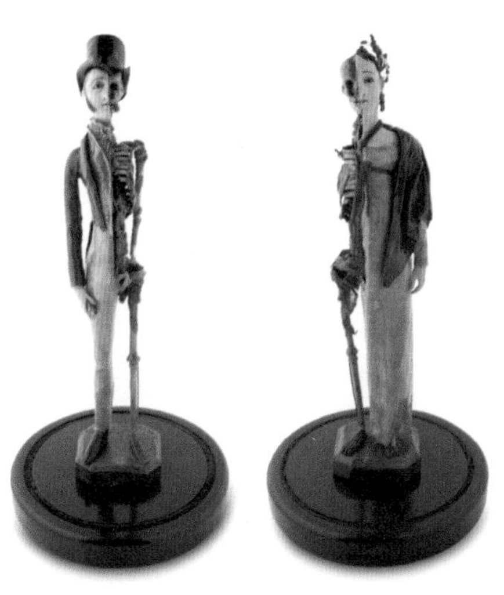

图 4

图4 1800年左右英国的一对袖珍蜡制“警世绘”模型，主题是露出半边枯骨的摄政时代摩登男女。

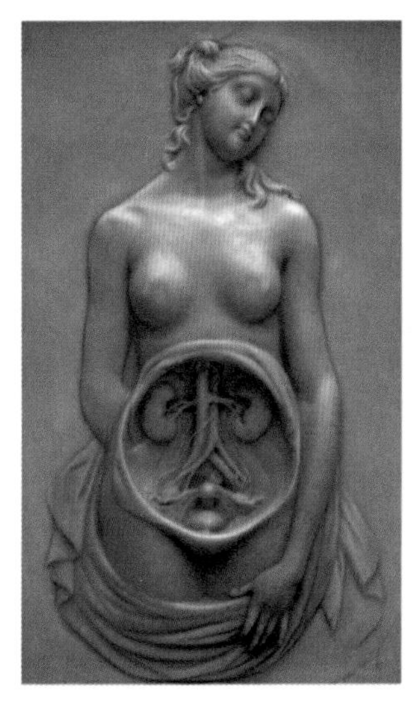

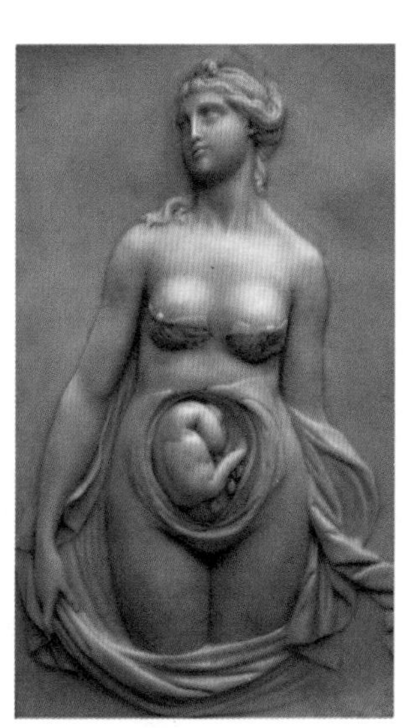

图 5

图5 展示女体解剖以及胎儿发育之九件蜡版中的两块。可能是约1801—1830年之间在奥地利维也纳制作。

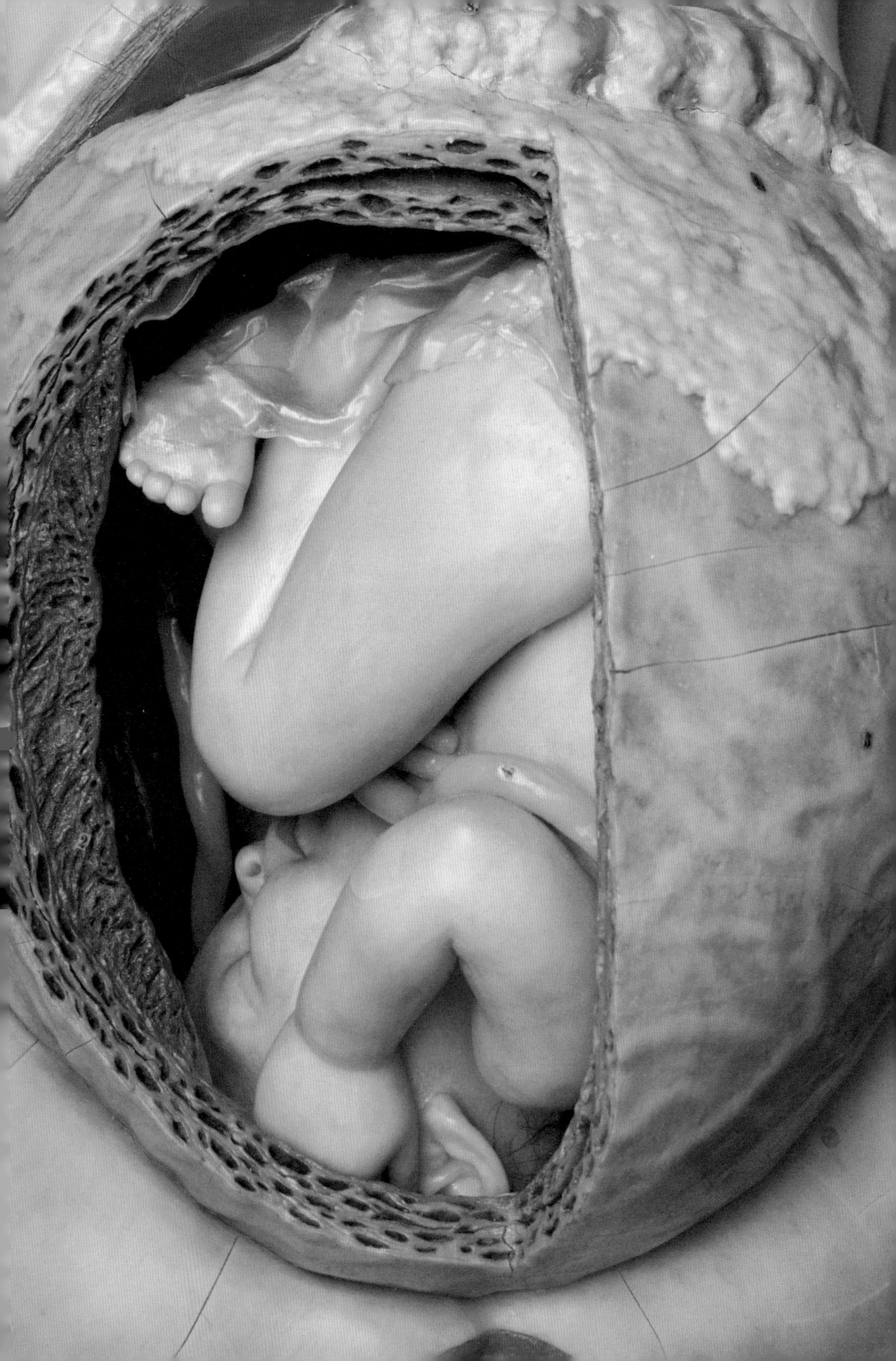

第一章

解剖学维纳斯的诞生

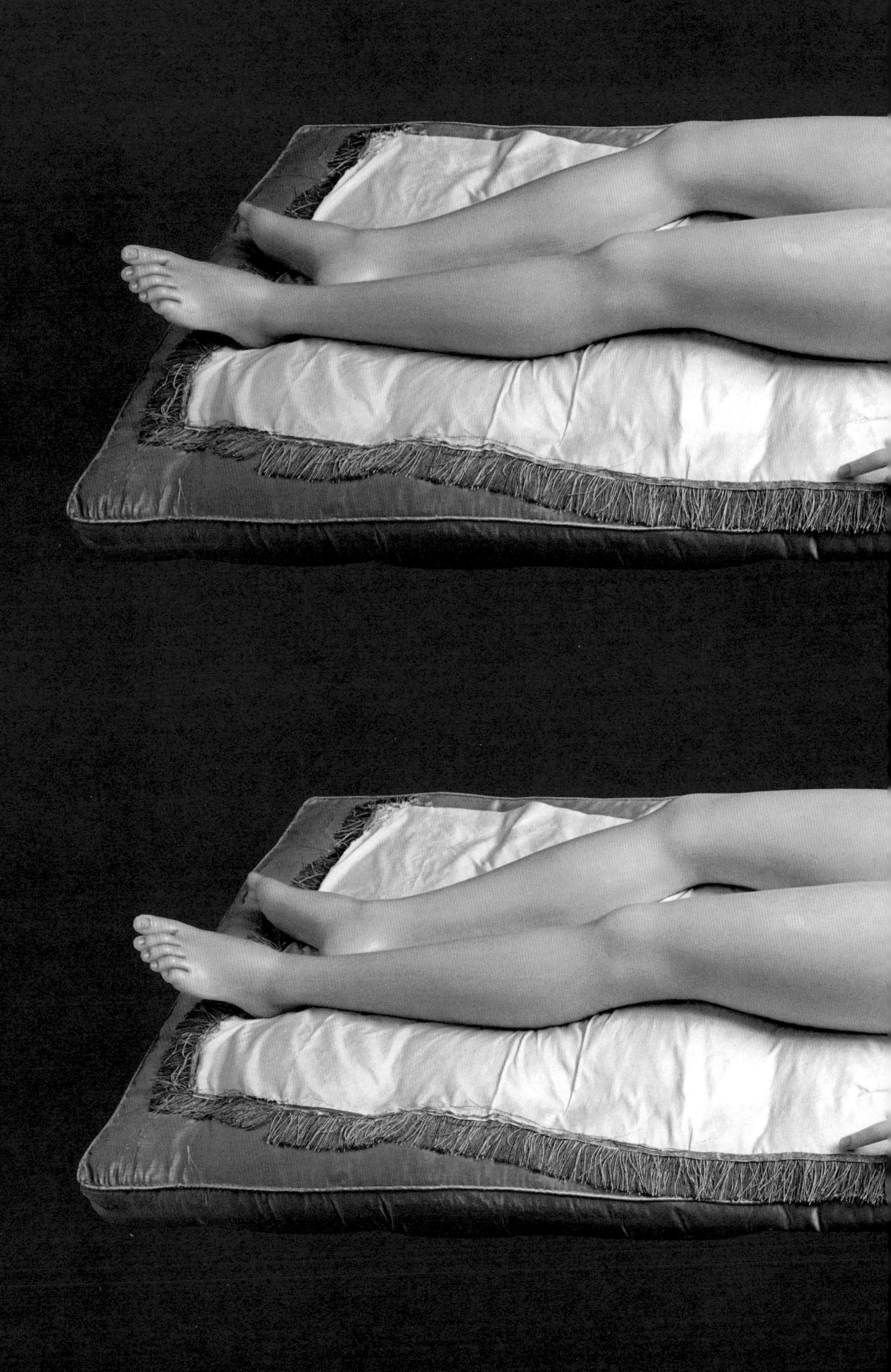

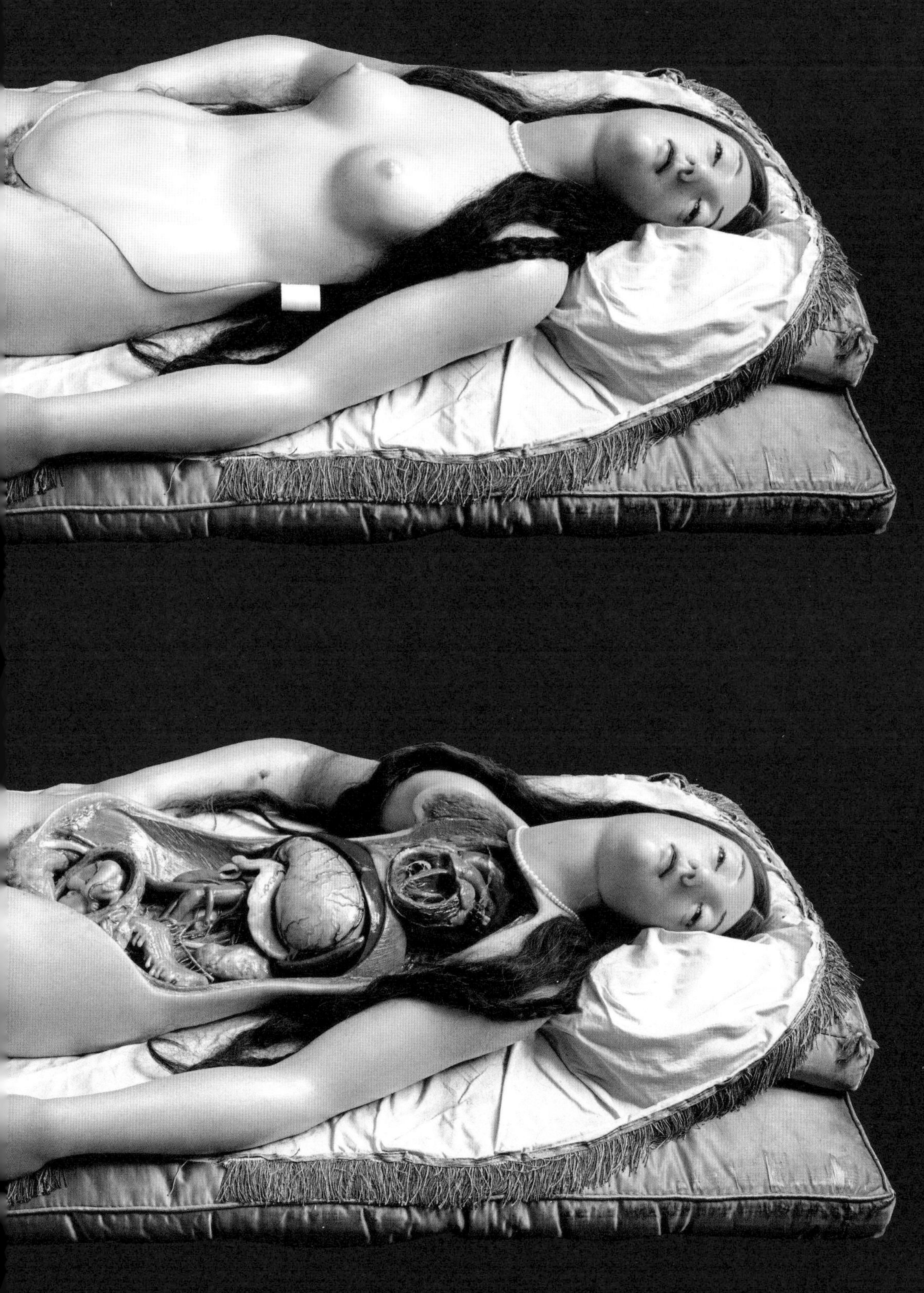

第 20 页
怀有九个月身孕之蜡像的细部。约 1880 年，由德国柏林的古斯塔夫·蔡勒作坊制作。

第 22–23 页
美第奇维纳斯，分别以完整及拆解开来的样貌展示。

十八世纪将尽之际，佛罗伦萨某间蜡像作坊里，身兼艺术家与蜡艺师的克莱门蒂·苏西尼创作了一具真人尺寸、解剖精确、可拆解的彩色蜡制女神。虽然意大利艺术家长久以来一直以描绘理想的女性美享有盛名，但苏西尼将之推向一个无与伦比的新高度，而且达到超级写实的境界。所得的结果即是人们称为“美第奇维纳斯”（Medici Venus）或“可拆解维纳斯”（Demountable Venus）的解剖学维纳斯，这是人类精巧技艺的杰作，艺术、科学以及形而上学的神秘结合。

美第奇维纳斯慵懒地沉浸于迷醉境地，看来是那么健康饱满，靠在丝垫

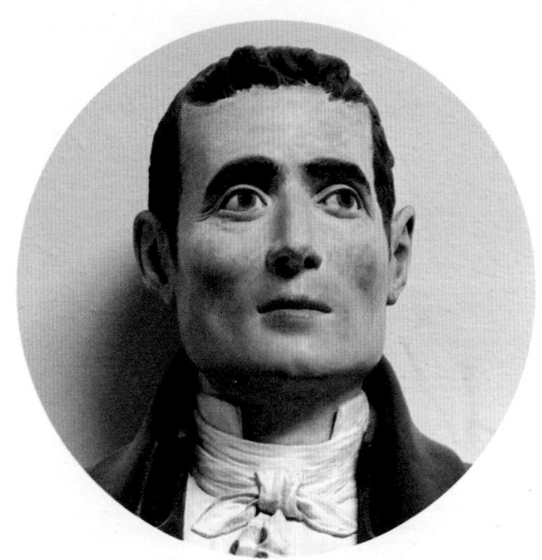

图 6

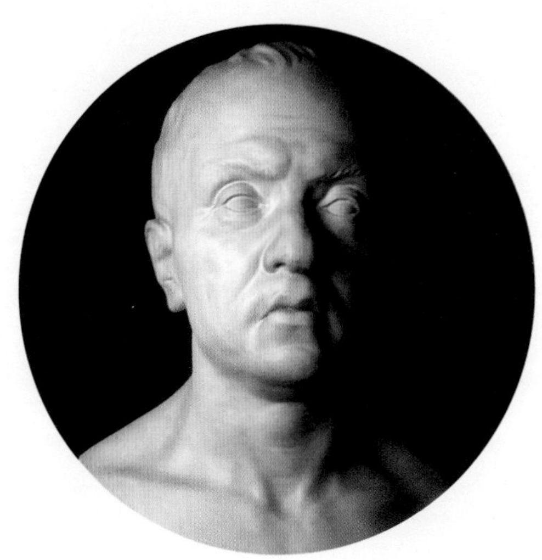

图 7

图 6 苏西尼自制的自身蜡像，天文台最精巧的蜡制模型就是由他监制。

图 7 丰塔纳大理石胸像，丰塔纳是自然哲学家，也是天文台的博物馆以及蜡艺作坊总管。丰塔纳严格掌控他的手下却厌恶国家监督，拒绝留下翔实记录。

上，被收入细木和威尼斯玻璃制成的展示柜里。她全身上下每一个小细节都引人入胜：晶亮的玻璃眼睛外围绕着一圈真人睫毛，袒露的项颈围了一串珍珠，而且还顶着满头柔亮的浓密秀发。除了一动不动而且超乎自然的完美无瑕，看起来真是栩栩如生。如果你掀开她的胸板，就能看见内部被拆解成七个层次，每一层都露出制作精良、解剖精确的人体器官。当最后一块也移去时——虽然从蜡像外观完全没泄露出怀有身孕的迹象——你可以见到有个美好、安详恬静的胎儿蜷缩在她子宫里：在那个时代，这被视为女人存在的理由。

以现代观点来看，美第奇维纳斯是个令人费解的物品。她挑战着科学可视化的常规，打破了艺术与科学、娱乐与教育之间明确的范畴划分。在那个年代，她被当作是对大众教导解剖学的理想工具，免去了求诸真实尸体的需要；解剖学家确实对她的评价甚高，委托制作了好多具复制品以供欧洲各处的博物馆与教育机构典藏。美第奇维纳斯是当时启蒙主义价值的完美体现，那时人体解剖学被视为世界的投射，也是神圣知识的反映，如此一来，了解

人体就是了解神的心思。虽说她并非前无古人后无来者，却算得上是有史以来最顶尖的解剖学维纳斯，并为所有的解剖蜡人，或躺着的蜡制解剖女子，设下了评判的标准。

美第奇维纳斯诞生于佛罗伦萨“物理与自然史博物馆”的作坊，其更为人所熟知的称号是“天文台”（在 1789 年增设了天文台之后）。博物馆是由利奥波德二世创建，这位革命性的新任领导者来自维也纳的哈布斯堡王室。他在 1765 年接续父亲成为托斯卡纳大公，而他父亲又是从美第奇家族的最后一位统治者吉安 · 加斯托内（Gian Gastone）手中继承到领地，后者没有留

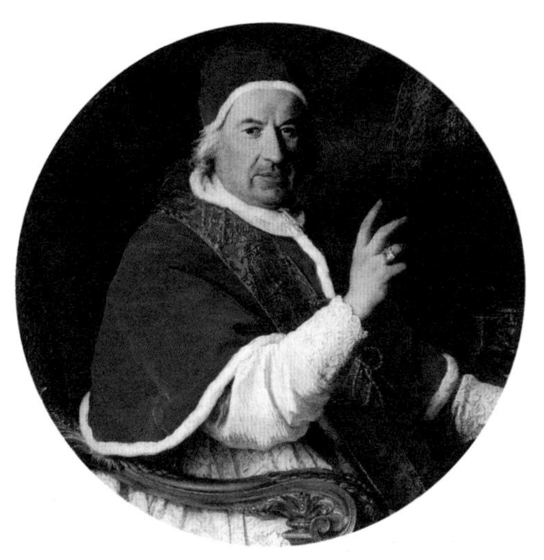

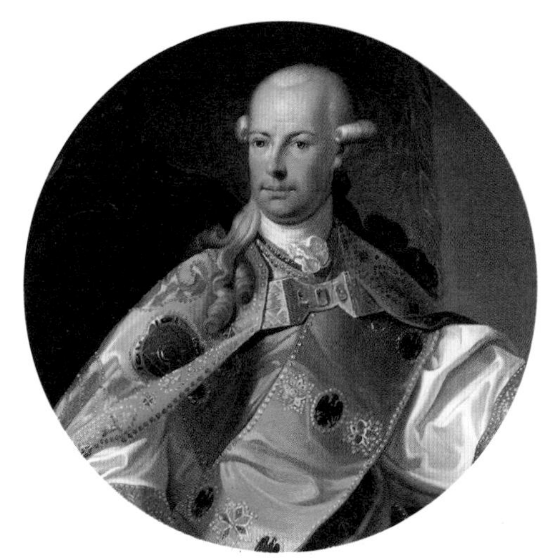

图 8

图 9

图 8　受爱戴且学识丰富的“启蒙教宗”，本笃十四世肖像画的细部，绘于十八世纪。

图 9　利奥波德二世，托斯卡纳大公，此幅为 1790 年他成为神圣罗马帝国皇帝之后所绘肖像画的细部。

下子嗣就撒手人寰，结束了三个世纪的美第奇家族统治。利奥波德二世继承的佛罗伦萨，早已不是文艺复兴时期那时的财富与影响力的中心。他下定决心要挽救托斯卡纳的衰败，并改革他认为不理性的罗马天主教会仪规；利奥波德二世依据自己的进步原则发起一套社经改革方案。他废除体罚、死刑和酷刑，终结宗教法庭和宗教监狱，为穷人设置健康照护机构，并且豁免公债。利奥波德二世与之前那些领主大相径庭，认为自己是依据社会契约拥有统治权，而不是享有神权或君权。

利奥波德二世决心要在佛罗伦萨设立一座大众科学博物馆，这是他启蒙任务的核心，要将新近纳入辖下的子民转变成“公民”，方法就是教育大众学习自然法则的经验观察。他将在新的博物馆公开展示原本在美第奇家的珍奇屋里秘藏的罕见珍贵文物。珍奇屋（Wunderkammern），就是今日博物馆的前身，指的是装满世界奇观的个人收藏馆，无论天然物（naturalia）或人造物（artificialia）都有。在那个时代，甚至一直到十九世纪，都还不存在如今所说的科学；自然世界的研究大部分属于自然哲学领域，其中混杂各式各样

苏西尼的可拆解美第奇维纳斯。女性的人体解剖塑像皮肤几乎总是毫发无伤，男性塑像比较可能制作成剥去皮肤、露出肌肉的模样。

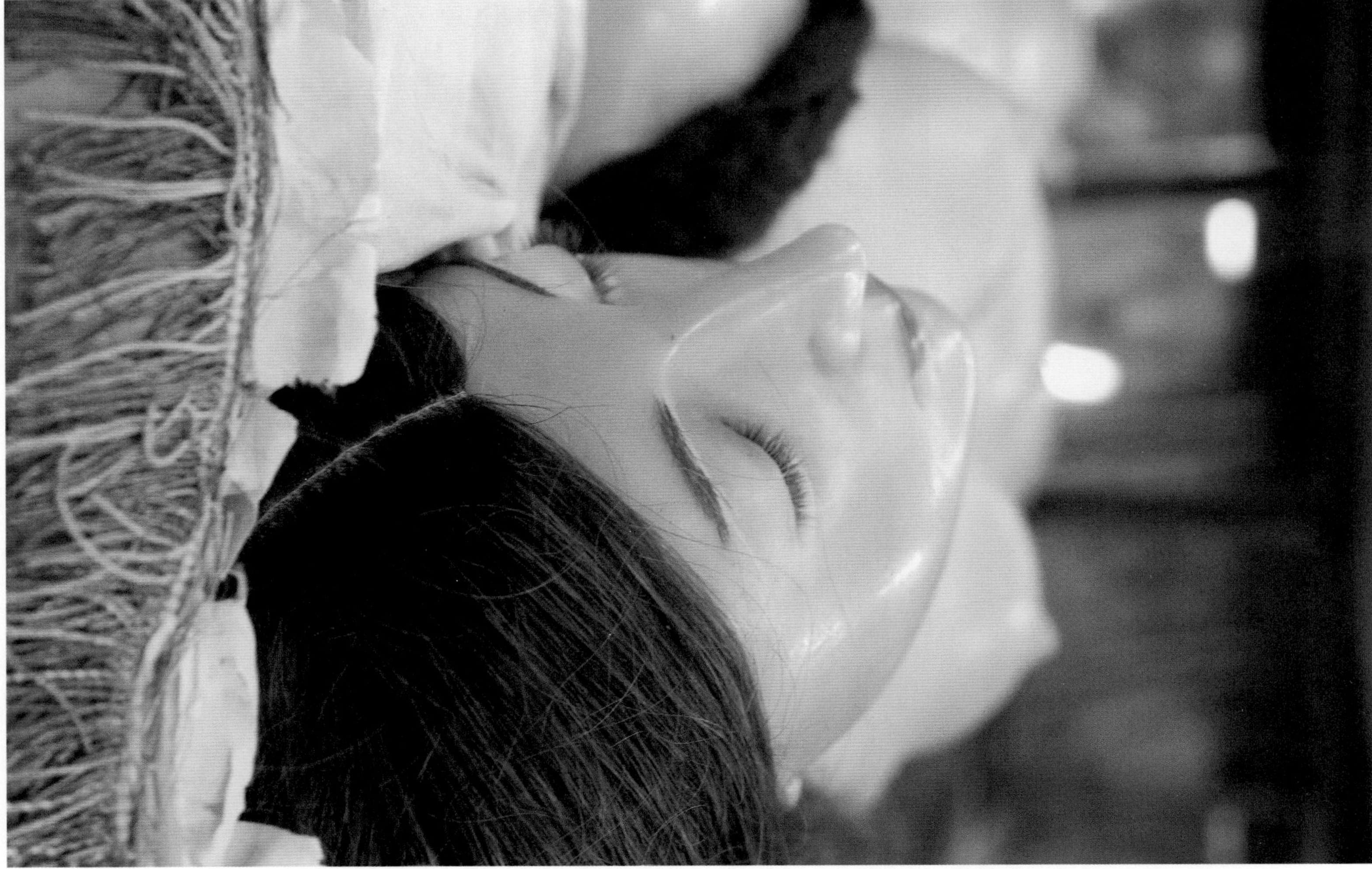

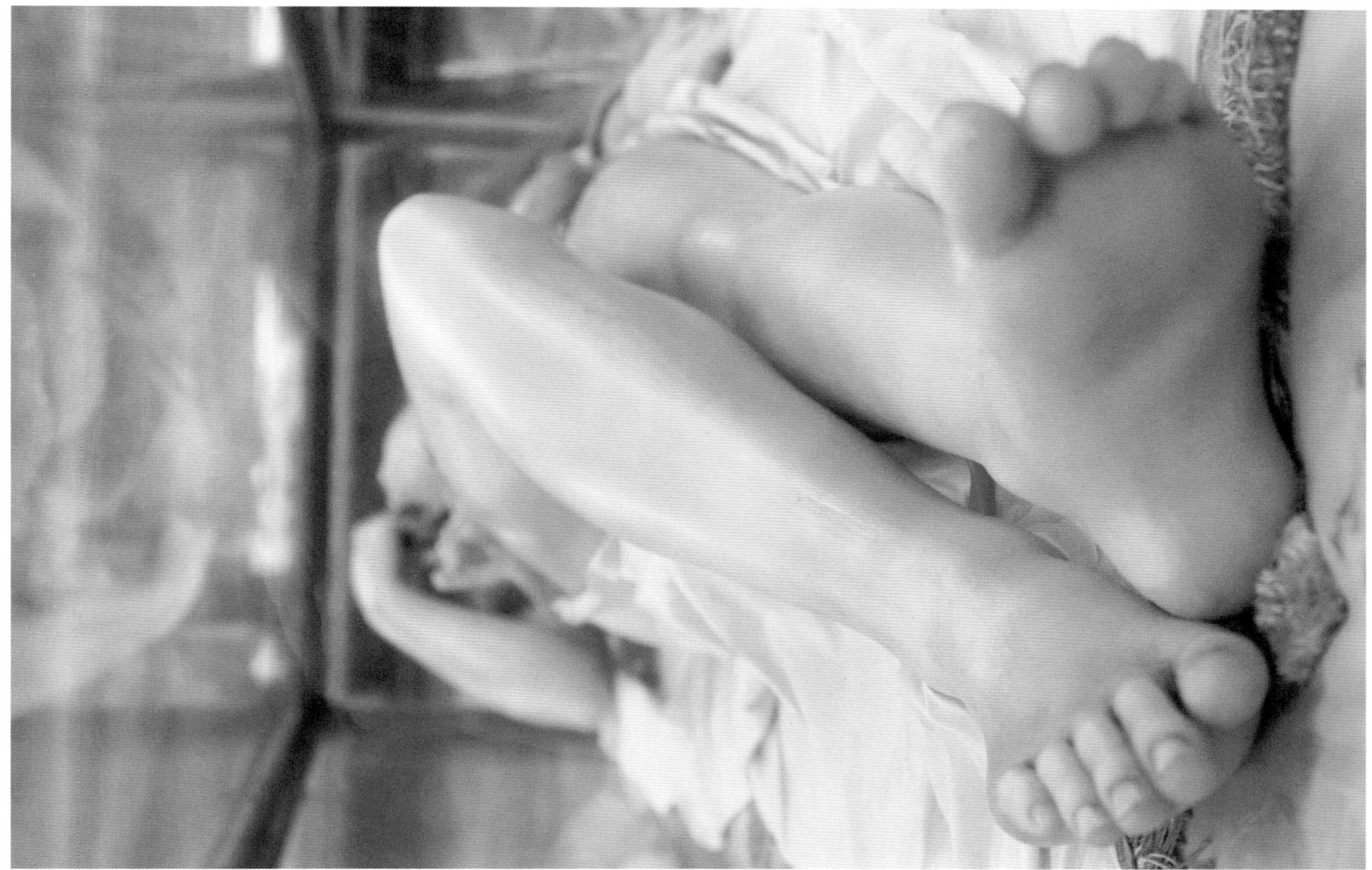

的方法，我们现在定义为科学、美学还有形而上学等门径都包括在内，而且主要是用于理解神所创造的自然世界。珍奇屋正是这种世界观的表现，它并非依照我们现在所知的科学原理组织而成，而是大宇宙的微缩版本，意图激发观赏者赞叹天主造物之奇。在这个前无古人的全球探险时代，处处奇观、多不胜数，欧洲人的发现之旅带回整船整船的新物种、工艺品以及传闻轶事，全都来自过去无法想象或鲜为人知的文明。

利奥波德二世任命他的御医暨自然哲学家费利切·丰塔纳负责创设新博物馆的工作；后者直到去世前都一直担任“天文台”馆长的职位。差不多三十年前，博洛尼亚已经开设了一座极负盛名的解剖学蜡像博物馆，丰塔纳受此启发，便在自己专门制作蜡像的馆内作坊雇用了其中一名雕刻师，朱塞

图 10　比例完美的《美第奇维纳斯》，这件作品是公元前一世纪制成的大理石雕像，是壮游的必看项目。十八世纪时，她唇上仍然留着残余的红色，发上黄金打造的叶片也还在；这些都在 1815 年修复时去掉了。

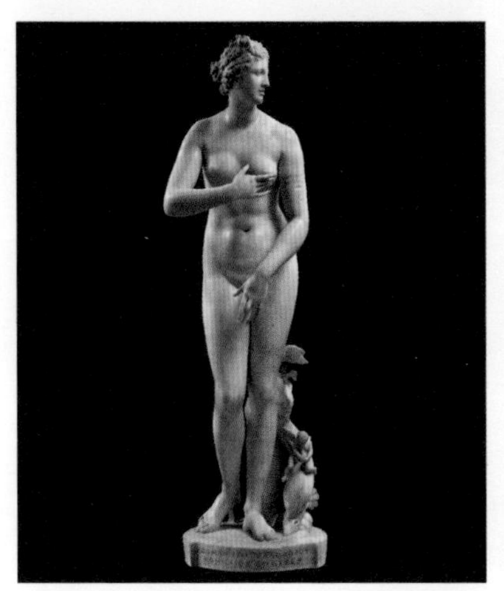

图 10

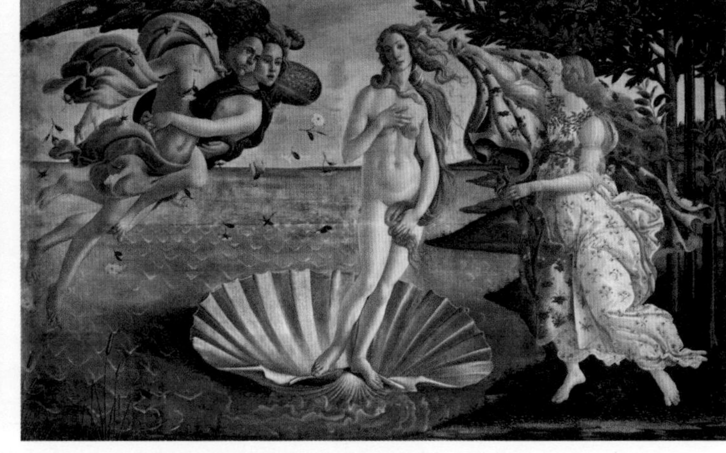

图 11

图 11　波提切利绘制的《维纳斯的诞生》，美第奇家族委托制作，壮游必看。

佩·费里尼（Giuseppe Ferrini，1815 年逝世）来担任艺术总监。丰塔纳宏伟远大的目标是要建造一部蜡制人体百科全书，让大众能够接触并理解人体解剖学，教导群众科学原理以及人体的神圣架构。丰塔纳希望如此一来，以后教授解剖学时可以不再需要用到尸体：

> 若我们成功以蜡重现人体这个血肉机器的一切神奇，就可以不再需要进行解剖，而学生、医师、外科医师和艺术家会发现他们所喜爱的模特儿永远处于不臭不腐的状态。

由天文台的作坊所制作的蜡制模特儿，姿态栩栩如生、健康而且看起来毫无痛苦，试图要将解剖学研究与对死亡及血腥内脏的光注脱钩。解剖学维纳斯更是进一步脱离了与死亡还有尸体相关的观念，因为她撷取的历史及艺术形象来自古罗马的爱情、美及生殖女神，让人联想到长久以来恬静而理

想化的裸女绘画及雕塑。事实上，在那座博物馆里，每具清纯的蜡像都是仔细研究尸体所得到的产物，而尸体就来自于附近的新圣母医院（Santa Maria Nuova）。虽然这些展示品未能实现不再需要解剖尸体的雄心壮志，不过在制成两百年之后的今日，天文台博物馆的蜡像仍被视为准确性不凡的作品，其中所呈现出来的某些解剖构造在当时甚至还没有记录或尚未命名呢。

天文台作坊所聘请的蜡像艺术家，或称为蜡像技师，其中最有名气的要属苏西尼，他受过艺术家的训练，还曾经在佛罗伦萨艺术学院任教。1733年，苏西尼开始担任费里尼的助手，到1782年晋升为首席塑形师，去世前都为博物馆工作，后由其助手继任。在苏西尼的督导之下，博物馆制造出最精美也最具代表性的作品，其中一件就是巧夺天工、可拆解的美第奇维纳斯。

图12　提香的《乌尔比诺的维纳斯》是乌尔比诺大公委托制作，送给他年轻妻子茱莉亚·瓦拉诺（Giulia Varano）的礼物；这幅画呈现出婚姻的寓意以及性爱、忠贞与母职等妇道。

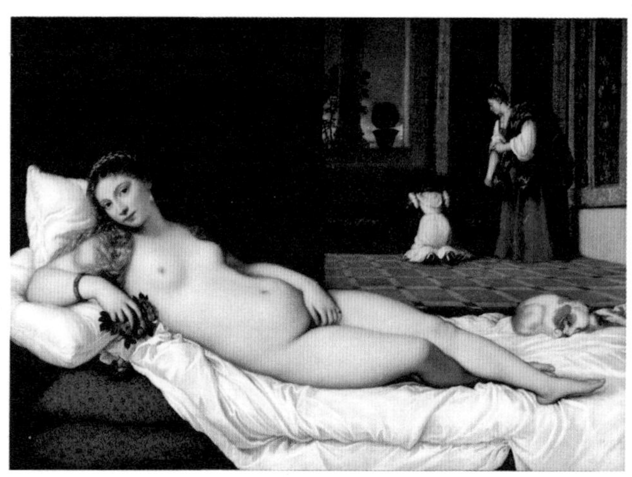

图12

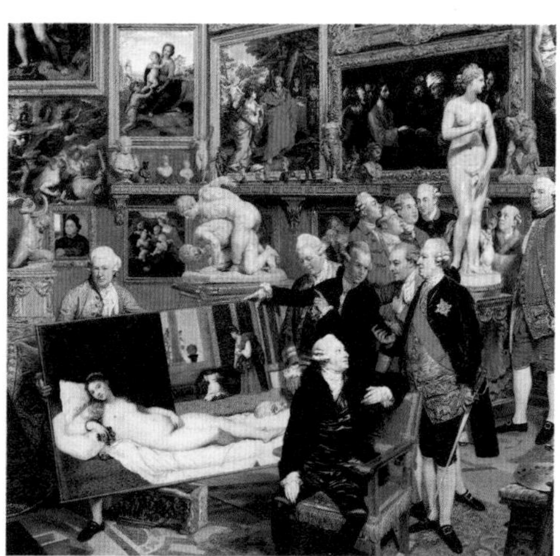

图13

维纳斯的形象绝非凭空引用；早在十八世纪之前，她就和佛罗伦萨关系长久。正如丽贝卡·梅斯巴格（Rebecca Messbarger）所说，佛罗伦萨在十六世纪被昵称为“维纳斯的翡冷翠”，以象征在美第奇家族统治之下的富饶、幸福与美丽。梅斯巴格认为，对于维纳斯的各种描绘也是“壮游”（Grand Tour）的“重点规划题材”。所谓壮游，指的是许多富裕又受过良好教育的欧洲年轻人，偶尔还有女人，身历其境体验欧陆的艺术成就。意大利的珍宝在壮游行程中深具分量，佛罗伦萨及其收藏的维纳斯肖像都在排行榜上名列前茅；壮游客会去拜访美第奇庄园收藏的波提切利（Botticelli）那幅代表性的《维纳斯的诞生》（*Birth of Venus*, 1482—1485），接着到乌菲兹美术馆的皇家画廊向提香（Titian）所绘性感的《乌尔比诺的维纳斯》（*Venus of Urbino*, 1538）以及《美第奇的维纳斯》（*Venus de'Medici*）致敬，后者为公元前一世纪创作的希腊化风格雕像，可说是完美女性身材比例的模范。美第奇维纳斯的用意有部分是想让天文台博物馆能够加入壮游行程

图13　约翰·佐法尼（Johann Joseph Zoffany）的《乌菲兹的讲坛》（*The Tribuna of the Uffizi*, 1772—1777）细部，描绘壮游客向大受称颂的乌菲兹美术馆的艺术作品致敬。其中提香的《乌尔比诺的维纳斯》以及《美第奇的维纳斯》十分凸显。

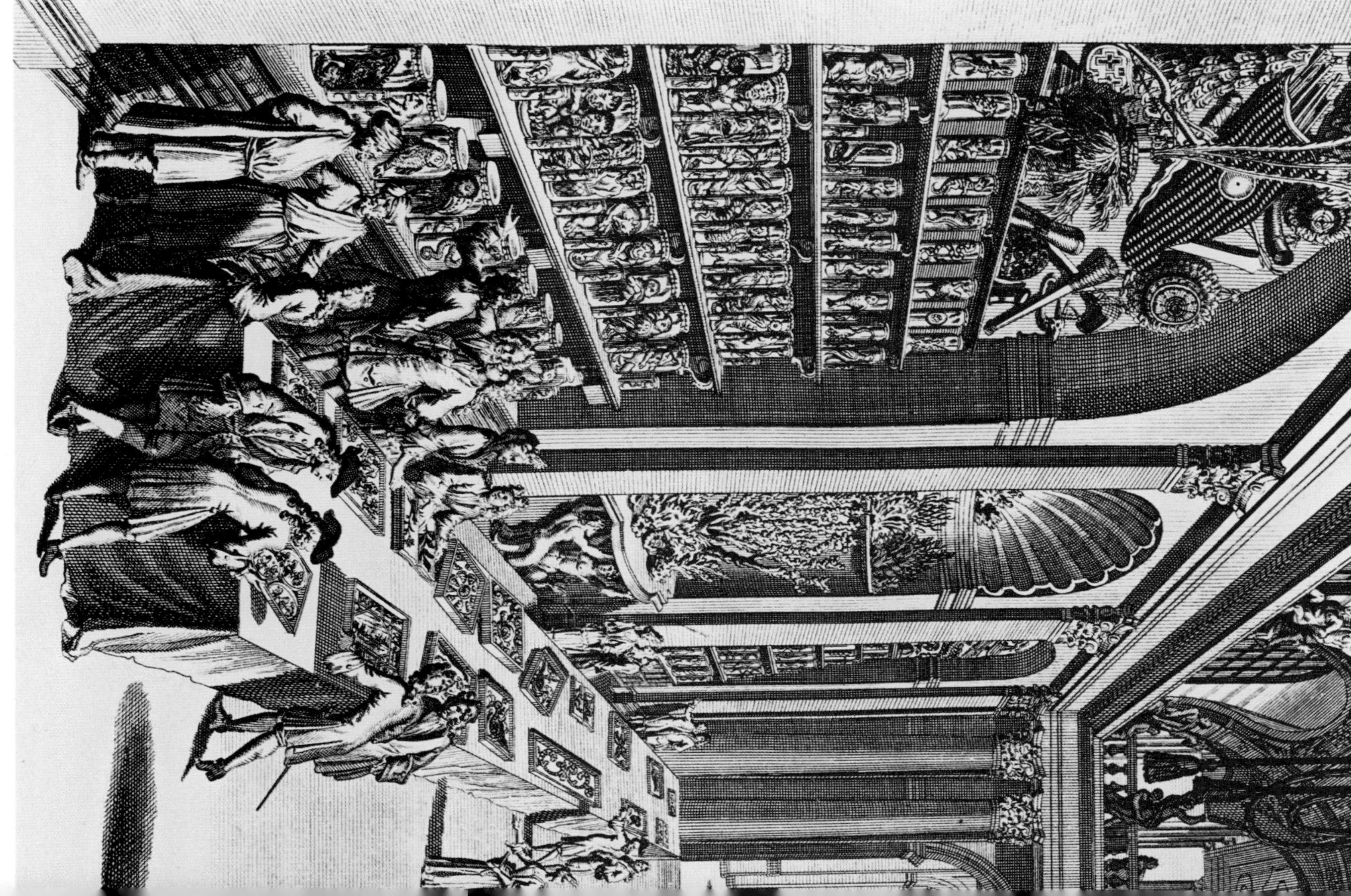

《自然奇观剧场》第一部的卷首插画（*Frontispiece of Wondertooneel de Natuur*, Tome I, 1706），安德里斯·凡·拜森（Andries van Buysen, 1698－1747）所绘。

本图描绘的是富有的阿姆斯特丹面料设计师暨布商莱文内斯·文森特（Levinus Vincent, 1658—1727）的珍奇屋。

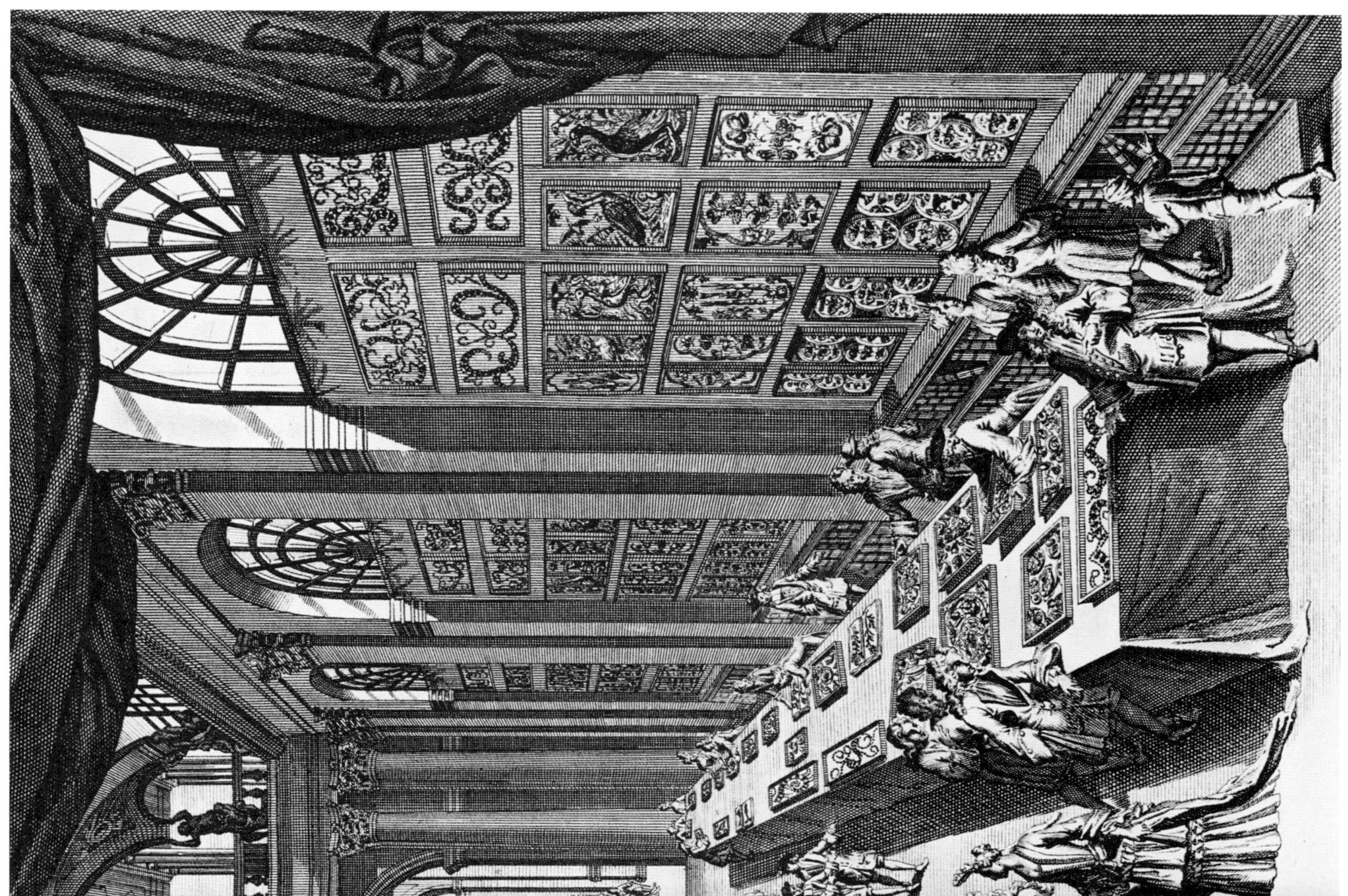

的意大利“必访”名单当中。利奥波德二世借着制造一个既富教育意义又具美感的维纳斯，来明确宣告他的价值观和美第奇家族恰恰相反，在他看来，后者真是轻佻颓废。

天文台博物馆所收藏的蜡像当中，只有后来被称为美第奇维纳斯（这个名字卖弄双关，medici 是意大利文医师 medico 的复数形，又会联想到《美第奇的维纳斯》）的模型是可以拆解的，或是说可以解剖的。因此，她不仅是艺术和解剖学性质的物品，也是件珍宝、值得探访的奇观、一件“新颖的工具、意想不到的物理机械”（梅斯巴格，2010 年）。天文台其他全身解剖学维纳斯，则是为了展示不同解剖阶段的女体，她们往往被称作“削开的美人”或“剖开的美女”，各自呈现身体内部不同的系统。

图 14　十九世纪，从波波里花园（Boboli Gardens）视角描绘的意大利佛罗伦萨天文台解剖学博物馆的金属雕版画，其因建筑物天文台而得名。

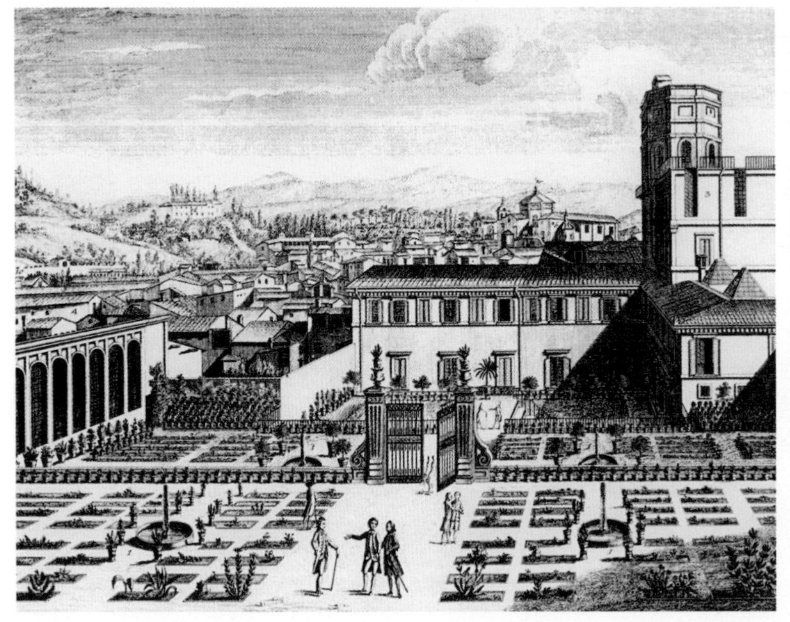

图 14

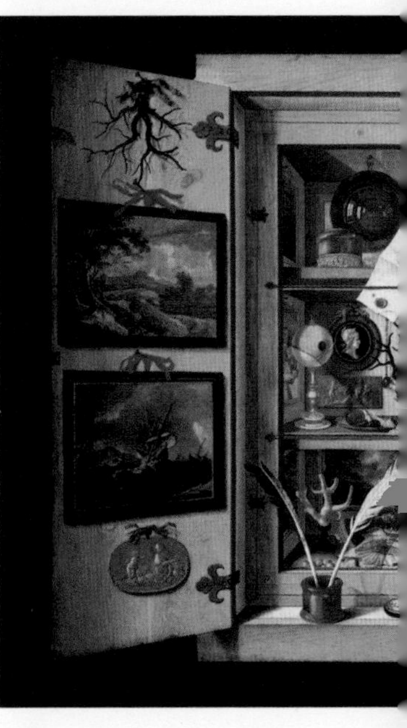

图 15

图 15　混装天然品与人造品的多宝匣，1675 年由多梅尼科·伦普斯（Domenico Remps, 1620－1699）所绘。

1775 年 2 月 21 日，天文台正式对外开放。这座博物馆呈现出一个造物者的微型宇宙，展示品从植物和矿物、到动物标本以及科学仪器，应有尽有。收藏的核心，也是至今最受欢迎的展出品，就是丰塔纳的蜡制人体。几年下来陆续累积，如今已有差不多 1400 件，其中有 18 个完整、真人尺寸的蜡像（包括去皮的男子模型）。每件蜡像都配有彩色图解，指出重要的构造，试图用一种直观且乐于接受的方式为大众提供了解人体（神的极致作品）所必需知晓的一切事项，而无须诉诸讲解和文字。将私人收藏和专门制作的蜡像集合在同一个屋檐下，而且免费参观；不过针对较低阶层的人则另设开放时段，且“前提是要衣着整洁”。这就是利奥波德二世所定义的“开明专制”理想主义。他的理念和妹妹玛丽·安托瓦内特（Marie Antoinette, 1755—1793）形成强烈对比，后者嫁给了法国国王路易十六（Louis XVI, 1754—1793）。天文台博物馆的美第奇维纳斯完工之后没多久，玛丽·杜莎（Marie Tussaud, 1761—1850）就开始忙着为法国大革命期间从断头台滚落的知名人士头颅制作蜡模了。

从1771—1893年间，丰塔纳的作坊为“天文台”还有其他各种类型的博物馆制作了超过2500具蜡像，包括真人尺寸的人体以及小件的解剖细部模型。其中有一整套1192件的蜡制模型是利奥波德二世的哥哥约瑟夫二世（Emperor Joseph II, 1741—1790）委托制作的，然后用骡子和工人背着越过阿尔卑斯山运到维也纳。这些模型原本是为了要在约瑟芬馆（Josephinum），也

图16 朱塞佩·佐基（Giuseppe Zocchi）所创作金属刻版画（1744年），描绘佛罗伦萨的新圣母医院。充当天文台的蜡像范本的尸体就是来自此处。

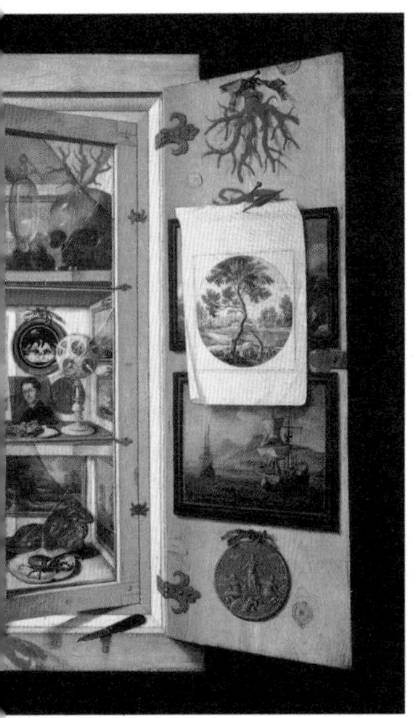

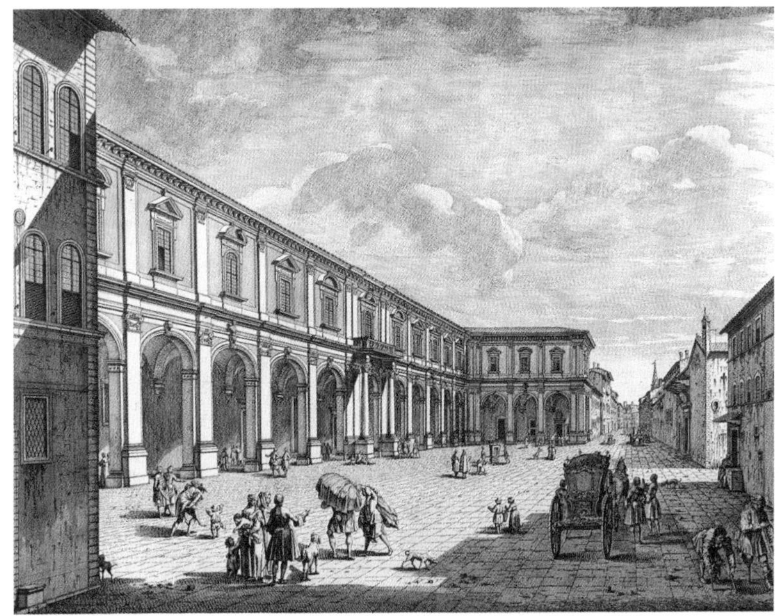

图16

就是约瑟夫二世在1785年所设立的内外科医学院，用来训练军事外科医师，但即便这些模型在解剖学上精确无误，还是被某些人认为是昂贵轻佻的玩具，或许是因为维也纳中产阶级对贵族的豪奢或是大众娱乐都不信任。拿破仑（Napoleon Bonaparte, 1769—1821）也订了40件，但不幸一直未能送抵巴黎，最后反而到了法国的蒙彼利埃（Montpellier）落脚，现今仍可在医学院的解剖学博物馆见到它们。时至今日，由天文台作坊所制作的解剖学维纳斯可在布达佩斯、帕维亚（Pavia）、博洛尼亚和伦敦的博物馆中见到。意大利萨丁岛的卡利亚里（Cagliari）依旧陈列着一批精致的蜡像，是苏西尼晚年所作，这时他已不受丰塔纳约束。丰塔纳给他手下艺术家自由发挥的空间是出

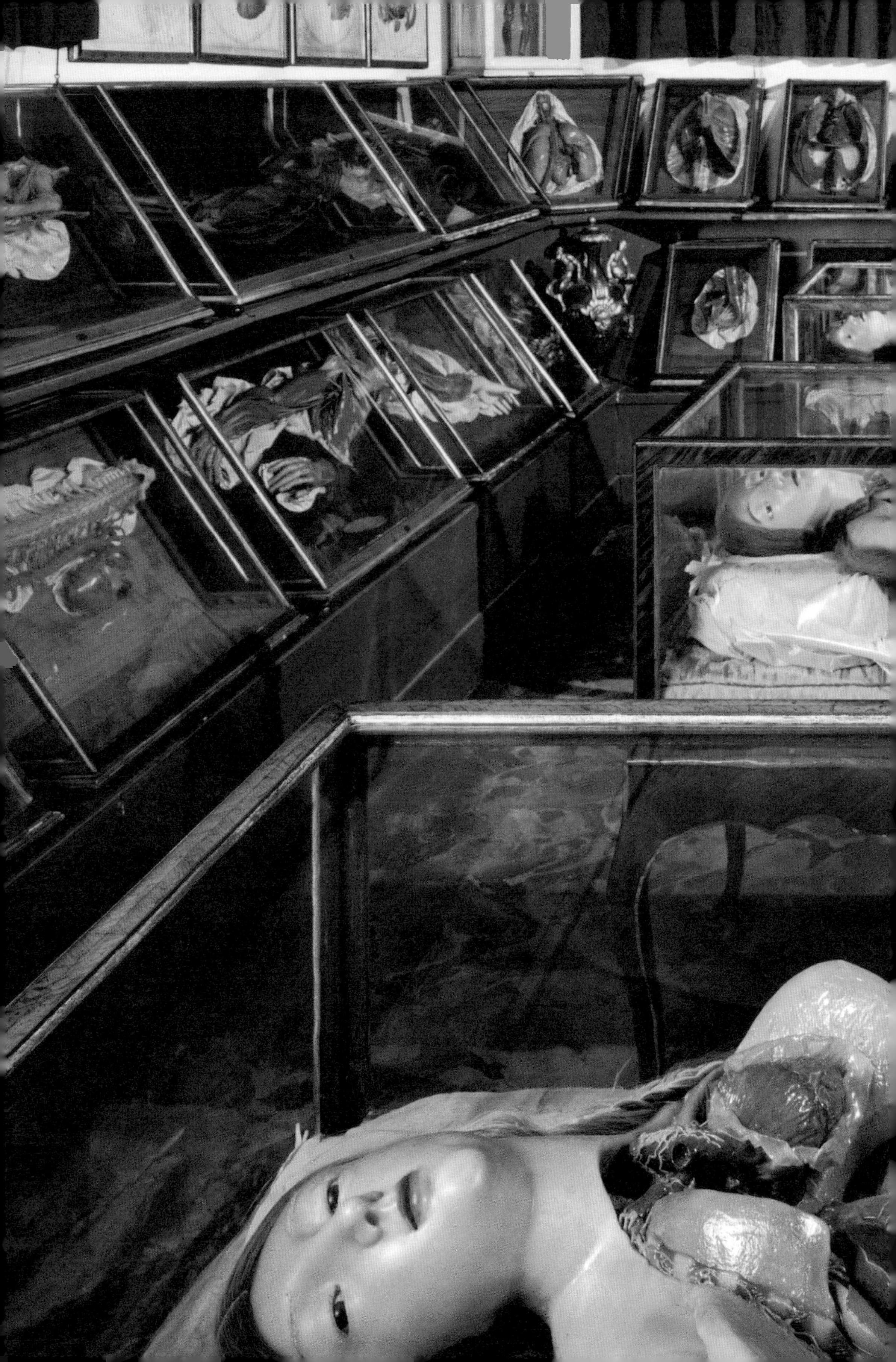

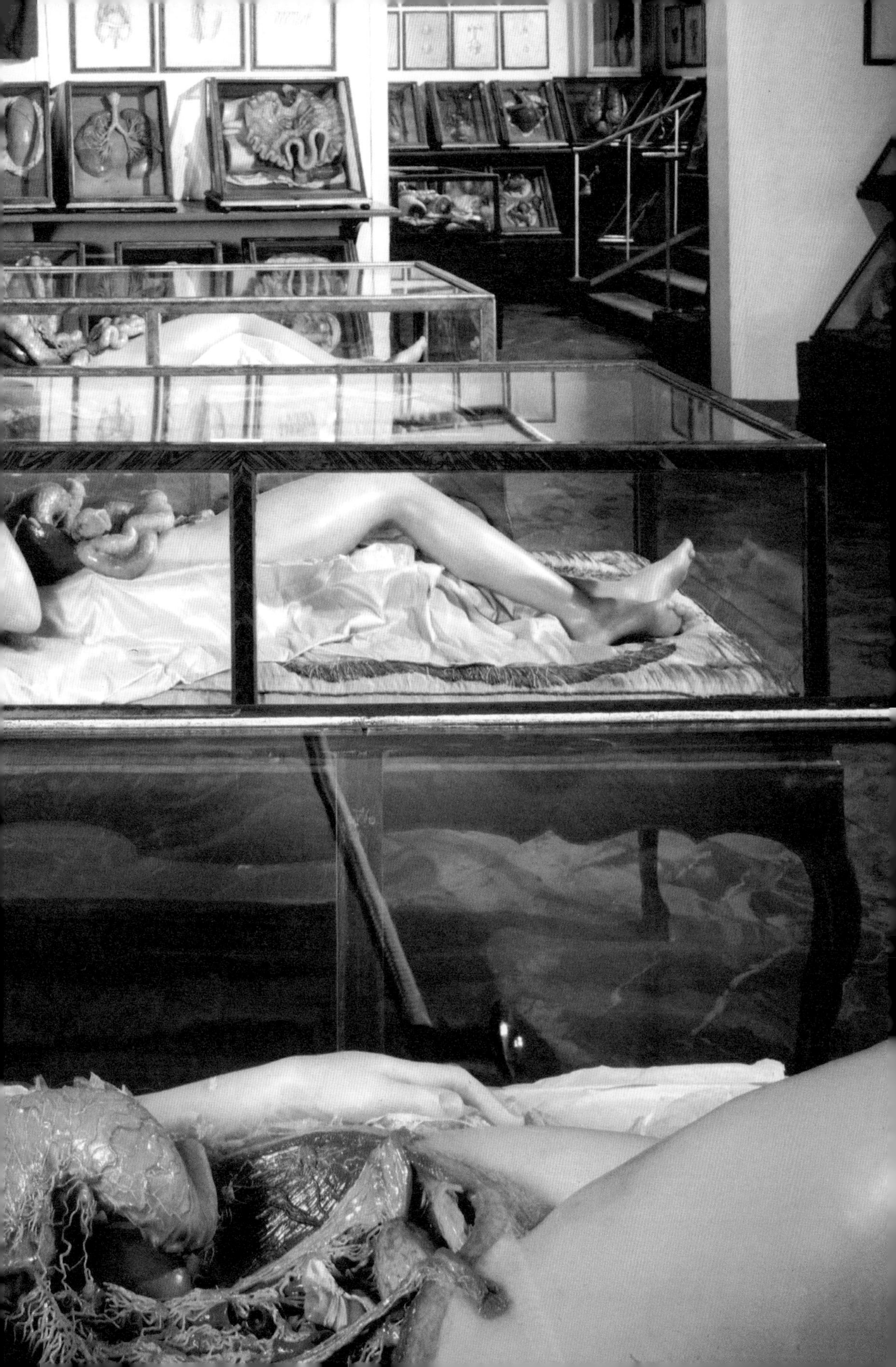

了名的小，而卡利亚里的蜡像算得上是苏西尼最好的作品。

苏西尼制作美第奇维纳斯的精湛技巧不仅需要传统艺术的技艺，还源于制作女体解剖图像的大量惯用手段。解剖学插画很早以前就经常采用“游离片”的形式呈现，就是用纸做一个翻盖，只要拉起或移开，就会露出下方的构造。还有静态剖面图，仿真假想的人体解剖，呈现出内脏。美第奇维纳斯也让人联想到宗教上的作品，最有名的就是《怀胎圣母》（*Mater gravida*），将有孕在身的圣母玛利亚与还是胎儿的耶稣一起呈现，可透过一扇门或裁切口窥见子宫里面的状况。还有一件重要作品是十七世纪的木制、可拆解、怀孕的解剖学夏娃，如果把她前胸那块板子移开，就会见到内脏和胎儿，外阴

前页
天文台博物馆内部一角，照片中可看到三个解剖学维纳斯，其周围都是人体局部解剖的较小蜡制模型和插画。

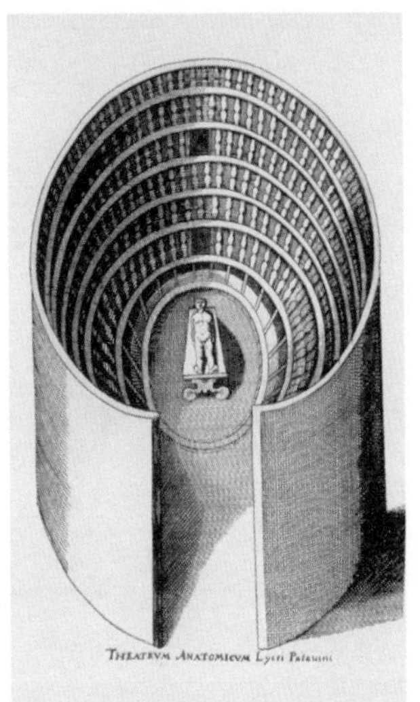

图 17

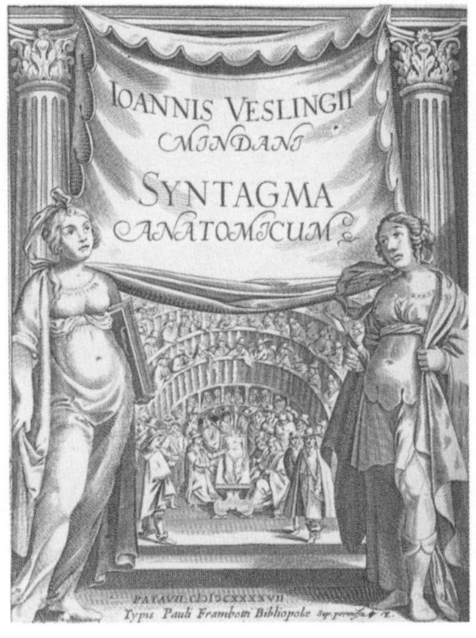

图 18

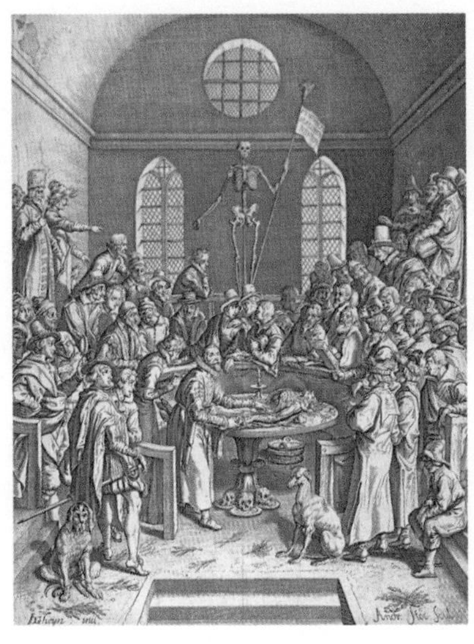

图 19

图 17　十七世纪的意大利帕多瓦大学解剖剧场之金属版画，此剧场建于 1594 年。

图 18　在帕多瓦大学的解剖剧场举行的公开解剖。取自约翰 · 维斯林（Johann Vesling）所著的《解剖构造》（*Syntagma Anatomicum*, 1647）之卷首插画。

部则用一大丛雕饰的叶片刻意隐藏起来。丰塔纳到后期认为木头比蜡更适合作为制造解剖学教育模型的材料，因为木质坚实，可供学生任意拆装，自然而然学会人体内部结构之间的关联。他在世最后那几年都耗在制作一件可拆解成 3000 个零件的解剖学男体的彩色木质模型上。但由于湿度起伏不定会改变零件的尺寸，这件作品从未能实现。

美第奇维纳斯最为人熟知的前身是较小的、可拆解的女性塑像（比较罕见的还有若干男性塑像），本身用象牙、木头还有其他材料制成，称为“解剖学人体模型”（anatomical manikins，参见 52–53 页）。大多数人体模型是在十七以及十八世纪的日耳曼制成。每件模型差不多有手掌那么大，躺在各自的小床上，往往还倚靠着布料或象牙做的枕头。它们的内脏器官虽然可拆解，但缺乏细节，也不精确，只能算是一种提示而非一一描述。女性塑像，除了大略凿成的内脏，还包含了一个小小胎儿，有时是用一条红色

丝线与身体相连。这些神秘而诱人的玩具可能是当成工具，用来教导孕妇或产婆了解生产过程。或者，有许多学者认为，它们可能原本更偏向装饰性，是用来当作珍奇屋的收藏品，或是医师用来宣传他们的专业地位。

第一件全身尺寸的教学用女性解剖学蜡制模型，制造于十八世纪初。1719 年，法国外科医师兼解剖学家纪尧姆 · 德努（Guillaume Desnoues, 1650—1735，另见第 96、97 及 100-101 页）公开展示了一个可拆解的蜡制女子，特色是有个脐带连接着的新生儿。十余年之后，从巴黎学成归国的解剖学家兼制模师亚伯拉罕 · 肖韦（Abraham Chovet, 1704—1790）在伦敦展出一个女性塑像，塑造成正处于被活体解剖的痛苦状态，“……一名怀

图 19　由彼得 · 鲍乌（Pieter Pauw）制作的金属版画，莱顿大学的解剖剧场兴建就是由他一手促成，画中描绘的是他在那里进行人体解剖（1615 年）。骷髅所举的旗帜上写着“万物终有一死”（Mors ultima linea rerum）。

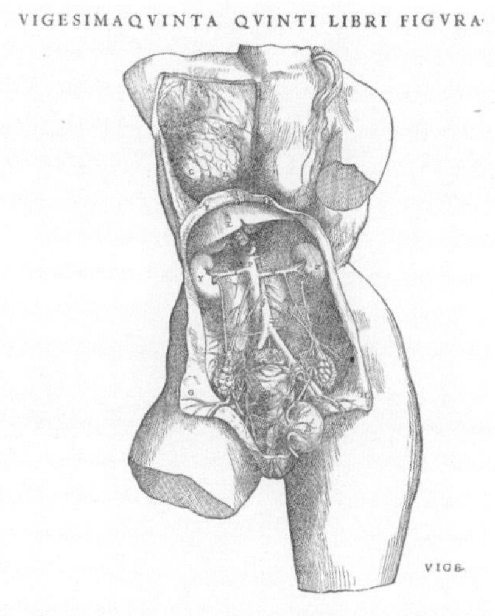

图 20

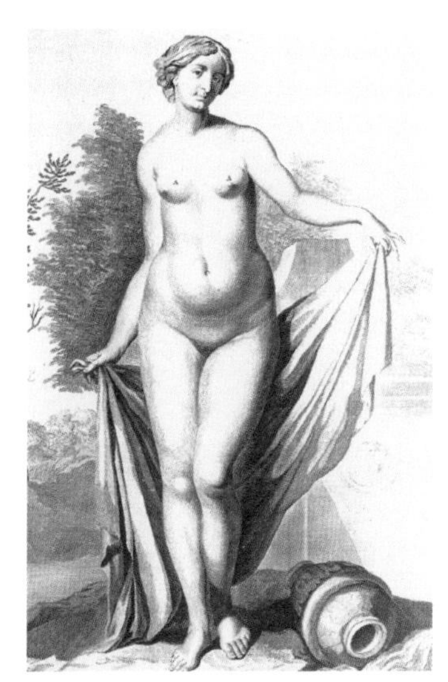
图 21

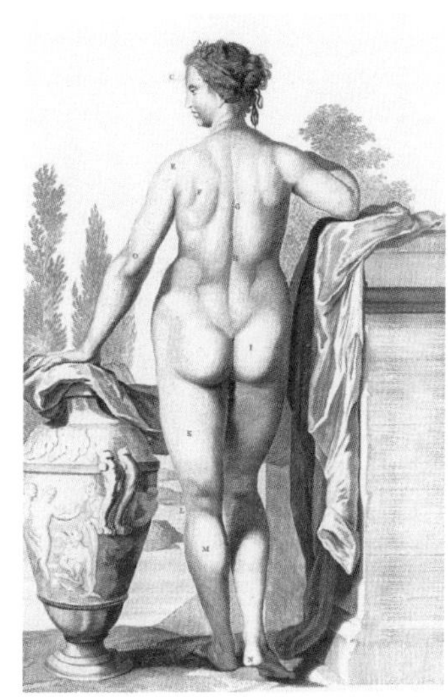
图 22

有身孕、大腹便便的女子被铐在桌上，等着要被活生生剖开。面部鲜活地展示出濒死之苦，身体整个弓起而且双手紧握，这动作正合乎主角的处境”（出自《综合晚邮报》〔*General Evening Post*〕，1734 年）。她的血液循环是通过流动着红葡萄酒的吹制玻璃管所构成的系统予以示范。在法国，玛丽 – 卡特琳 · 比埃龙（Marie-Catherine Biheron, 1719—1786）这位具有实际解剖经验的艺术家，从十六岁开始就制作解剖学模型，于每星期三对大众展示，每人酌收三法郎。比埃龙后来把她的作品拿到伦敦展出，据说大受著名的苏格兰外科医师亨特兄弟（William and John Hunter）青睐，最后被叶卡捷琳娜二世（Empress Catherine II, 1729—1796）买去。十八世纪后期的维也纳，宫廷雕塑师约瑟夫 · 缪勒 – 戴姆（Josef Müller-Deym, 1752—1804）公开了一具可拆解的孕妇蜡像。缪勒 – 戴姆也做了别种蜡制美人；1791 年，警察闯入他的秘室，捣毁了一大堆为私人收藏者所做的人体模

图 20　女性生殖系统的细部，取自维萨里所著《人体的构造》。

图 21、22　描绘理想化的女性裸体，取自本哈德斯 · 阿尔比努斯（Bernhardus Siegfried Albinus）所著《人体骨骼与肌肉图鉴》（*Tables of the Skeleton and Muscles of the Human Body*, 1749）。

后页
维萨里所著《人体的构造》，全七册，卷首的手工上色、木刻版画。

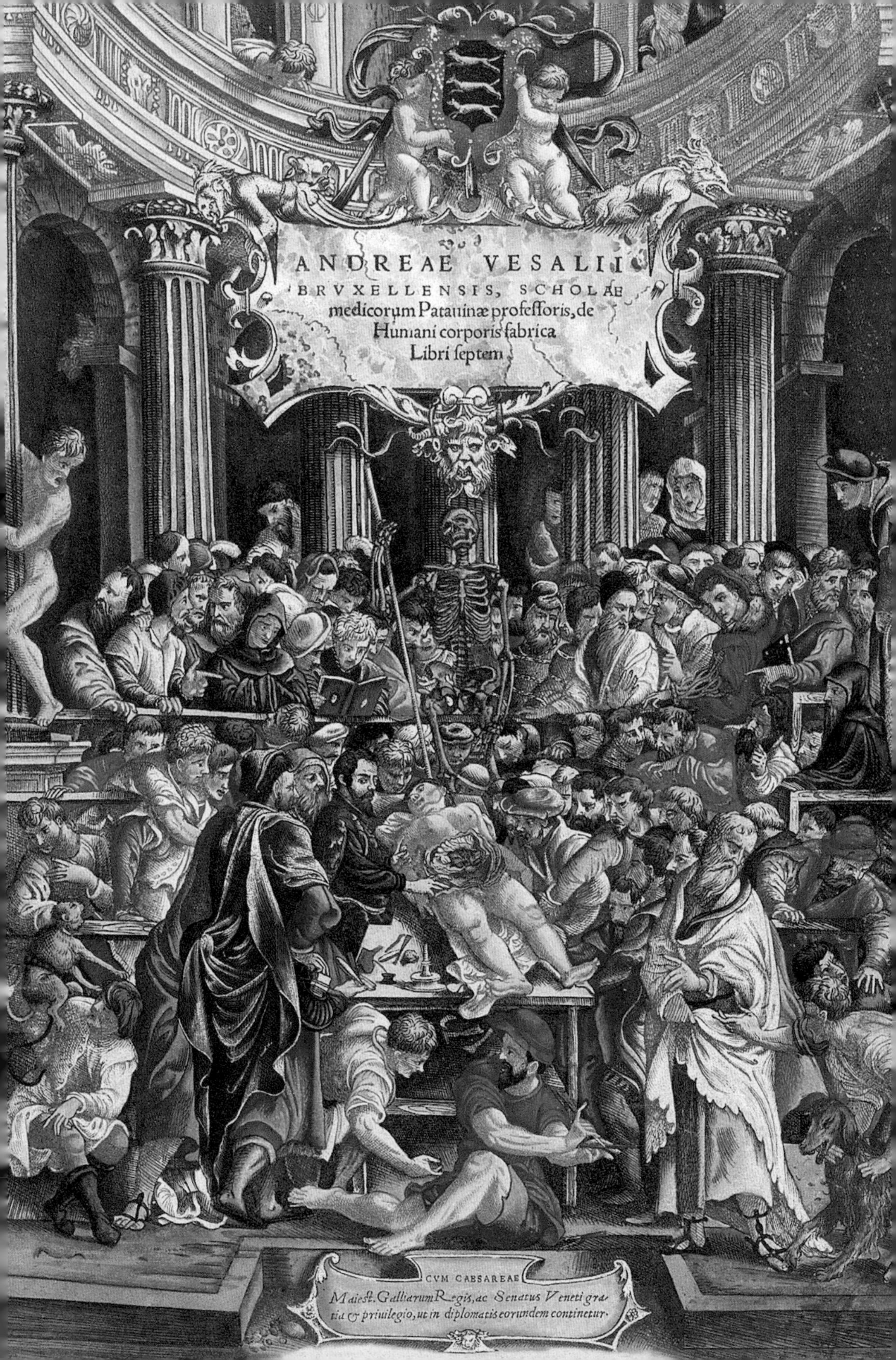
ANDREAE VESALII
BRVXELLENSIS, SCHOLAE
medicorum Patauinæ professoris, de
Humani corporis fabrica
Libri septem
CVM CAESAREAE
Maiest. Galliarum Regis, ac Senatus Veneti gratia & priuilegio, ut in diplomatis eorundem continetur.

解剖学

是自然哲学的重要部分，

因为它涵盖了

对人的研究，

也就必须正确地视之为

医疗技艺的根本基础，

并且是一切医疗

构成要素的源头。

摘自维萨里所著《人体的构造》。

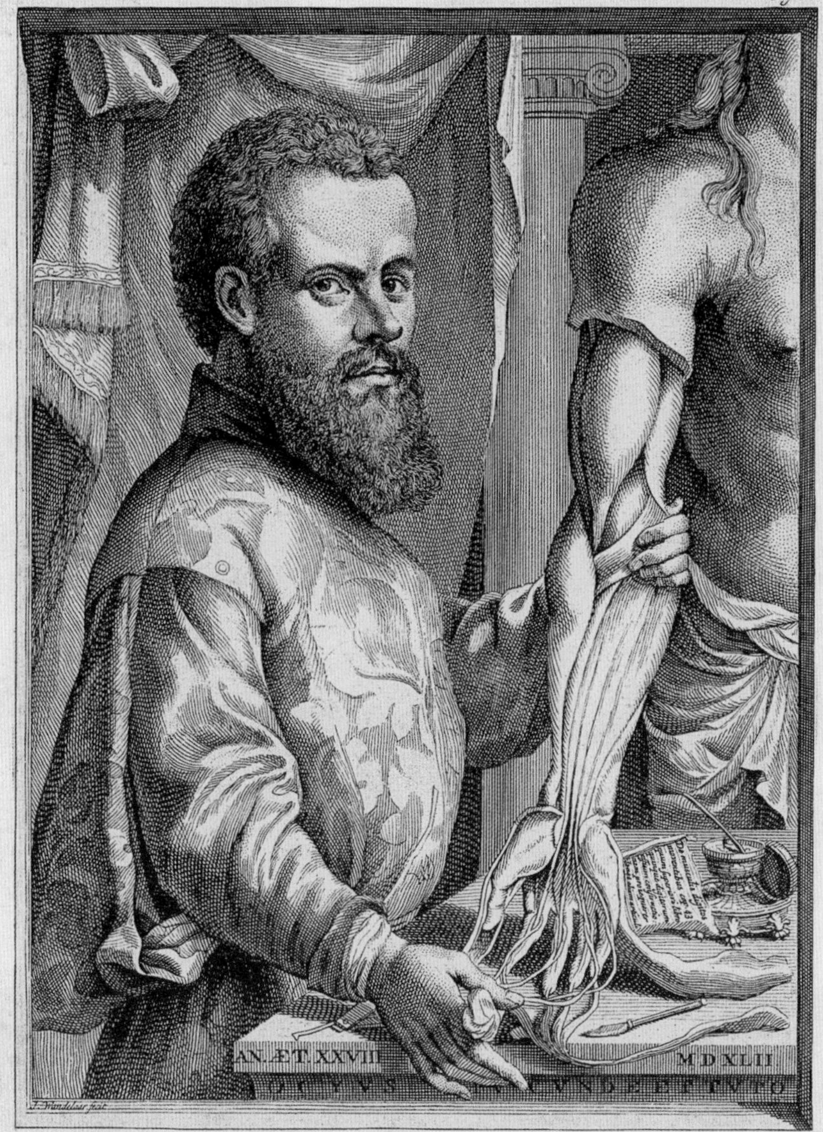

ANDREAS VESALIUS

Bruxellenſis

Invictisſimi Caroli V. Imperatoris Medicus.

佛兰德斯解剖学家维萨里的画像，扬·万德拉尔（Jan Wandelaar）所绘（1727年）。维萨里直接解剖人类尸体，改革解剖学研究。

解剖学“翻翻画”（1573 年）；带有纸制翻盖的图画，可以一层接着一层翻开，露出下方的骨骼及内脏。

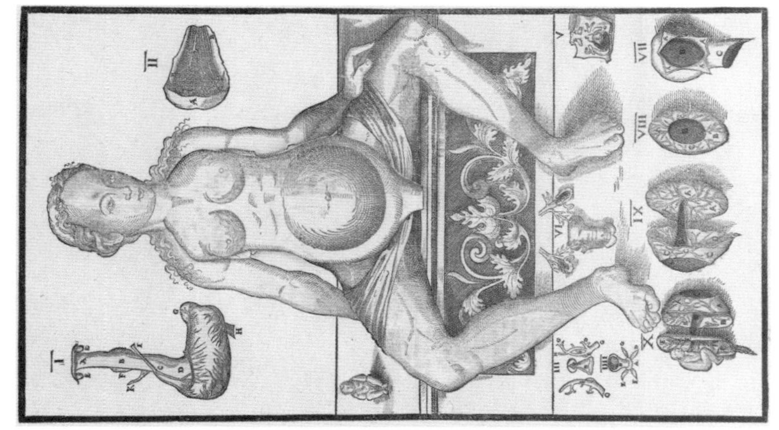

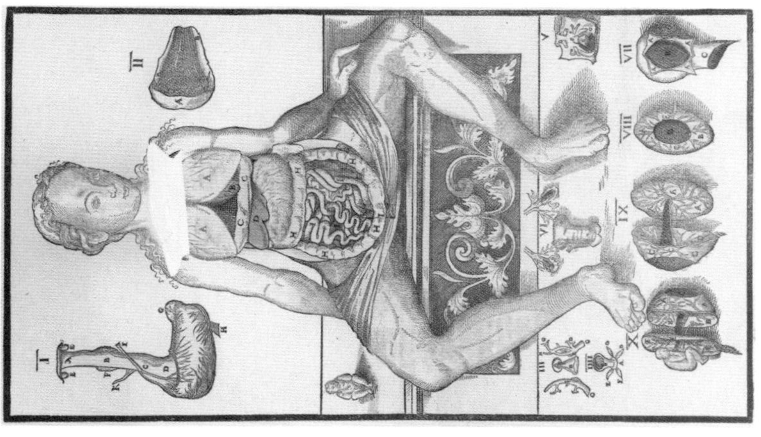

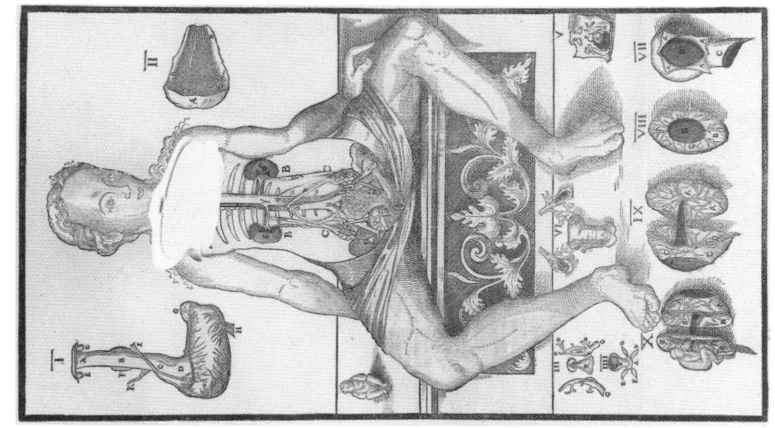

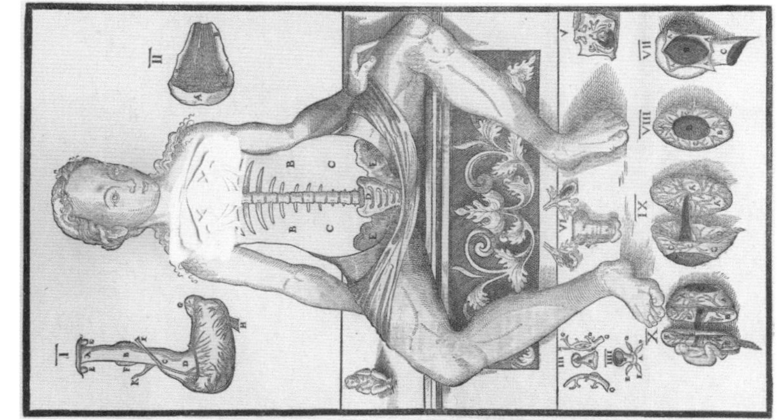

型。按照约瑟夫·李希特（Joseph Richter）的讽刺小说《艾氏书简》（*Die Eipeldauer-Briefe*, 1785—1797）所描述："看过那幅景象，大多数同时代基督徒从牧师那里学到的良好教导都要被颠覆了。"

人体解剖学最初是在文艺复兴时期引起艺术家、自然哲学家以及公众的极大兴趣。对视觉艺术家来说，理解人体内部的构造特别重要，那样才能更加写实地描绘人物。为达到此目的，艺术家自己会去做解剖，有人说，他们

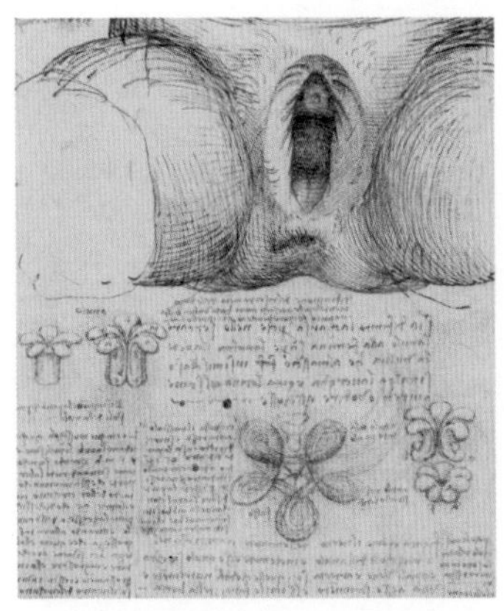
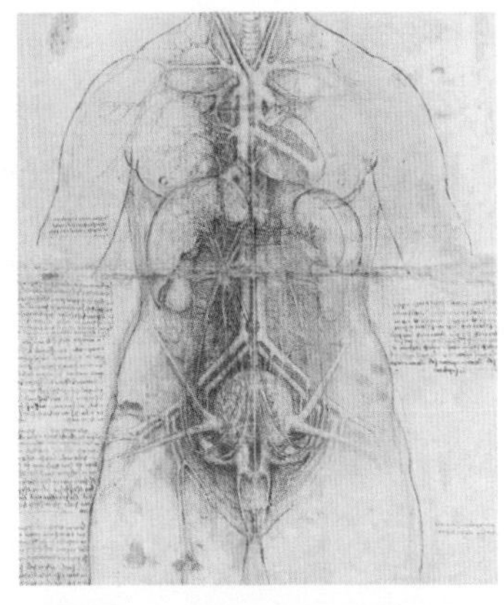
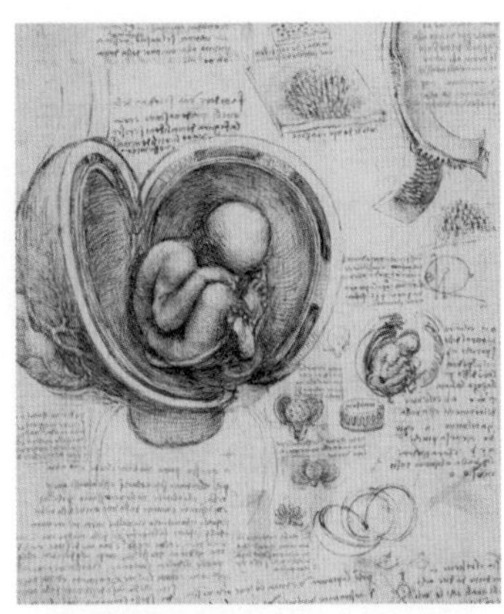
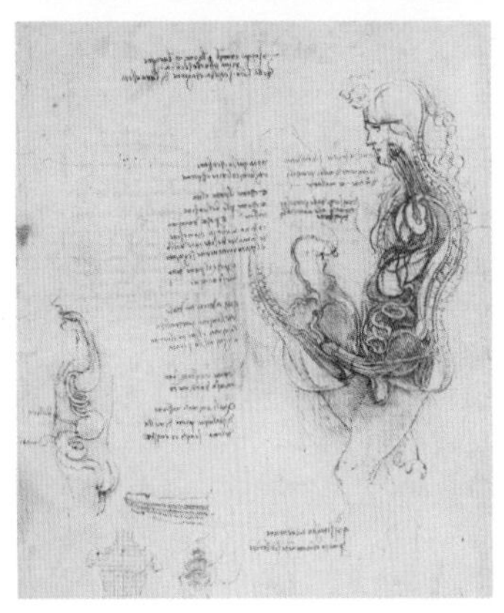
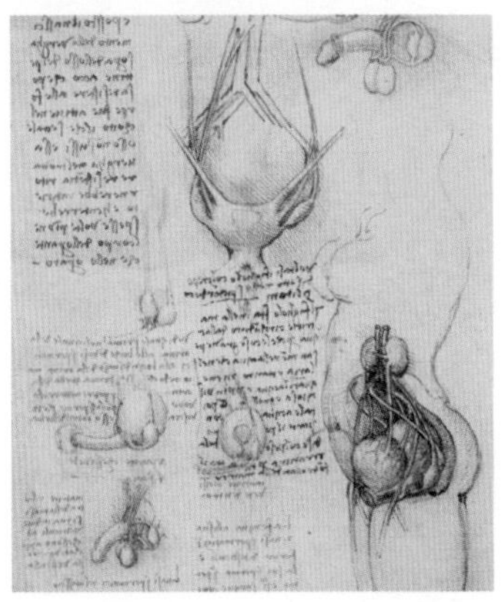
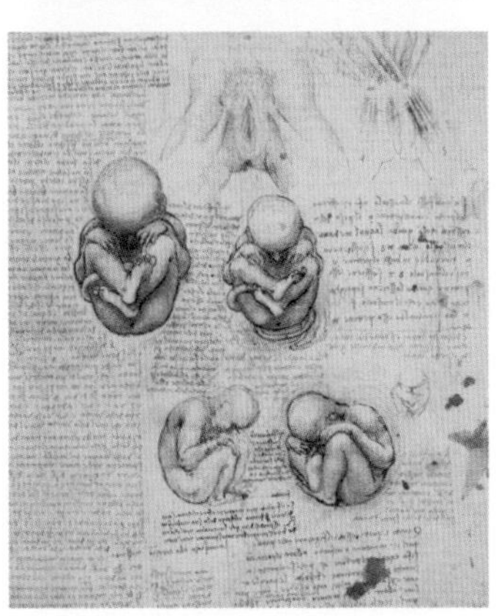

图 23

图 23 达·芬奇的人体解剖素描，以笔墨画在石膏板上，绘于 1490 年至约 1511 年。由左上至右下分别是：阴户与肛门、一名女子的心脏血管系统以及主要器官、子宫内的胎儿、交媾动作、男性和女性的生殖系统、胎儿以及连至骨盆的肌肉。

甚至比当时的解剖学家还勤快。艺术家也经常使用蜡当作创作的材料，尤其是在打造三维人体构造模型（écorchés）——也就是呈现出肌肉组织的去皮人像——当成最终成品的试作时。最为人所熟知的去皮人像是路德维克·卡尔迪（Ludovico Cardi，1559—1613）的作品，名为《漂亮的人体解剖》（*La bella notomia*），或称《被去皮者》（*Lo scorticato*），约 1600 年在佛罗伦萨制成。这件作品大受欢迎，从那时开始，由他的原作翻制出好多铜或石膏铸件。已知第一位实际运用蜡制去皮人像供艺术学校研习的艺术家应该是佛罗伦萨的韦罗基奥（Andrea del Verrocchio, 1435—1488）。

据说列奥纳多·达·芬奇（Leonardo da Vinci, 1452—1519）——韦罗

基奥最著名的学生——曾经解剖超过一百具尸体，而且还众所周知地“素描他亲手解剖的尸体”（出自瓦萨里〔Vasari〕，1991 年）。达 · 芬奇原本雄心勃勃地想要和帕多瓦以及帕维亚大学的解剖学教授马克安东尼奥 · 托雷（Marcantonio della Torre, 1481－1511）合作，出版整套 120 册的解剖作品集，但这个计划在后者猝逝之后难以为继。同时代，比达 · 芬奇年轻的米开朗琪罗（Michelangelo Buonarroti, 1475－1564），在佛罗伦萨待了十二年研究解剖学，据说还曾经以用尸体为酬劳的条件接受圣灵教堂（Church of the Holy Ghost）委任的工作。

图 24 以笔墨画的去皮结构图（去皮肤的人类肌肉研究），卡尔迪，又名奇哥利（Il Cigoli）所绘。

图 25 米开朗琪罗为西斯廷礼拜堂所作《利比亚女先知》（*Libyan Sibyl*, 1510－1511）的预备草稿。

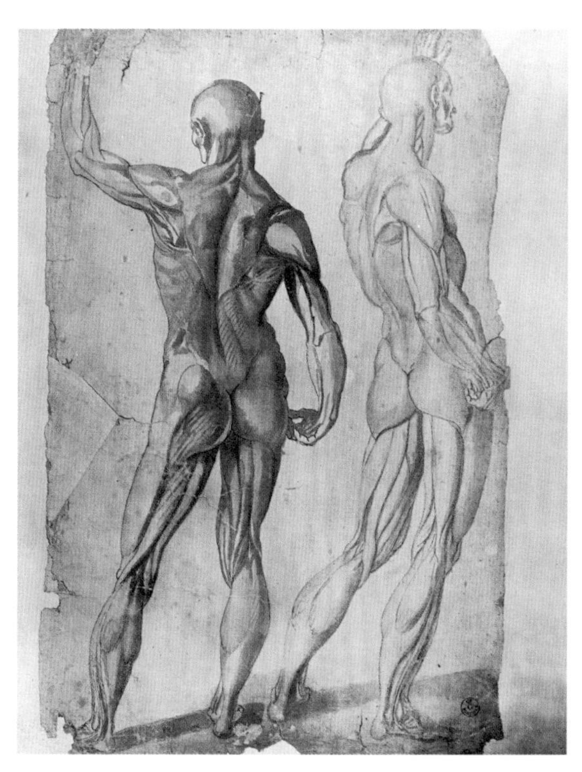

图 24

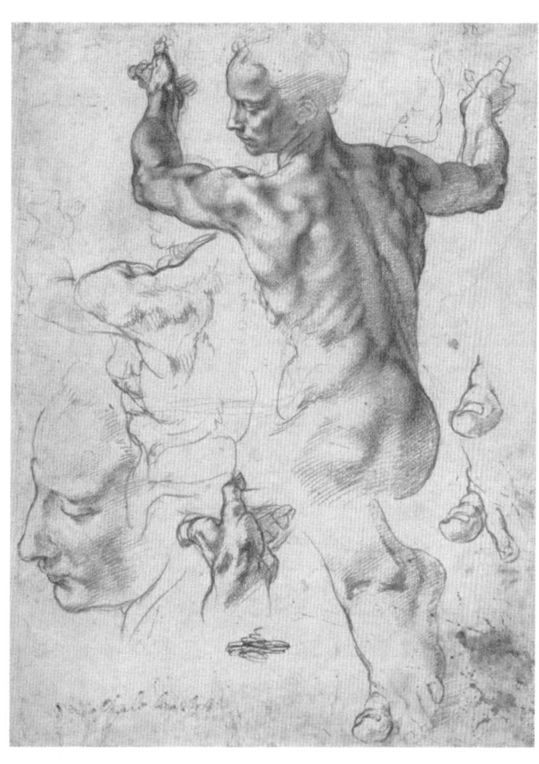

图 25

帕多瓦大学的佛兰德斯籍外科暨解剖学教授维萨里，为当时的解剖学带来革命。他的扛鼎之作《人体的构造》（*De Humani Corporis Fabrica*）配有大量木刻版画插图，据说是由提香在威尼斯的画室所创作提供；这部杰作在 1543 年出版。就在同一年，哥白尼广受争议的《天体运动论》（*De Revolutionibus Orbium Coelestium*）问世，书中提及行星绕着太阳转，戳破整个宇宙都是绕着地球运行的教会官方看法。两部作品都标示出各自学科戏剧性的范式转换，质疑原本是以信仰为基础而非根据经验观察作为依据。

后页
《剥去皮肤的天使》（*L'Ange Anatomique*, 1746），描绘美丽、发型时髦、被解剖的女子，是由达戈第创作的美柔汀版画，他是医学彩色美柔汀技法的开创者。

和许多同时代的解剖学家不一样，维萨里自己亲自动手解剖尸体，从而

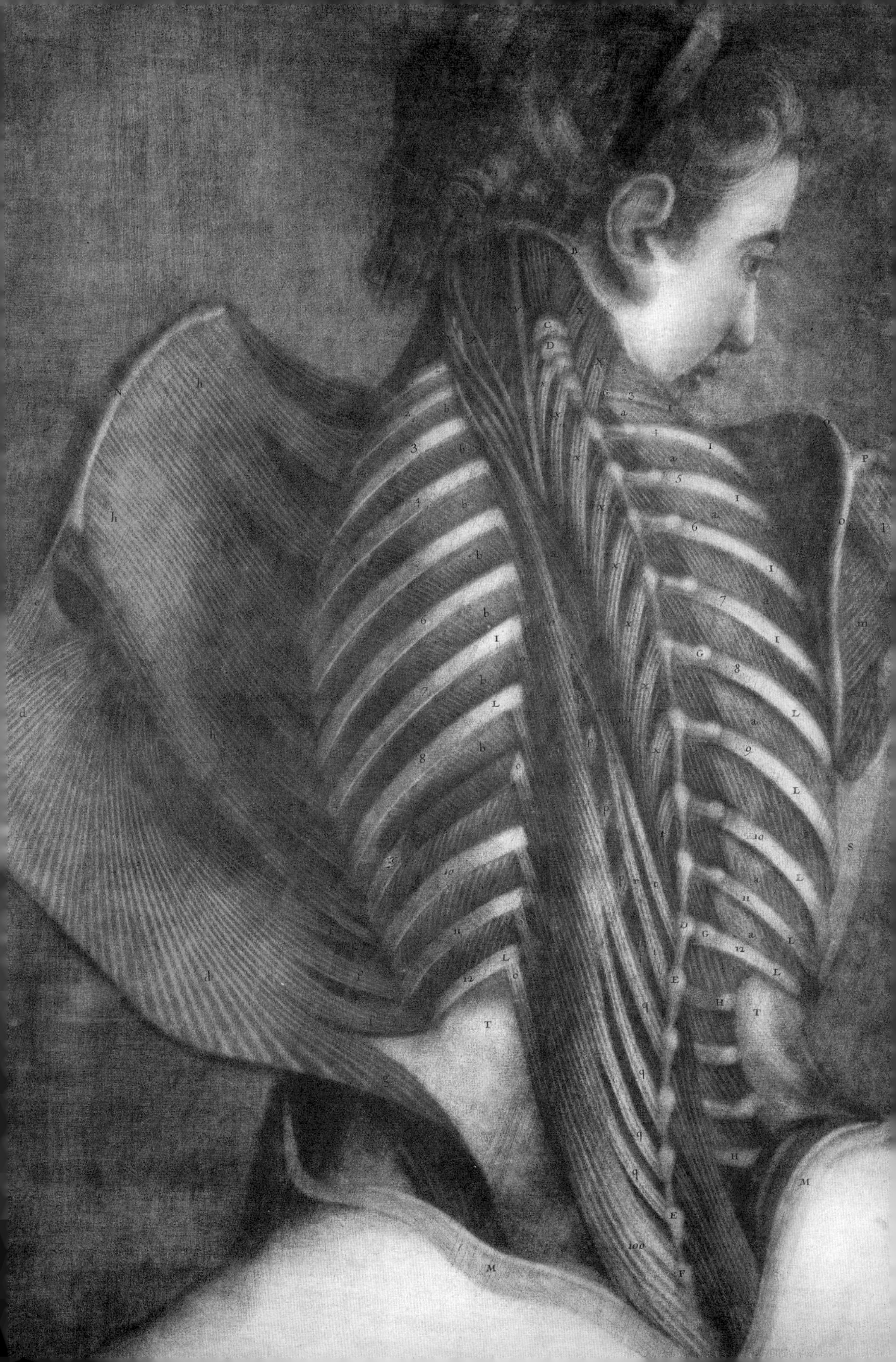

受教之人，

定会被美学诱引，

但谁能将

死亡的意象

表现得亲切可人？

阿诺－艾洛伊·戈蒂耶·达戈第（Arnaud-Eloi Gautier d'Agoty, 1741—1780），雅克－法比安·戈蒂耶·达戈第的儿子，描述解剖插画家所面临的挑战。

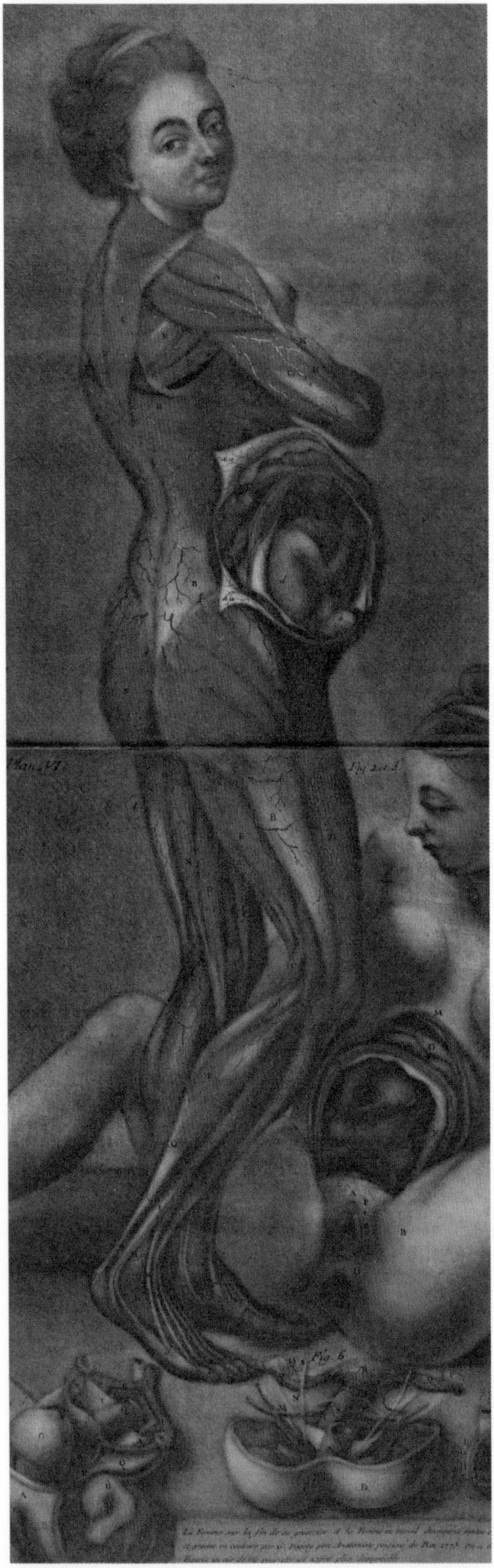

Plan. VI

Fig. 2 et 3

Fig. 6

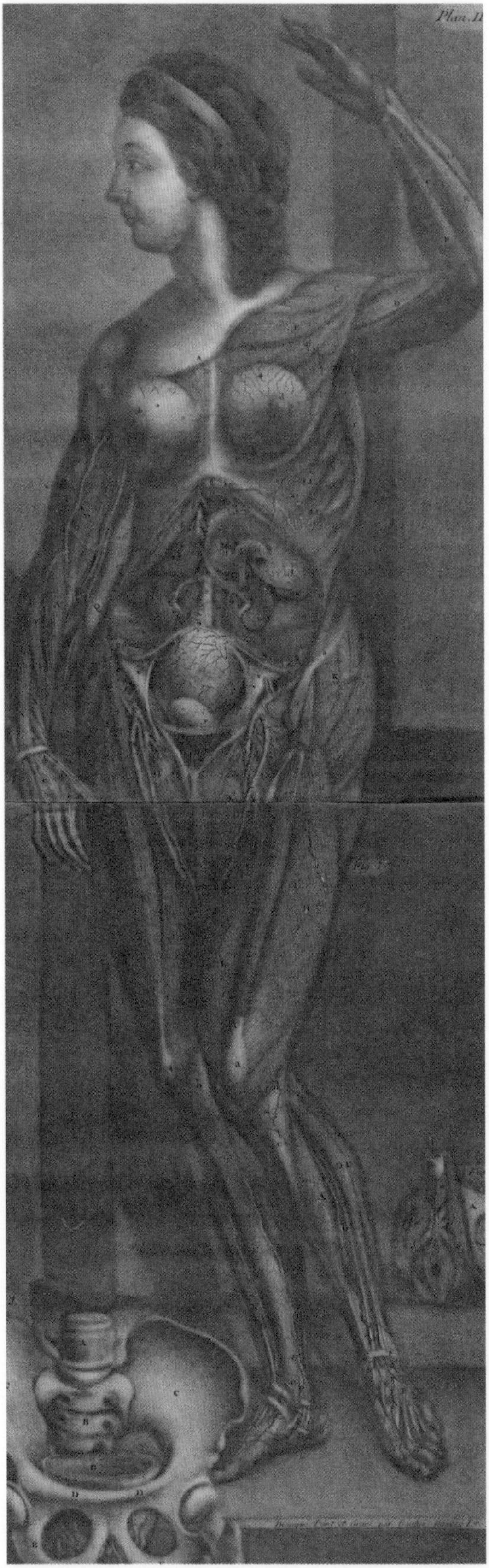

Plan. II

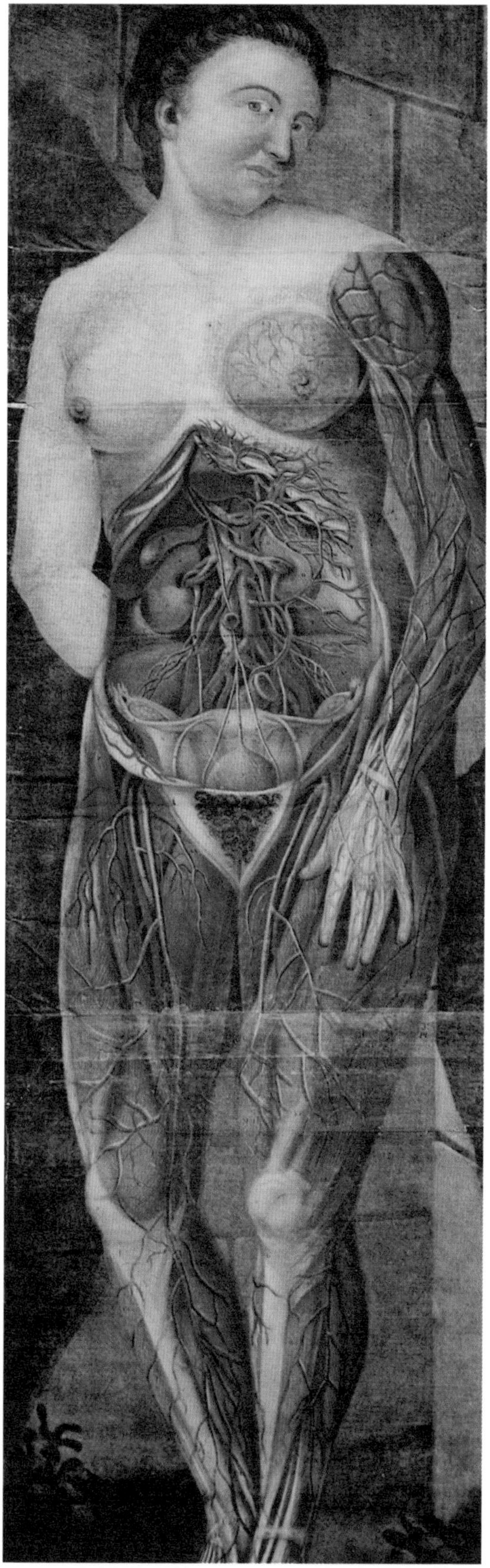

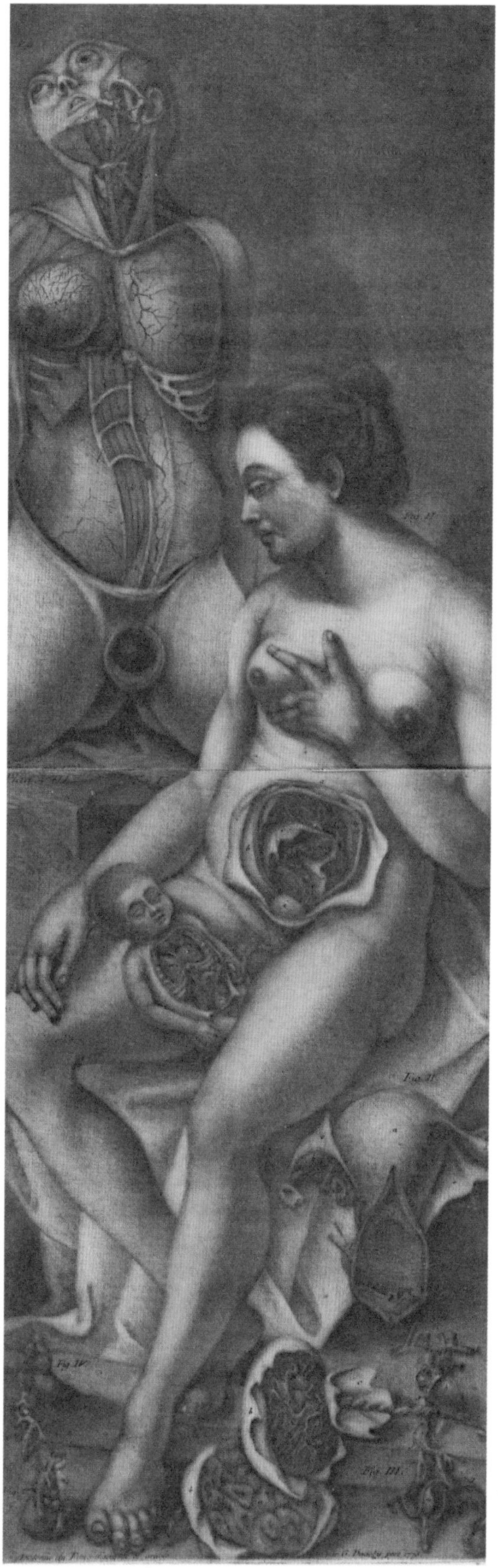

发现盖伦（Claudius Galen，约 129—216）的作品里有许多错误，而后者的《希波克拉底著作集》（*Hippocratic Corpus*），取自大约公元前四、五世纪关于人体的文献，是当时许多解剖学知识的依据。维萨里发现，错误是出在前辈大师所做的解剖多半以动物为对象（尤其是猪、狗和猴子），而不是人类，因为古罗马的法律禁止人体解剖。而盖伦的错误之所以代代流传下来，有部分是由于进行解剖的方式所致，当时的教授大多站在高处大声念着盖伦的作品，由工匠实际进行解剖这件污秽之事。

前页
姿态优雅的去皮画像，显示出女性的生殖系统，由达戈第所绘。出自《男女生殖器官解剖图》（*Anatomie des parties de la generation de l'homme et de la femme*, 1773｜左页两幅；右页右幅）以及《内脏解剖图》（*Anatomie generale des visceres en situation*, 1772｜右页左幅）。

维萨里了解插画的力量，据他解释，他书里的木刻版画并不“像教科书里的普通图表那般，单纯描绘轮廓罢了，而是要表现详尽细致的绘画质量”。由于新的印刷技术使得高质量、大开本画册得以大量生产，《人体的构造》的读者人数空前之多。在《人体的构造》的启发下，数十本兼具艺术性和表现

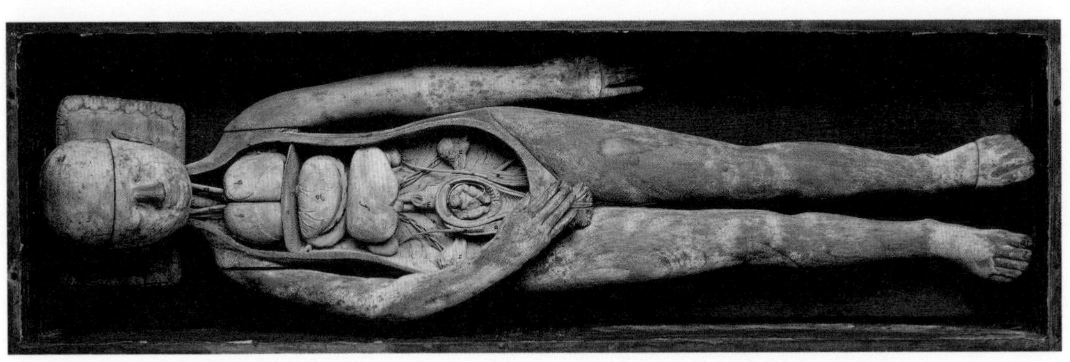

图 26

图 26、27　可拆解、怀孕的解剖学雕像以及可移动的组件，约 1700 年，以椴木按照实际尺寸制成。

力的解剖学图谱相继出版，其中收录很多大尺寸、精美华丽的作品，对私人收藏家的吸引力几乎可比学解剖的学生。最让人印象深刻的几幅是法国艺术家暨解剖学家雅克－法比安·戈蒂耶·达戈第（Jacques-Fabien Gautier d'Agoty, 1710—1785）的作品。他是第一位以全彩制作人体图谱的人，用的是他自己发明的美柔汀技法（mezzotint process）。他的图像有一种如梦似幻、油画般的品质；他有时甚至会真的把自己的彩版作品涂上清漆以模拟油画。

与之形成对比的是 1858 年在英国出版的《格雷解剖学》（*Gray's Anatomy*）书中，由亨利·卡特（Henry Carter, 1831—1897）创作、加了注解的概略图示。卡特的风格是经过设计的，避免牵扯到无关紧要的细节，以便在充满压力的诊疗环境中呈现最佳清晰度，并且体现现代科学方法。

在“天文台”以及其他蜡像作坊制造出这些解剖学蜡像的制模师们，需要依靠解剖学图谱里的解剖插画来确保作品准确无误。首先，制模师通常会听从某位解剖学家或自然哲学家的意见，从维萨里、阿尔比努斯、哈勒（Haller）、马斯卡尼（Mascagni）或其他人所创作的可靠的解剖学图谱中，

挑选一幅或多幅插画；接着弄来真正的人体部位作为蓝本，以确保各个部位都尽可能精准如实。制作一具解剖学维纳斯是花钱又耗时的事情。有的时候，需要超过两百具尸体才能制出一具可拆解的塑像，这都归咎于人体的腐败速度，尤其在夏季的炎热气候下更为加剧。

制模师若不是使用人体标本翻模铸造，就是手工模拟雕塑。苏西尼的解剖学模型所描绘的都是鼓胀、饱满的内脏，而非瘪掉或正在腐坏的器官，英国艺术家暨解剖蜡像师埃莉诺·克鲁克（Eleanor Crook）认为，它们多半是观察解剖过的尸体之后手工雕塑而成，而不是直接翻模铸造。一旦廉价的蜡或黏土模具确认无误，就会做一个石膏铸件当作模子，可以反复使用，如今"天文台"还保留了许多这类模具。

接下来，会用肥皂或油涂抹在石膏模具上好方便脱蜡。最常用的蜡是蜂

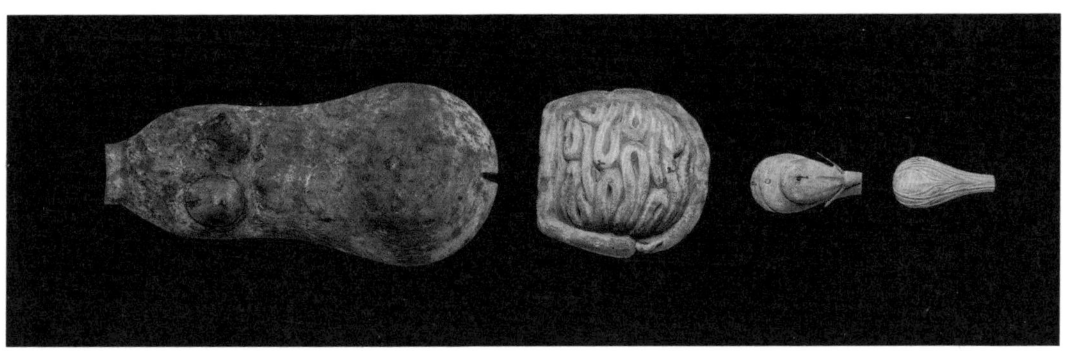

图 27

蜡；来自士麦那（Smyrna）或威尼斯的白色"新鲜蜡"；或取自中国介壳虫，像是角蜡蚧（*Ceroplastes ceriferus*）还有白蜡虫（*Ericerus pela*）的蜡，后者产出特别细腻、坚固的高熔点白蜡，虽说它的价格昂贵得令人却步，但特别适合用来塑造皮肤。先将蜡和松节油以及其他油脂类混合，以造出需要的质感，还会混入乳香，或植物性的树脂，以强化并增加稳定性，这对于维持结构并保留鲜活色泽十分重要。然后把蜡小心加热，用磨得极细的颜料上色，往往都是极贵或极毒的材质，并事先用布筛过，溶在油或松脂里。接着在模具内薄薄涂一层上了色的蜡，等待冷却并脱模。由于大多数部位都是中空的，所以会塞入布条或木屑来支撑，即使有些作品，像是苏西尼的美第奇维纳斯，具有金属骨架，还是会这样做。头发是用清漆附着上去的；眼睫毛则是一根一根接上；纤细血管和神经则是用浸过蜡的丝或麻纤维做成。将各个部分组合在一块，整修瑕疵或破损。最后，模型还需上釉，以保护表面不会沾上灰尘，并且营造出一种写实的光泽；如此就完成一具人体解剖杰作可以公开展示了。

50 页
十七世纪初期制作，真人尺寸、木制、可拆解的解剖学夏娃，分别展示完整无缺（左）以及胸板移开，显露出内脏还有子宫内胎儿（右）。

51 页
同一具解剖学夏娃，头顶掀开显露出下方着了色的木质脑部。

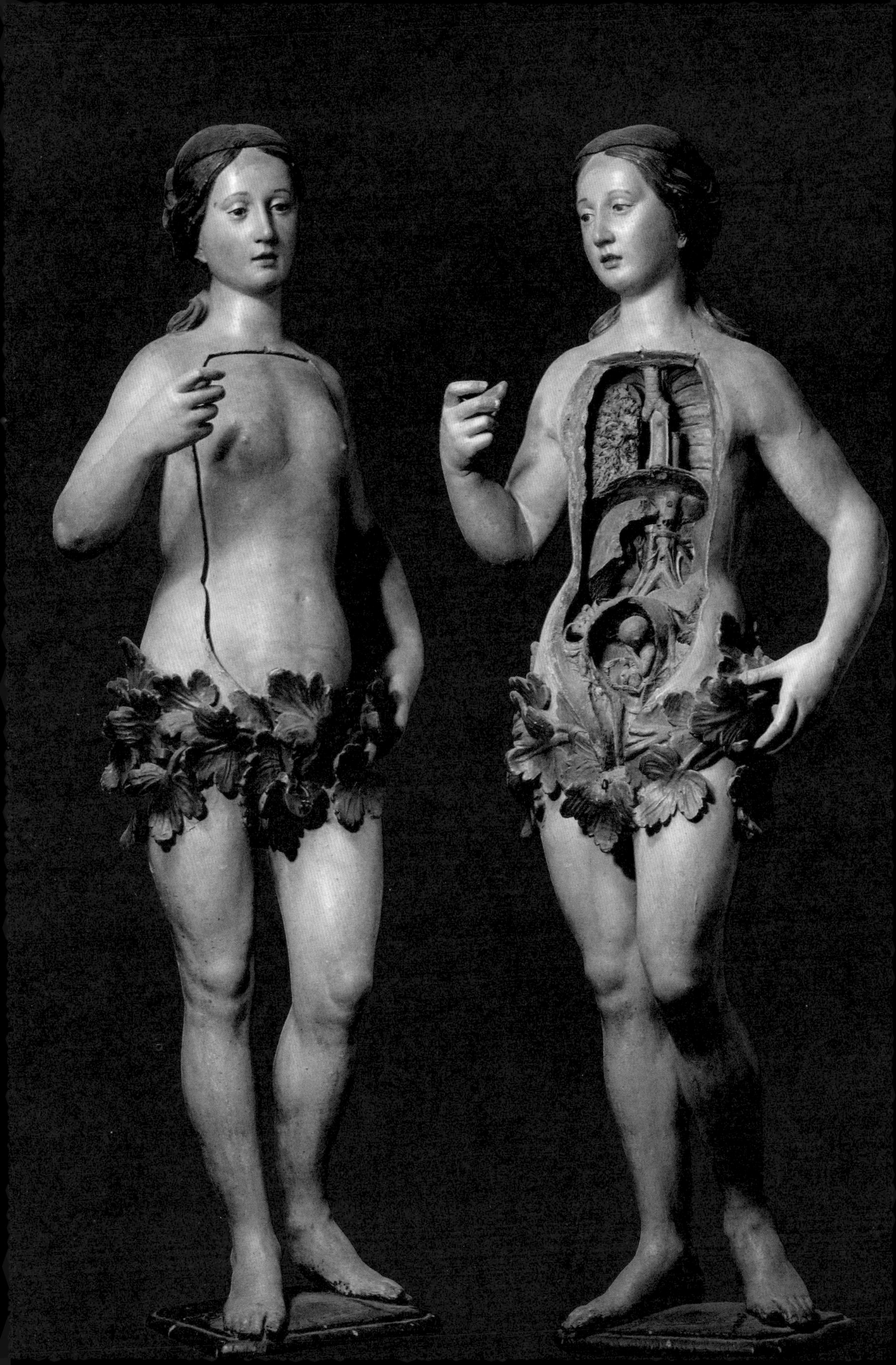

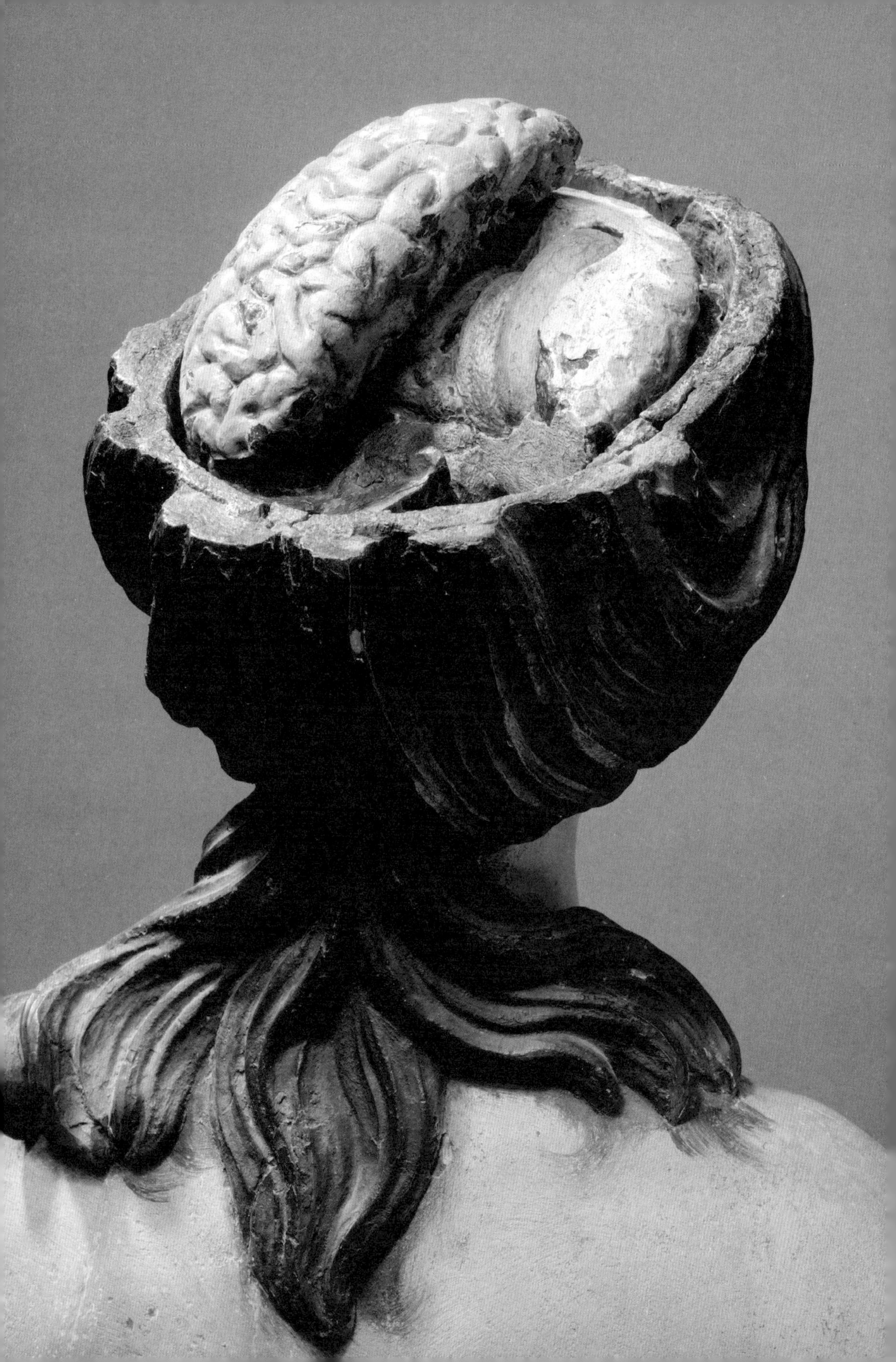

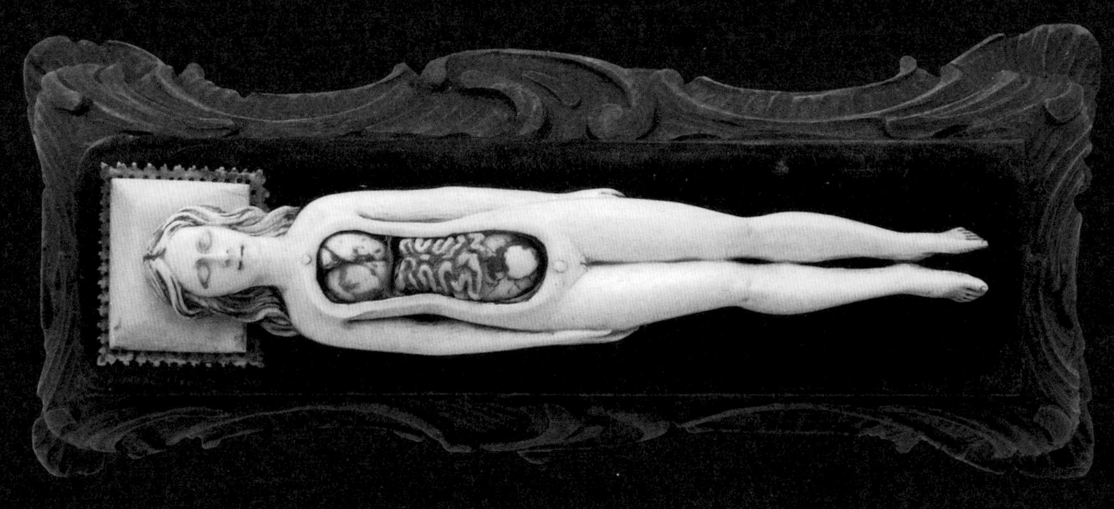
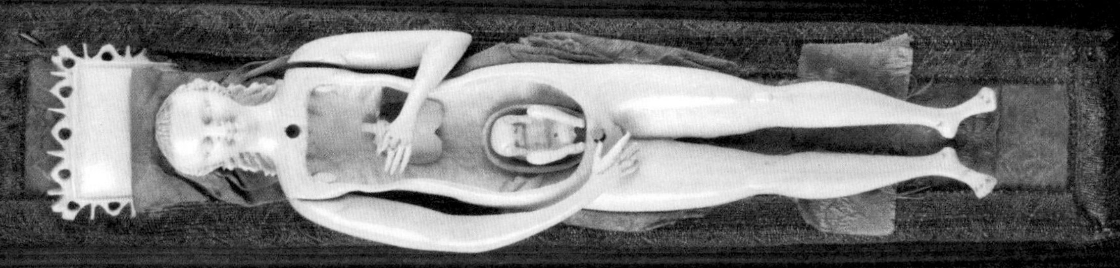
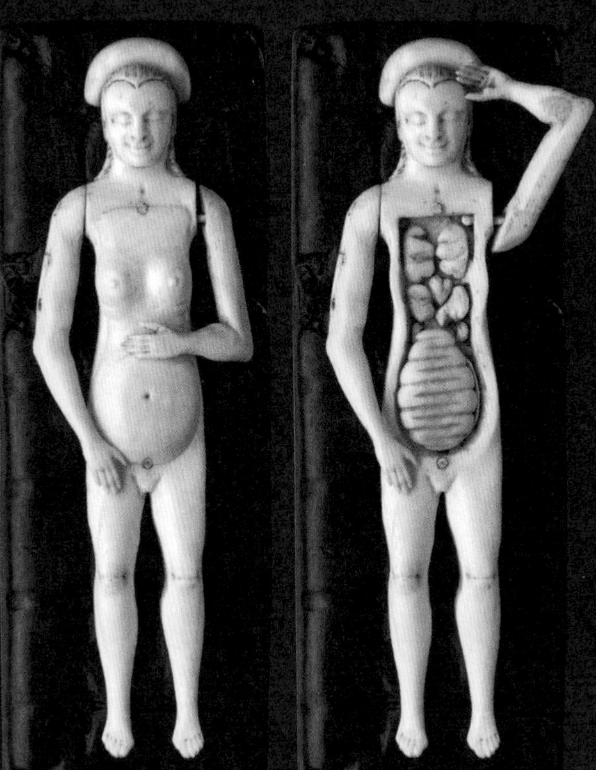
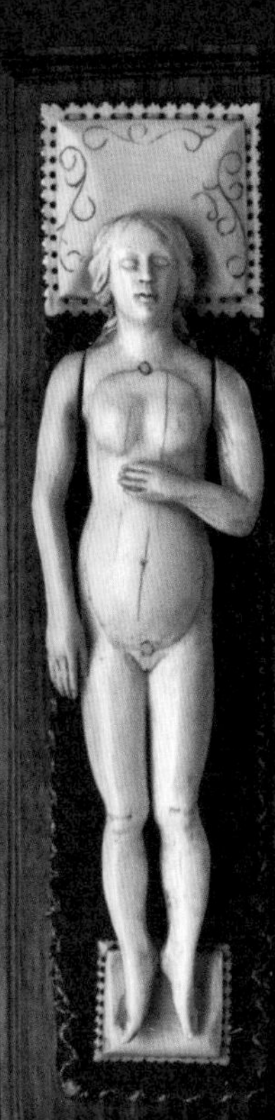
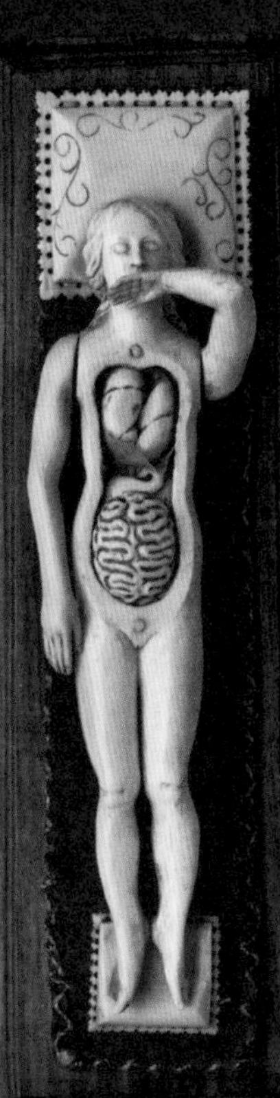

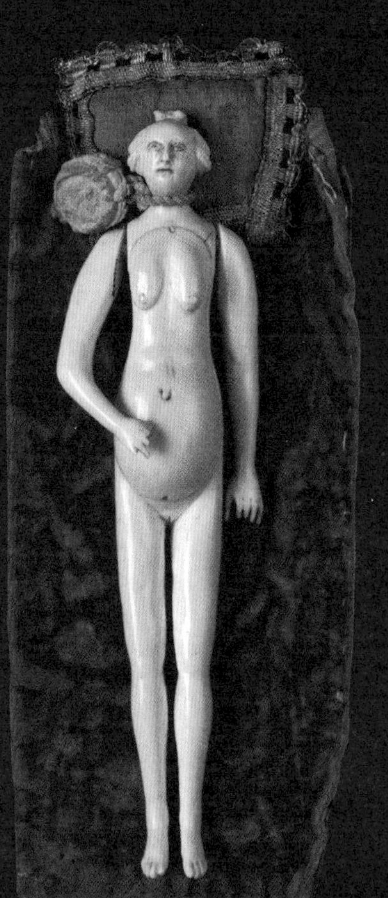

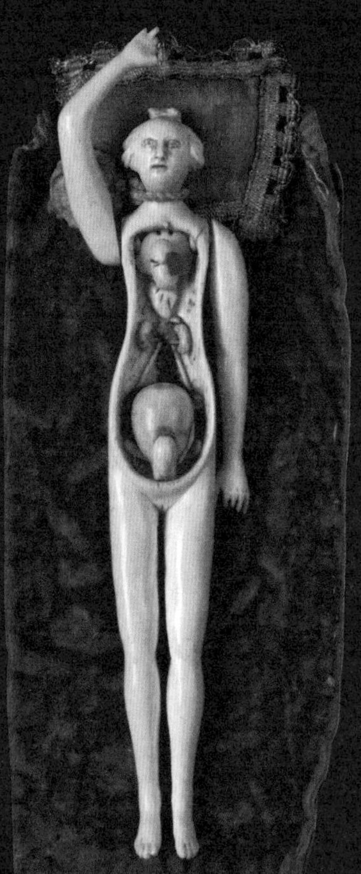

这些袖珍的、可拆解的女性象牙解剖学人体模型，是十七与十八世纪在欧洲制造的。可能是医疗专业人员以及助产士用来训练学生、指导年轻夫妻，或让孕妇安心的：每一具模型的躯干都可掀开，以显露出内部器官。接下来的诗是由意大利产科医师约瑟夫·傅沙（Joseph Fuardi de Fossau） 在1786年所作，用来搭配其中一具人体模型。

生命灿烂饱满之际，
生产的阵痛即将到来，
我真替患者的运气或险境
感到害怕，
来吧，好同学们啊，看啊，
我把个人荣辱放在一旁，
接生的秘技可揭开我的身体。
以热切探寻的眼神将它扯破，
并愿母与子顺产均安。
新的多用途装置
赐予你
熟练的技艺；
愿那受苦的女子不再受到，
残忍无知操作带来的痛苦，
不要和那未出世的孩子
一起在死神毫不怜悯的
掌握下喘息。

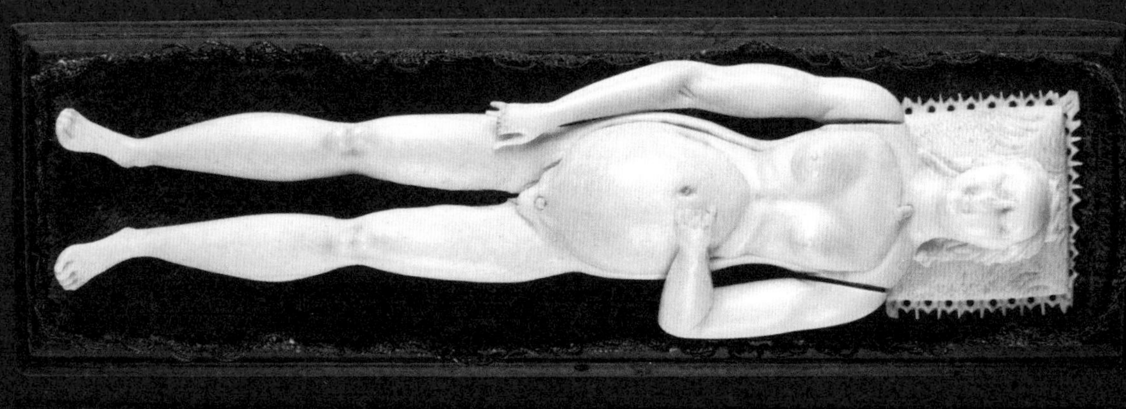

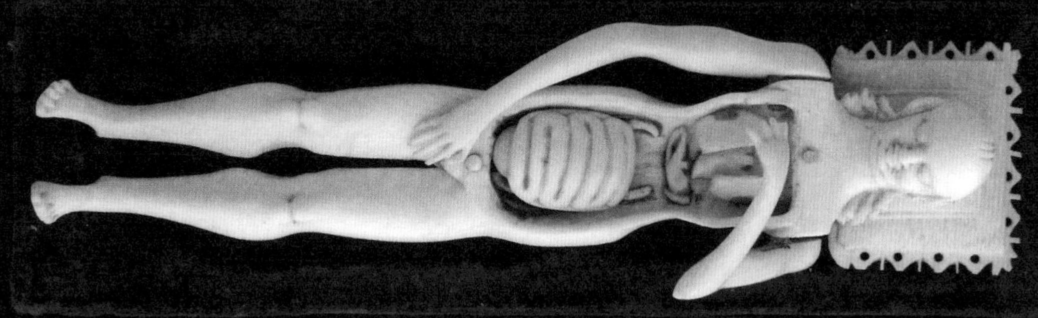

不可能细查了人体构造，

却不相信或有某种神圣力量之存在。

虽然有少数可怜的哲学家

胆敢如此宣称，

但在丰塔纳的研究室里，

人们都要屈膝，

相信有天主。

玛丽·安托瓦内特的御用画师，路易斯·勒布伦（Louise Elisabeth Vigee Le Brun, 1755－1842），于1792年，对天文台博物馆所做的评论。

天文台博物馆作坊所制造的精细解剖学蜡像的细部。最细的血管是用浸过蜡的丝或麻线制成。

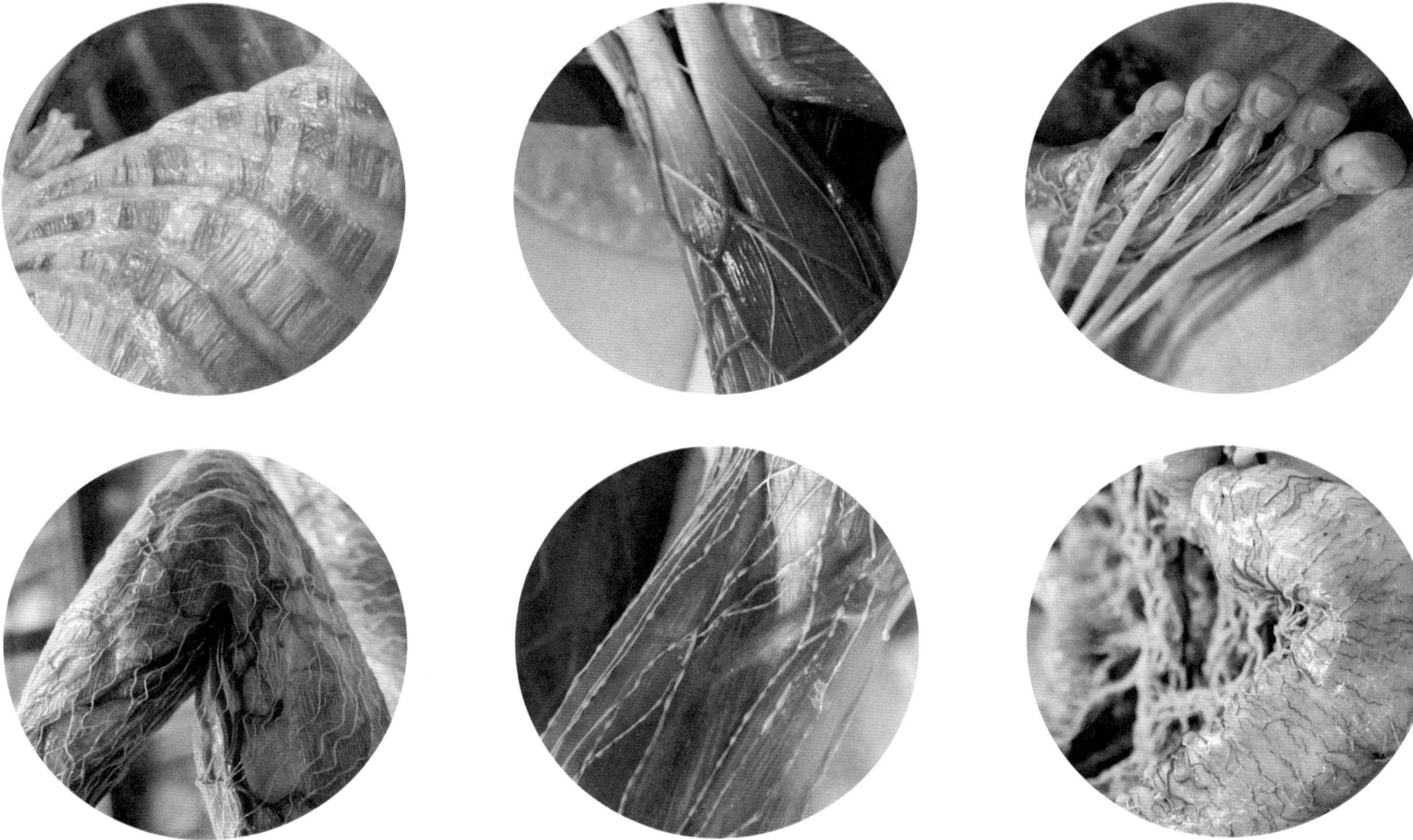

眼睛和泪器的解剖学模型，约 1850 年，由蜡模师傅希萨雷 · 贝蒂尼（Cesare Bettini）雕成。

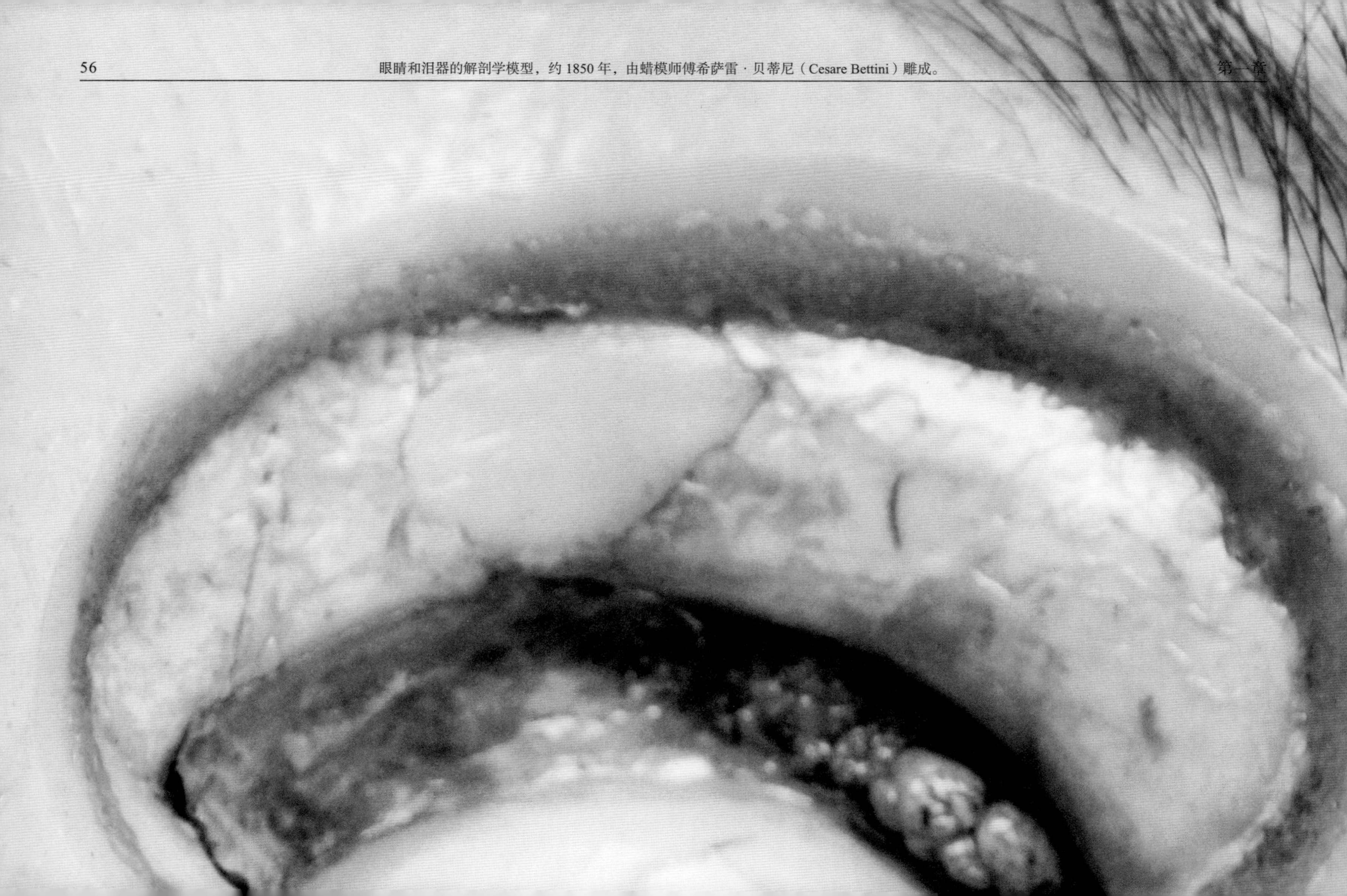

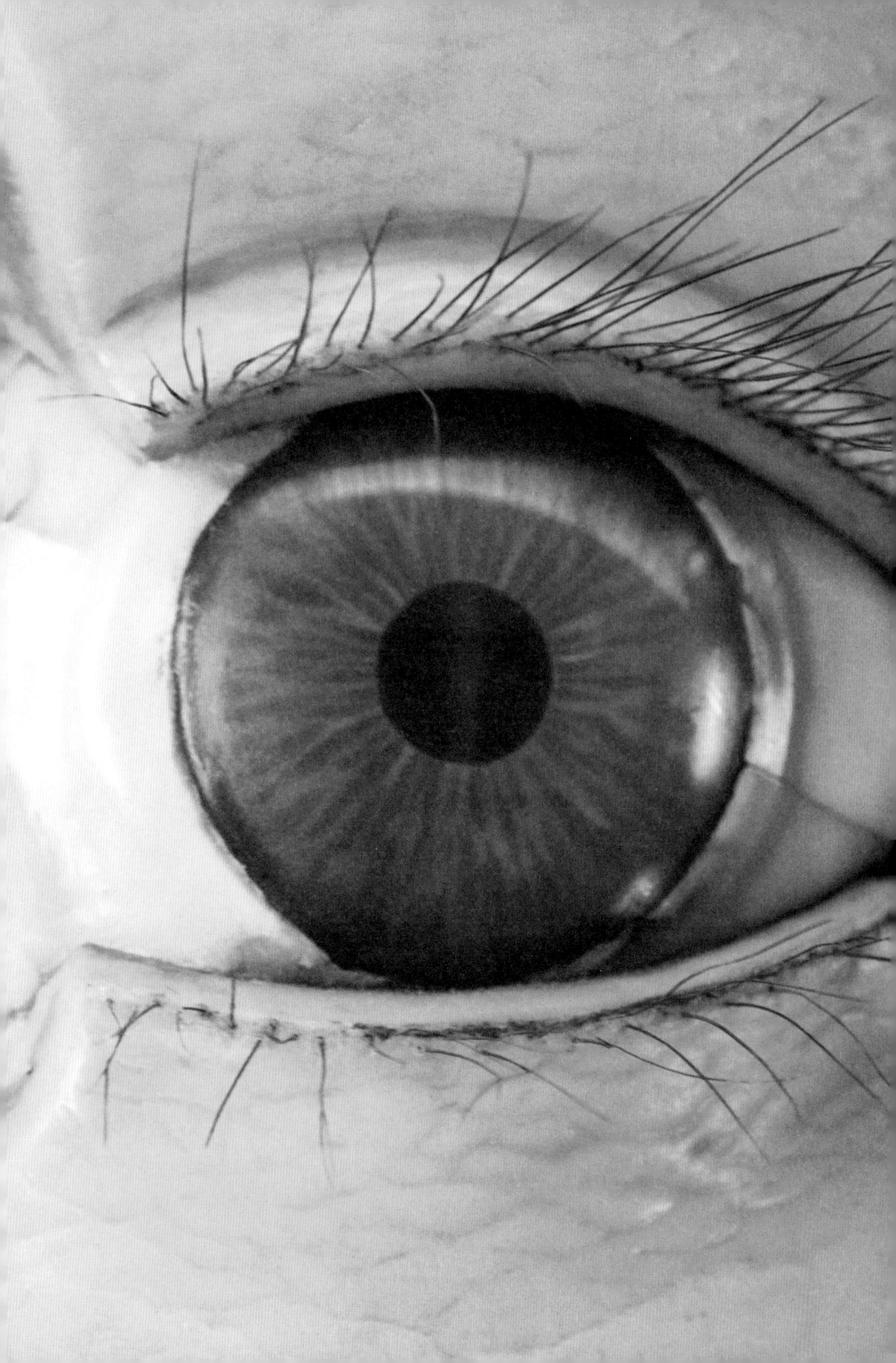

动物骨骼组成的队伍，由一名真实尺寸的“去皮人”领头，代表人类在自然世界占有特殊地位，陈列在法国巴黎于 1793 年设立的“国立自然历史博物馆”。

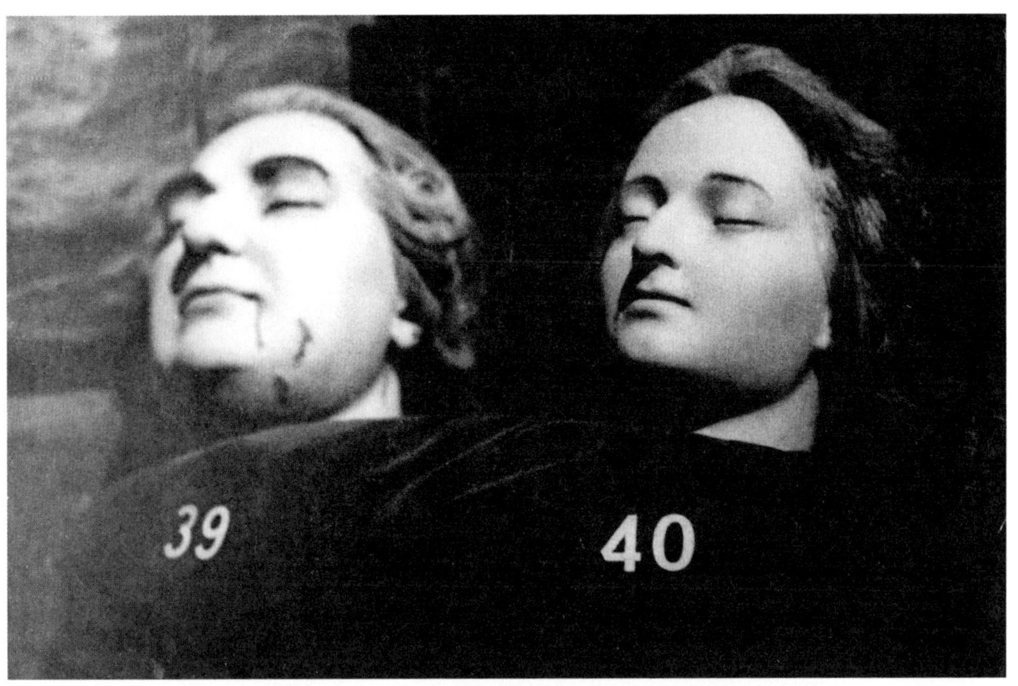

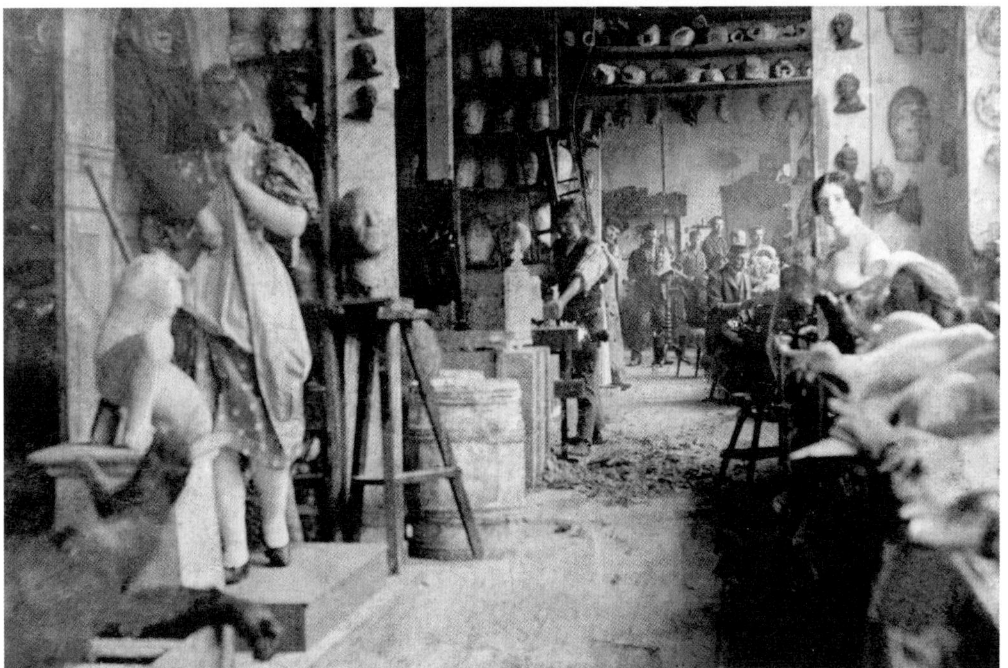

上图

路易十六和玛丽·安托瓦内特被送上断头台处决之后，杜莎夫人为他们制作的头像蜡制品，可能是从原始的死亡脸模翻铸而来。于二十世纪六十年代初期，拍摄于伦敦。

下图

十九世纪晚期，制模师埃米尔·哈默（Emil Eduard Hammer）在德国慕尼黑作坊的照片。哈默为全景展示馆（panopticon）的珍奇展览，以及医学博物馆制作模型。

本页与对页　此具解剖学维纳斯是 1784—1788 年间，由天文台博物馆的作坊制作，陈列于原装的檀木与威尼斯彩色玻璃制成的柜子里，在维也纳的约瑟芬医药学院公开展示。

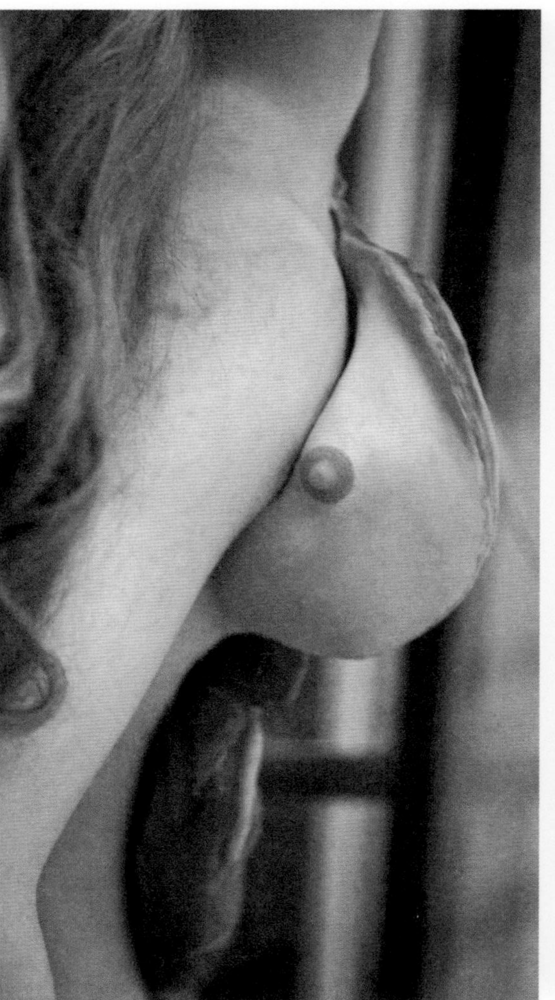

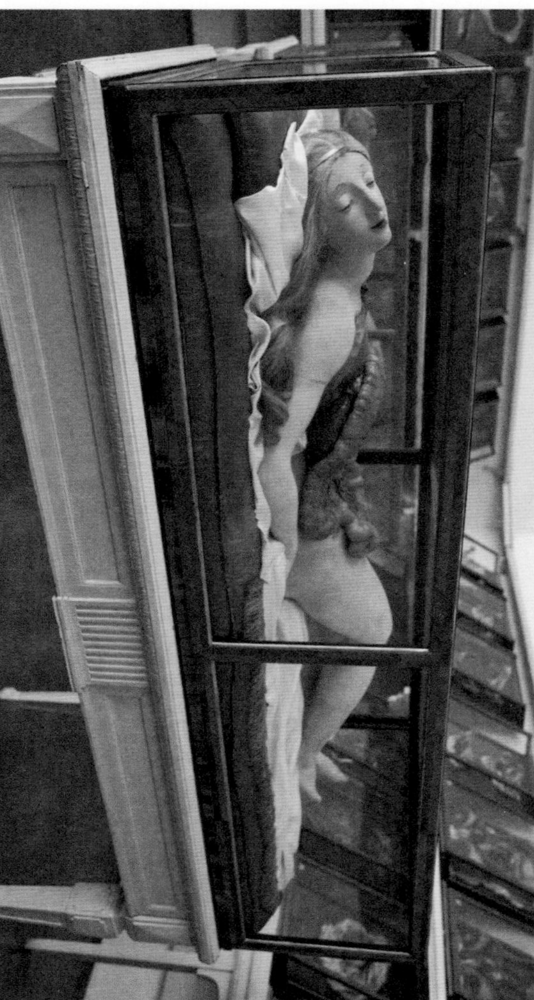

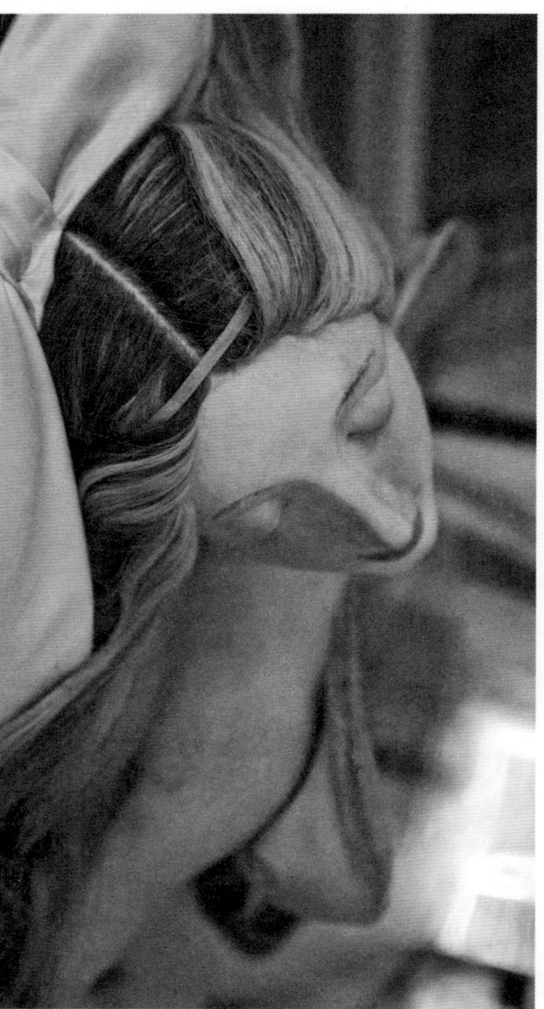

后页　不同解剖阶段的缩半尺寸解剖学维纳斯，很可能是天文台那具代表性美第奇维纳斯的习作。

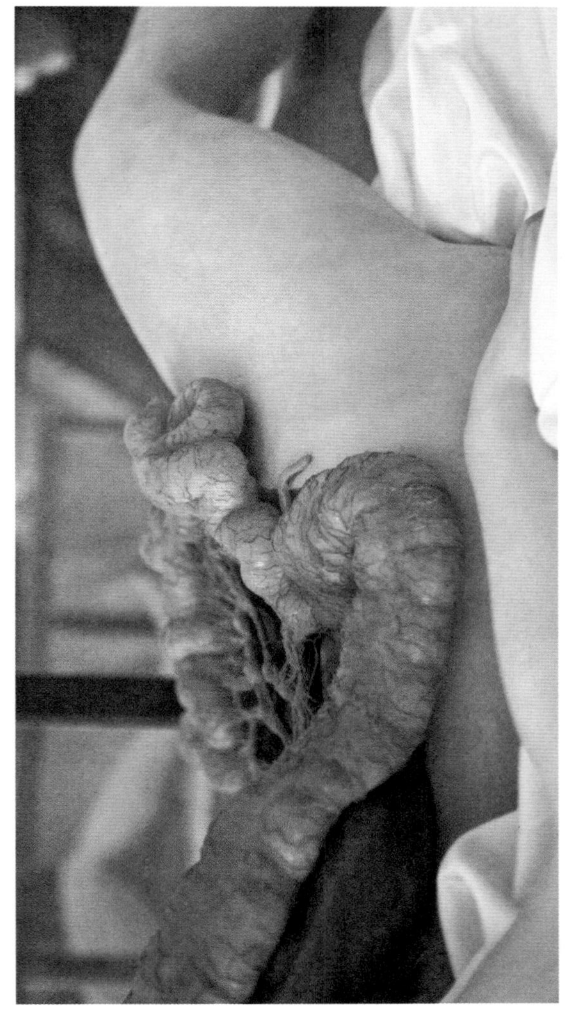

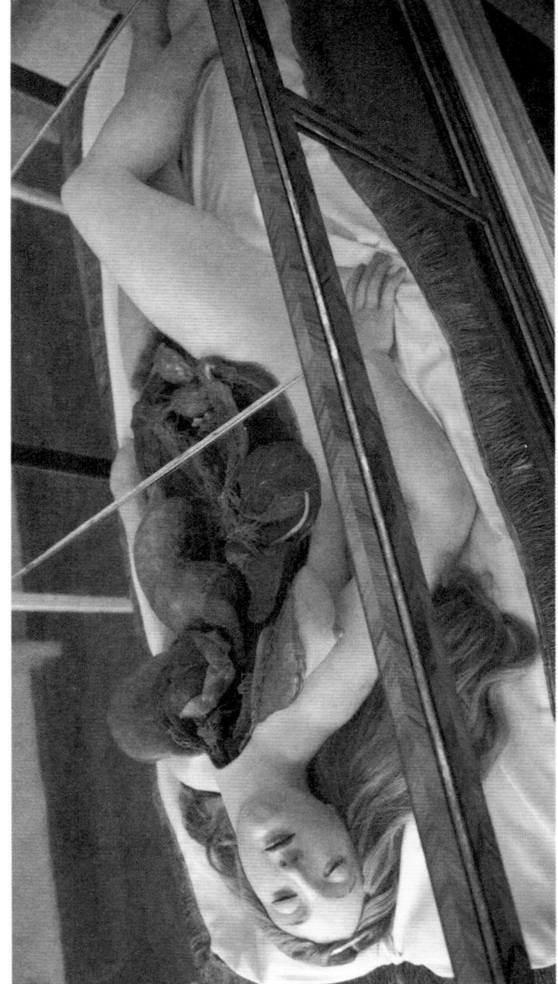

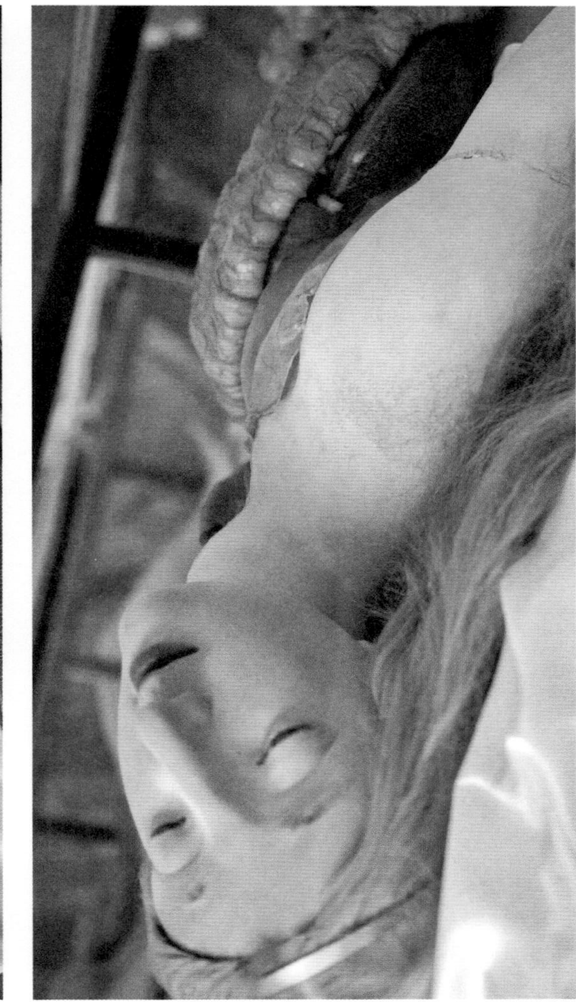

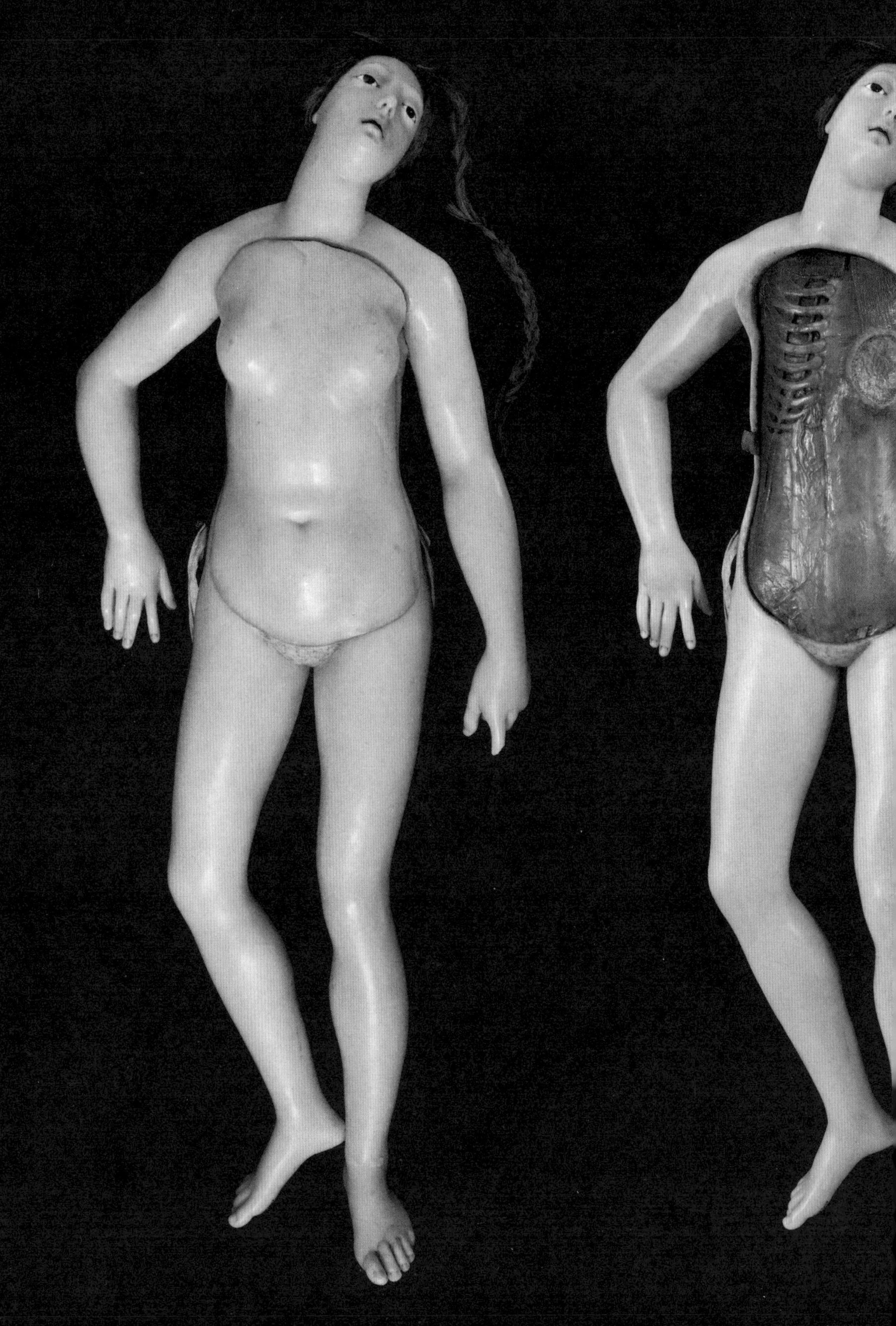

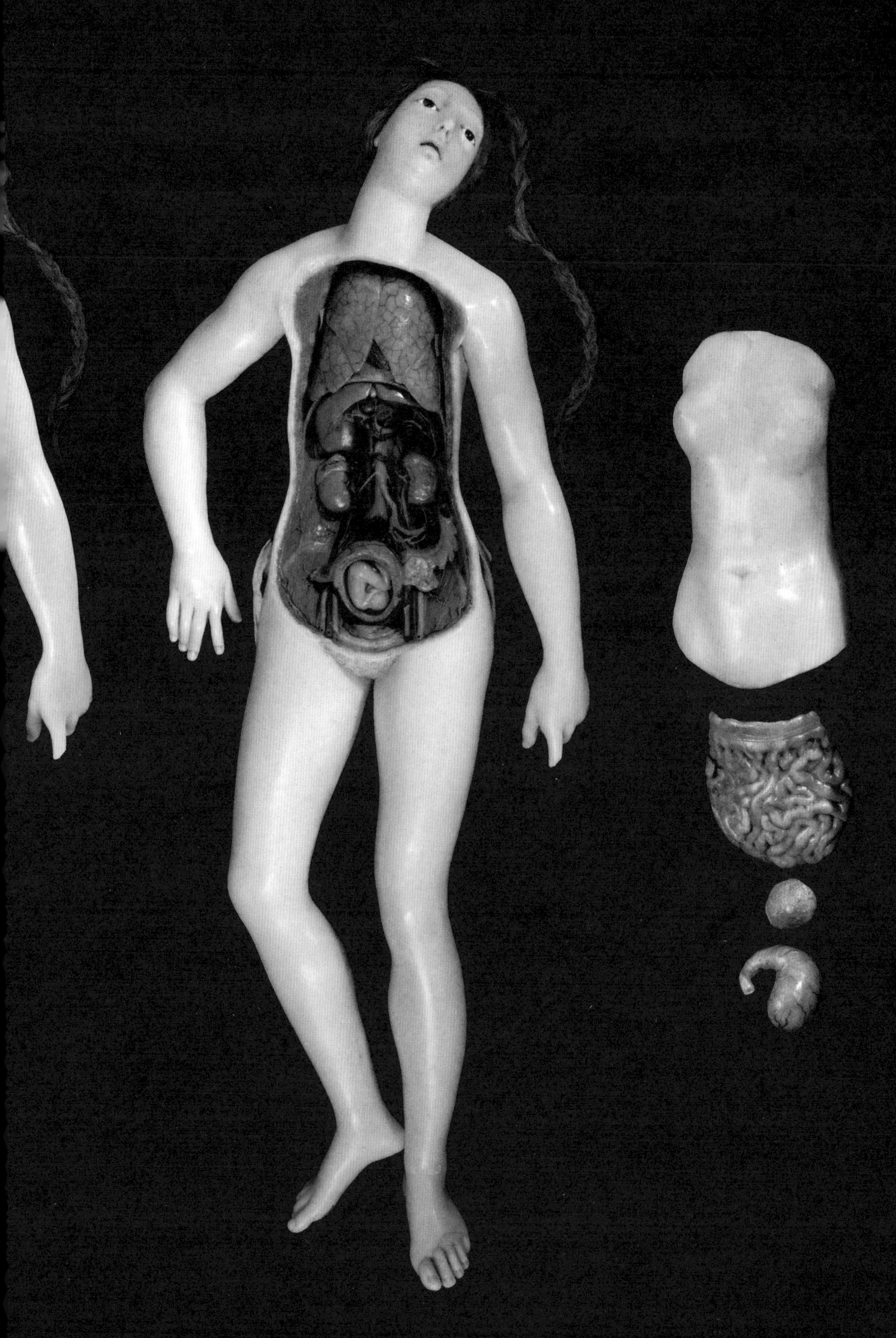

蜡制模型展示眼睛以及视神经，于 1803－1805 年间由苏西尼制作。

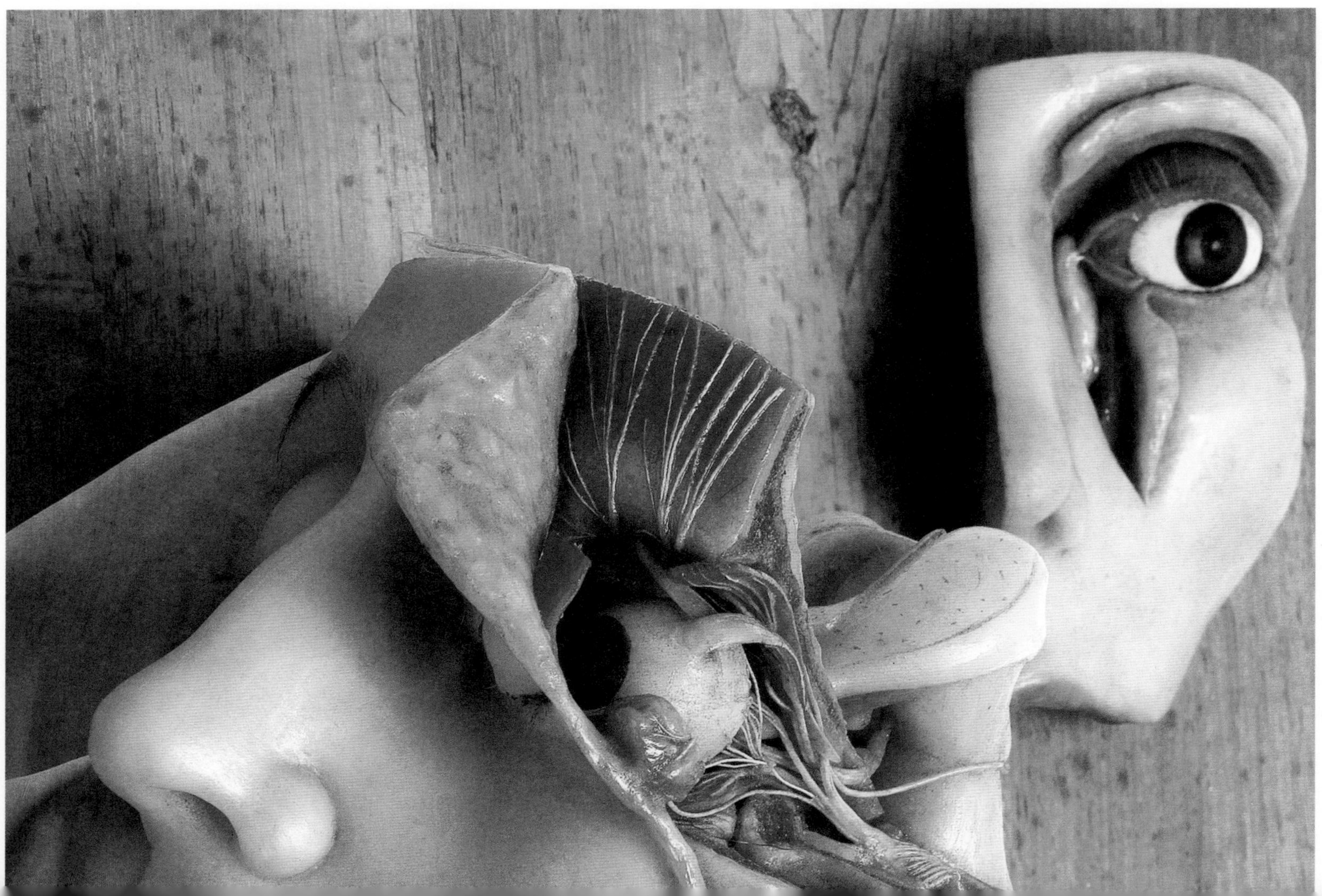

后页 圣体（corpus sanctus），也就是包含圣髑的人造人体。此具圣体所呈现的是圣维多利亚（Saint Victoria），陈列在罗马的胜利之后圣母堂（Santa Maria della Vittoria）。

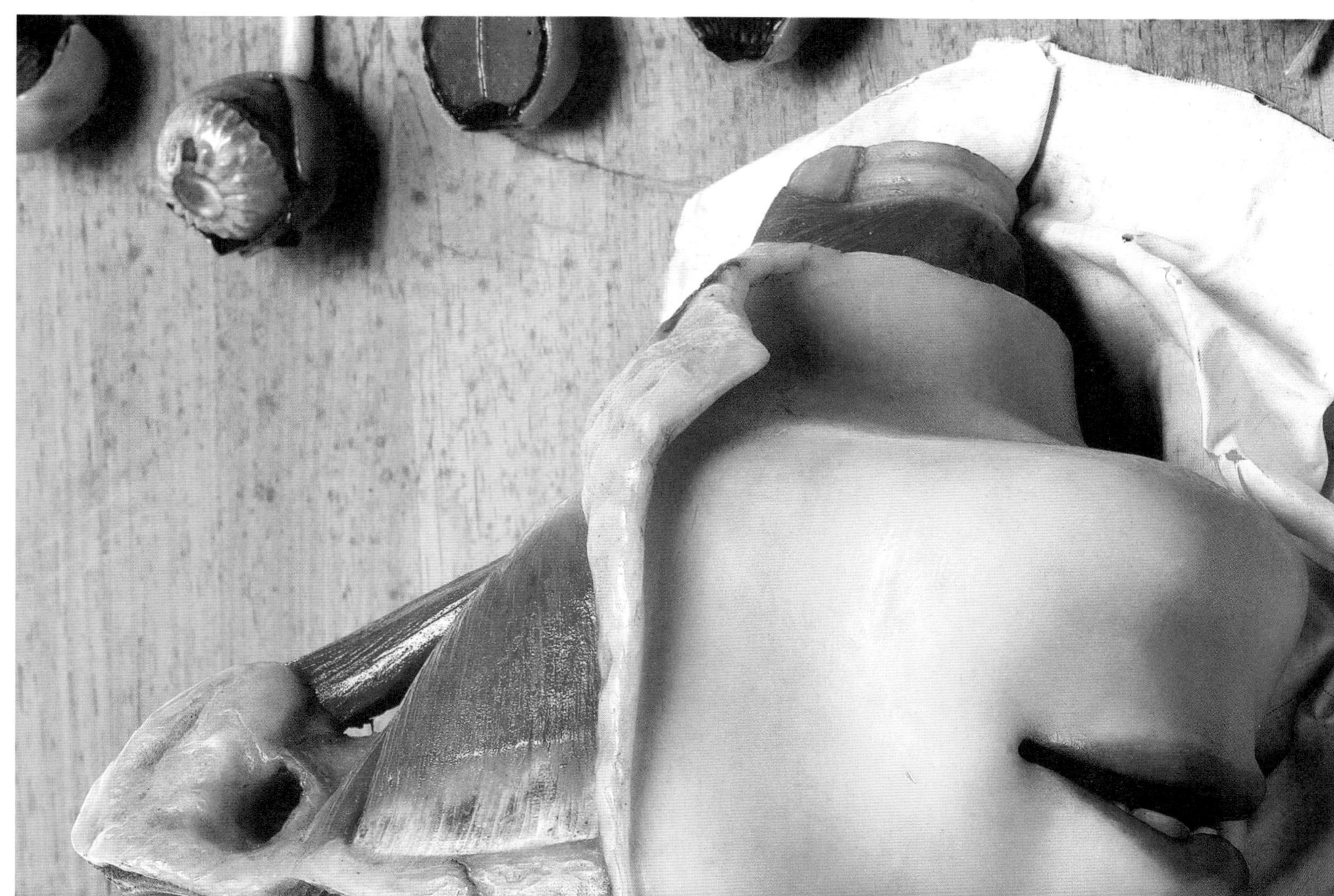

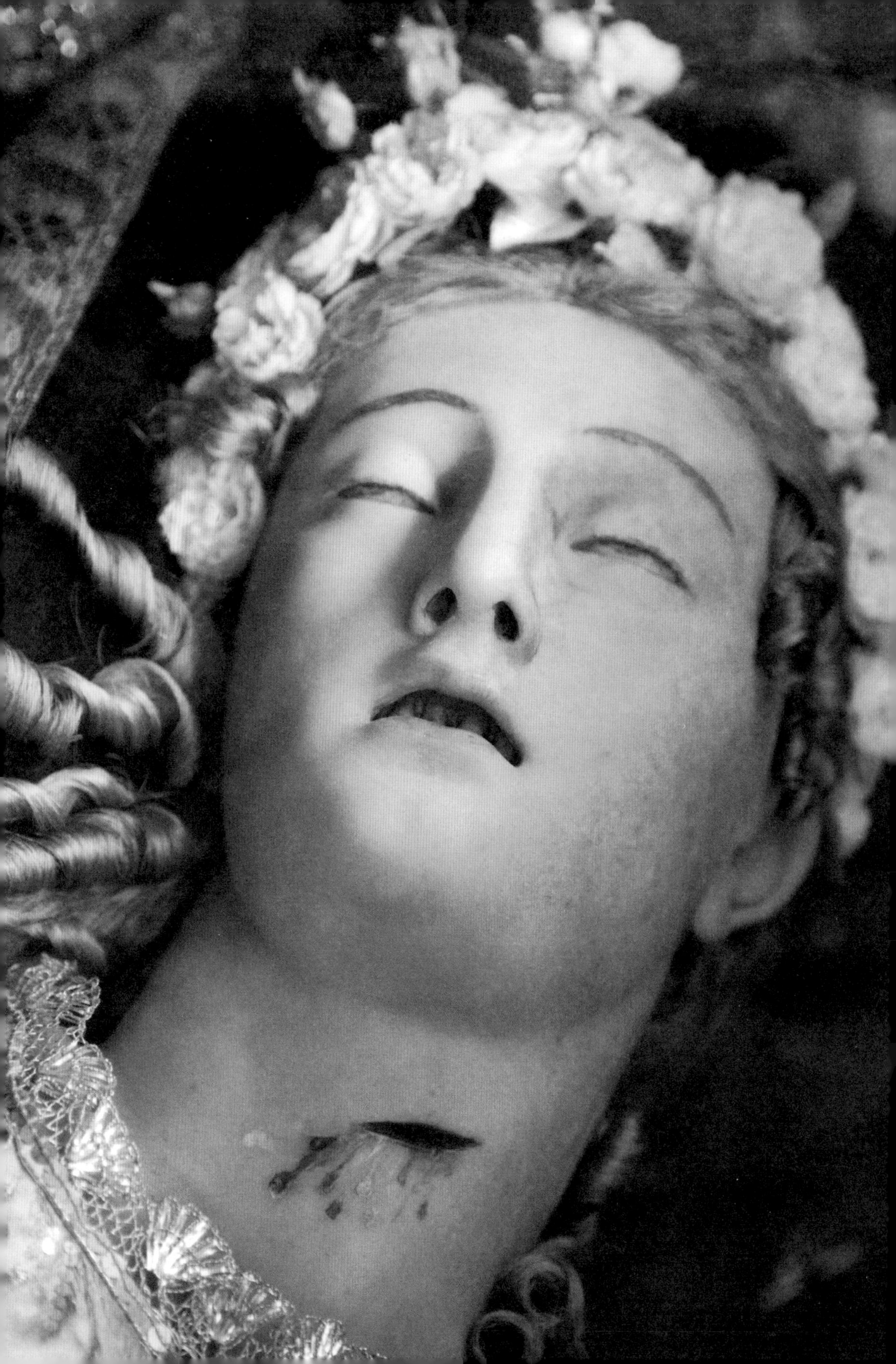

第二章

蜡像的使用：从神学到科学

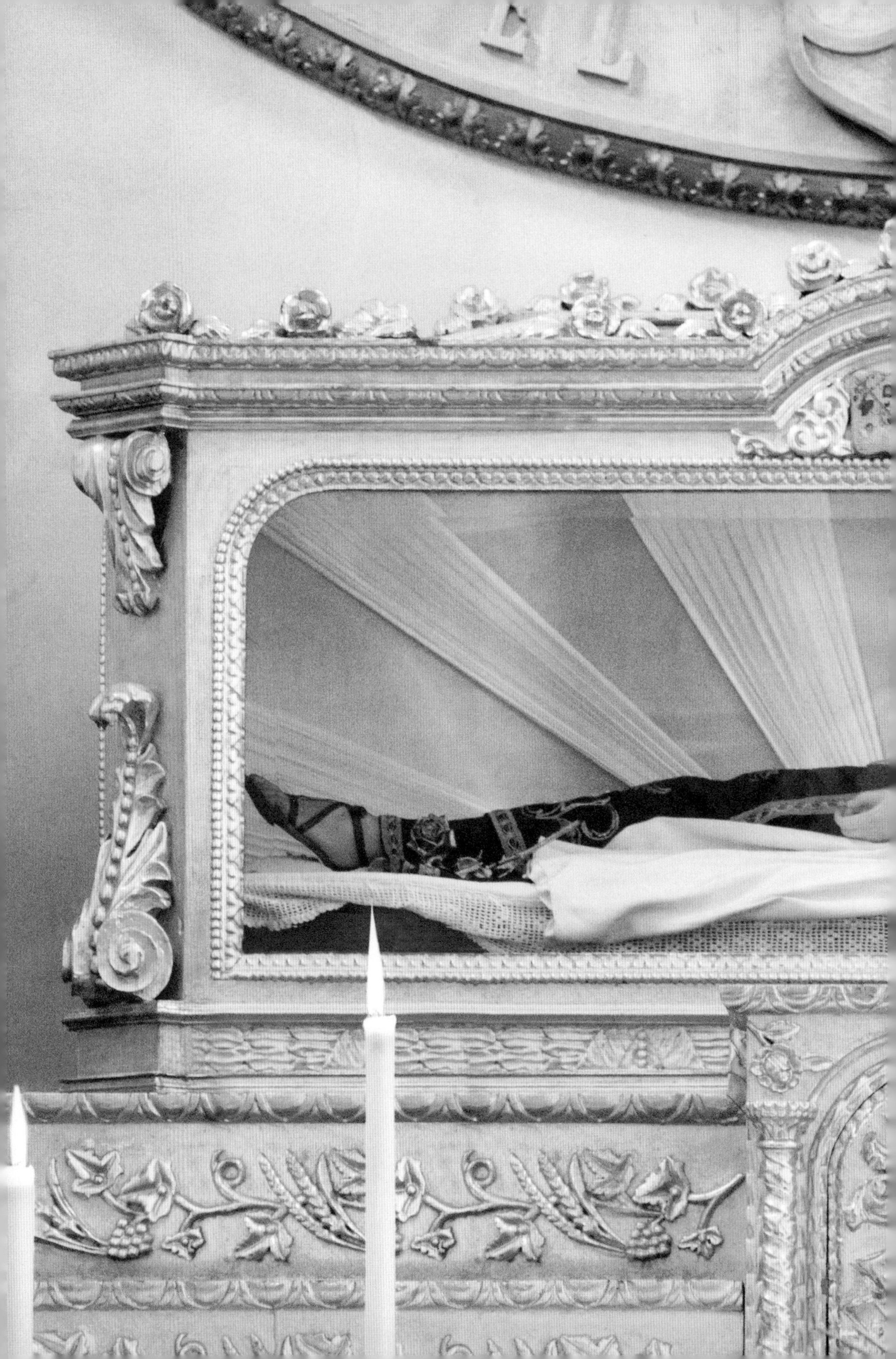

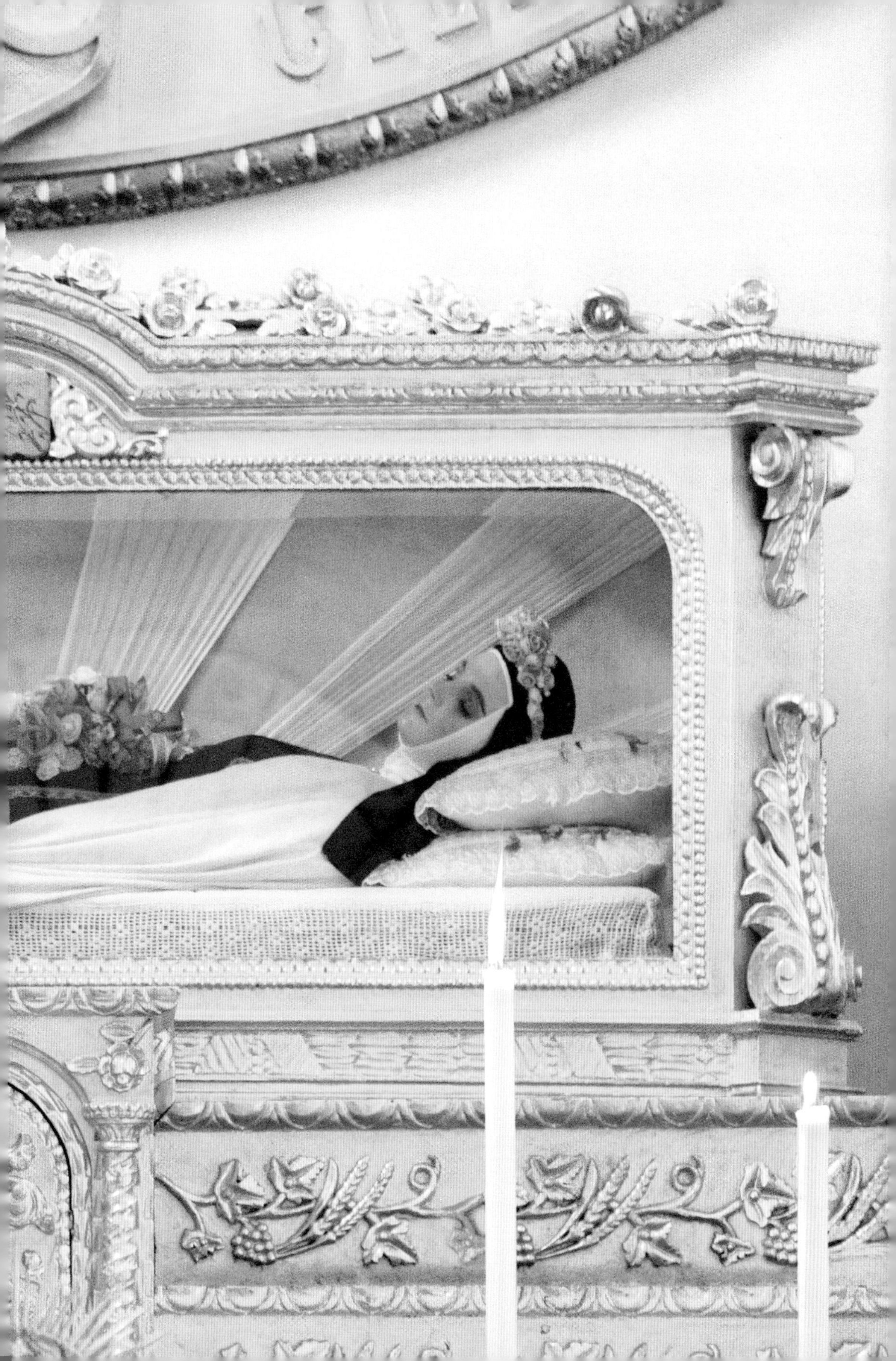

前页
特蕾莎 · 乌雷亚（Teresa Urrea, 1873－1906）的塑像，又名圣特蕾西塔（Santa Teresita），墨西哥民间治疗师及革命家。陷入出神状态数个星期之后醒来，从此获得神迹疗愈的能力。如今她躺在墨西哥瓦哈卡州上卡门（Carmen Alto）的一个建造于1696年的金棺里。

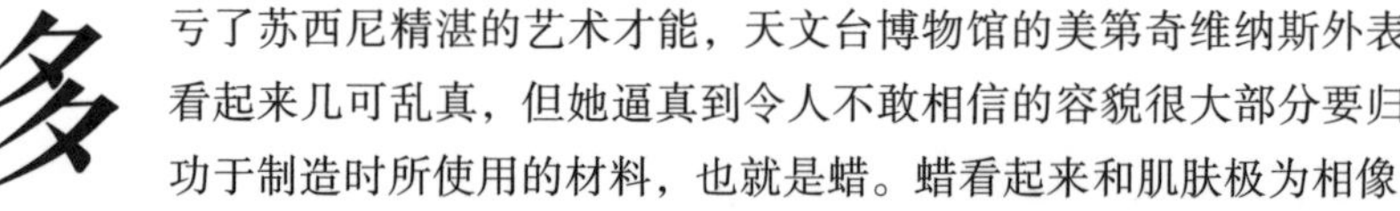

多亏了苏西尼精湛的艺术才能，天文台博物馆的美第奇维纳斯外表看起来几可乱真，但她逼真到令人不敢相信的容貌很大部分要归功于制造时所使用的材料，也就是蜡。蜡看起来和肌肤极为相像；具有类似的湿润外观、颜色深度（由于所加染料平均散布），还有可透光的朦胧感。蜡也与丧葬仪式紧密相关，因为它能表现出尸体般的静止状态，让其看似只需注入魂魄就能马上复生。蜡的本质也具有矛盾之处：固态却易熔化，稳定而易逝；“鲜活肉体”却是假象，看似活灵活现，然而仅仅是物质、是材料。

由于这些特质，为了解剖学、民俗用途、宗教以及魔法目的而制造的人

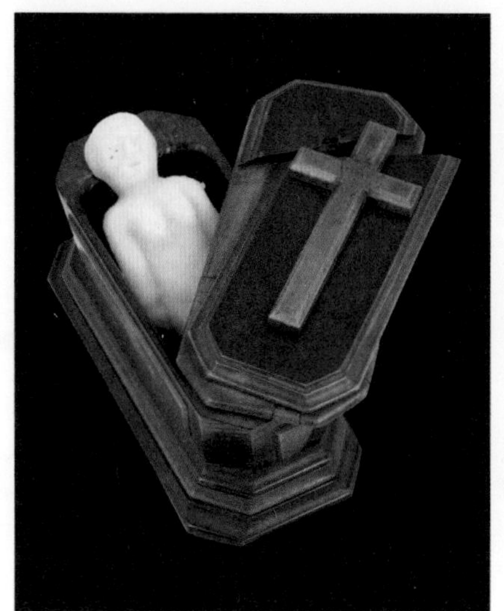

图 28

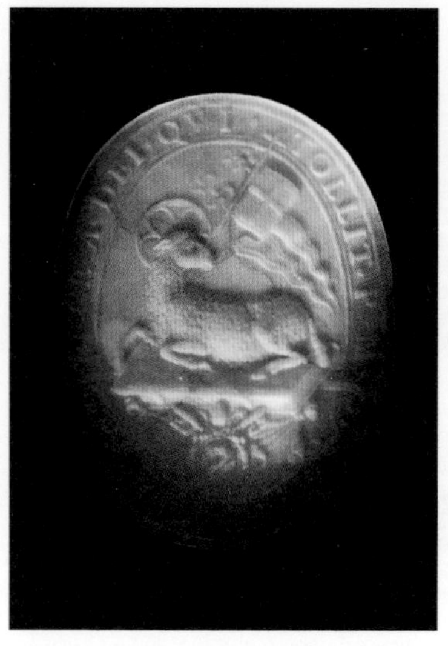

图 29

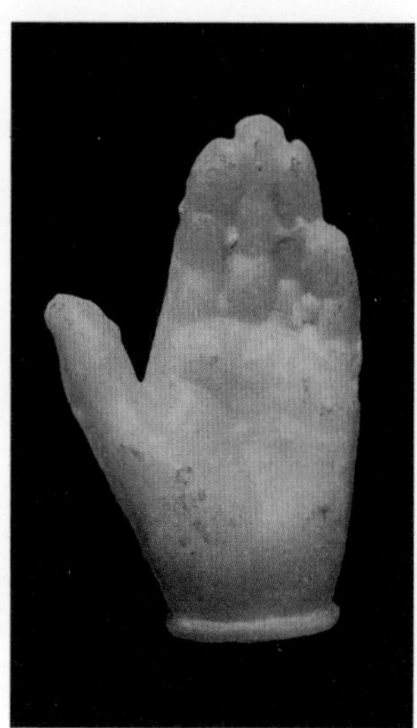

图 30

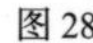

图 28　放在小型木棺内的蜂蜡人偶，原本属于名叫“圣心之女”的通灵者。人偶背上开了一条缝，可以把写好的诅咒、指甲屑或头发塞入。

图 29　“天主羔羊”：一种蜡制护身符，上头有天主羔羊压印图样并经教宗祝祷。图中的这个天主羔羊在英国牛津郡发现，年代可追溯至1578年，当时身为天主教徒即为犯罪。

体替代品，都以蜡为首选材质。古埃及《亡灵书》（约公元前1550至前50年）里描述的蜡制人偶，就刻有拉美西斯三世（Ramesses Ⅲ）敌人的名字，还用绳索捆绑。伏都教的人偶和傀儡，是为了要伤害或杀死敌人而制作的替身，至少从中世纪以来一直沿用至今。蜡也是木乃伊制作过程当中不可缺少的重要材料。在埃及的法尤姆（Fayum），装饰木乃伊箱的肖像就是以蜡和颜料的混合物上色，即所谓的蜡彩画。在肖像主人生前，这些画放在家里展示，一旦过世就会被附在木乃伊箱上，肖像主人将在箱里度过永生。而古代的罗马，蜡则是用来制作著名人物的死亡脸模以及葬礼塑像，成为后世蜡像博物馆的前身。

蜡的象征意义以及仪式意义在基督教传统里特别丰富，尤其是天主教。蜡被视为柔顺、转瞬即变而且具可塑性，就像人是天主依自己的形象模塑而成，并以他的灵点亮。基督教的图像体系赋予了蜜蜂值得效法的诸般德行，

而且礼拜仪式用的蜡烛传统上也是用蜂蜡制成。在意大利，1575－1577年的瘟疫害死了很多人，也导致制蜡产业迅速扩张，蜡的价格巨幅上扬，因为在葬礼中使用蜡烛的需求量大增。对许多平民百姓来说，蜂蜡是只能在葬礼中使用的昂贵奢侈品；普通的蜡烛则是用动物脂肪制成。罗马天主教的“天主羔羊”传统（Agnus Dei，也就是蜡制护身符上有一只羔羊扛着十字架或旗帜的压印图像，象征耶稣基督，并经过教宗祈福）就用到了这种关联，那些以人体解剖构造为主题的蜡制还愿品（ex-votos 或 boti）亦然，都是放在用蜡烛照亮的教堂或祭坛，以纪念或祈求神恩。十三世纪的时候，圣方济各（St Francis of Assisi）用蜡印来譬喻他自己宗教经验中的内在转变，如同《圣爱之歌》（*Canticle of Love*）所唱的：“我的心就像熔解的蜡一般柔软，可在上头找到基督留下的痕迹。”

图30 现代的蜡制解剖还愿品，制作于葡萄牙法蒂玛（Fatima）。还愿品是用来祈求疗愈，或因为得到医治而表示感谢。从其外形可以看出患病的身体部位。

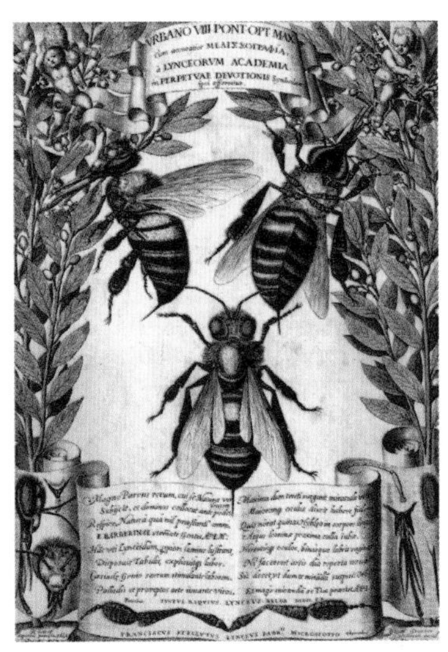

图31

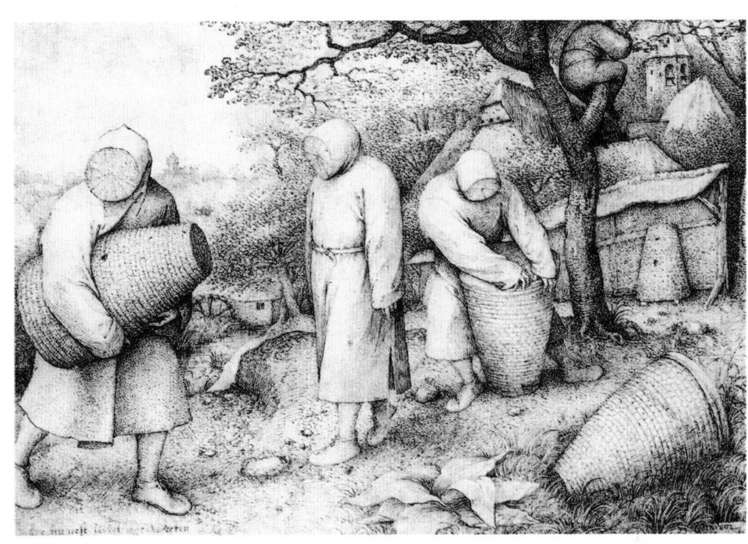

图32

蜡原本就容易和人体联想在一起，而人体则在基督教信仰里有一个似乎是特别自相矛盾的地位。身体既然是情欲和原罪的根源所在，就必须加以驯化或克制，然而这一信仰有个核心精神在于，基督乃是“道成肉身”：既是人，也是神。耶稣以人的身体活在世上并承受苦难，且在最终的祭礼献出肉身。这一次献祭免去了往后所有的牲礼献祭。和在天堂等着贞洁者的永生比起来，有罪的且短暂的肉体欢乐只不过是虚妄罢了；然而虔信者的肉身又是救赎的要素，据说当最后审判日的号角响起时，肉身会复活并且和在天堂的灵魂再次结合。即使在日常的宗教礼仪中，身体也是圣餐礼的核心，此仪式是为了纪念最后的晚餐，过程中信众吃下的饼、喝下的葡萄酒，皆被牧师转变成基督的肉和血。

图31 由弗朗切斯科·斯泰卢蒂（Francesco Stelluti）1625年所做的版画，结合透过显微镜观察蜜蜂绘制的早期插图，以及教宗乌尔班八世（Urban Ⅷ）写的一首拉丁文诗。教宗的家徽就是蜜蜂，而且这幅图正是要送给他的礼物。

图32 老彼得·勃鲁盖尔（Pieter Brueghel the Elder）绘于约1568年的《养蜂人与掏蛋者》（*Beekeepers and the Birdnester*），以墨笔描绘。

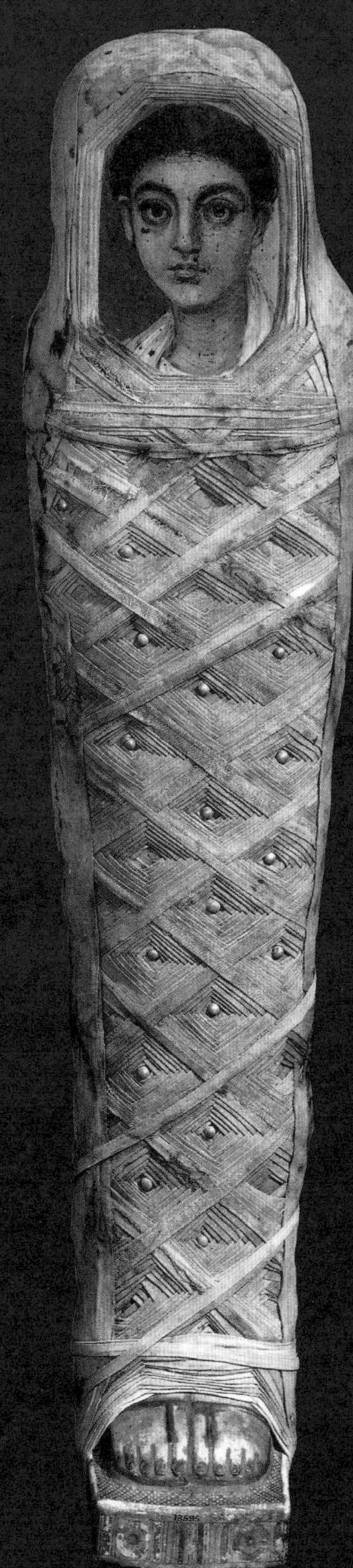

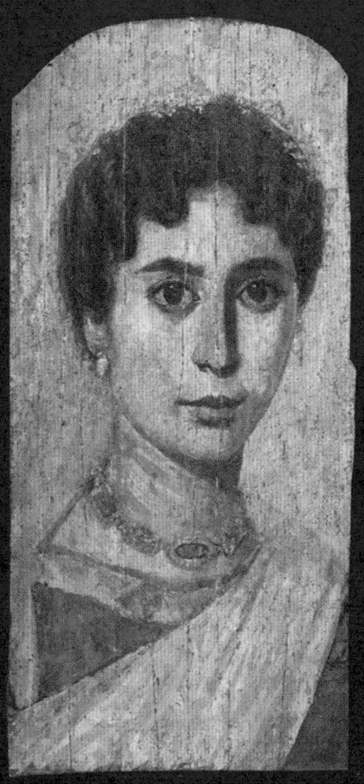

埃及的丧葬仪式与蜡密切相关。木乃伊的英文“mummy”源自于古埃及文“moum”，意思是“蜡”或“兽脂”，是制作木乃伊的重要材料。埃及法尤姆的木乃伊画像，以蜡彩画（一种结合蜡和颜料的技法）绘制，推定年代介于公元前一世纪晚期至公元三世纪中叶之间。位于开罗附近的法尤姆已经发现大约九百幅肖像画，保存得十分完好，它们是已知古典时期最古老的艺术品。每幅画像都是在肖像主人生前委托制作，并展示在家里，直到本人过世，再被附到木乃伊箱上。

左图　青春期男孩的木乃伊，在法尤姆出土，年代约是公元100—120年。遗体是在腐败得相当严重的状态下才用布包裹起来，肋骨和脊椎都乱成一团了。包裹的细麻布层层交错成菱形，并用镀金的钉子固定。一幅蜡彩画木乃伊肖像镶嵌在他脸部的位置。

上图　这幅绘在椴木上的蜡彩画肖像同样出自法尤姆，画中人是一位富家女，她镶有宝石的项链和头冠是以金叶制成的。

对页　多幅蜡彩画肖像，来自法尤姆出土的木乃伊箱。

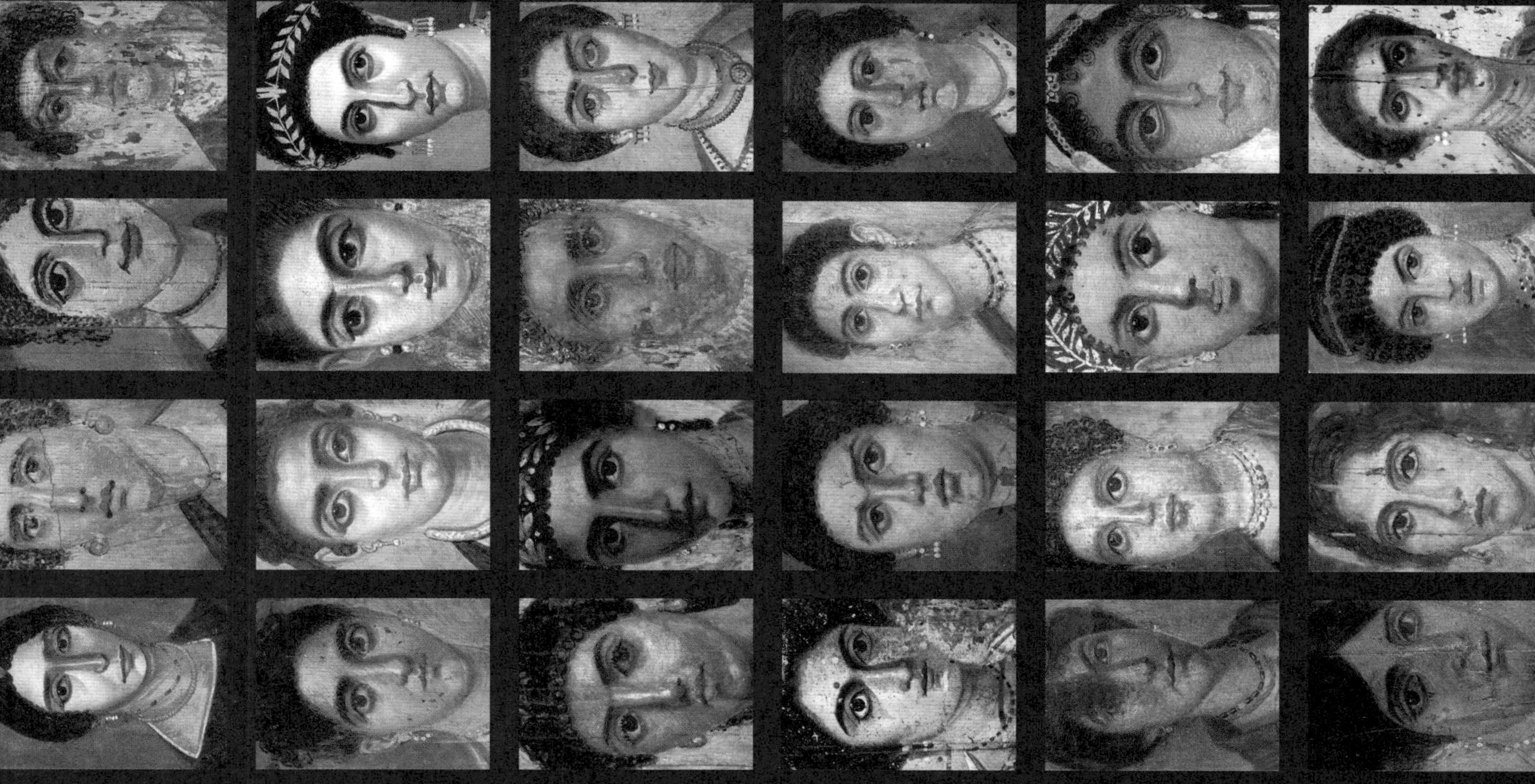

一位少女的死亡脸模，来自罗马时期高卢的卢格杜努姆（Lugdunum），也就是现在的法国里昂。此石膏模型是用来制作蜡质面具的模子，不过蜡质面具未能保留下来。

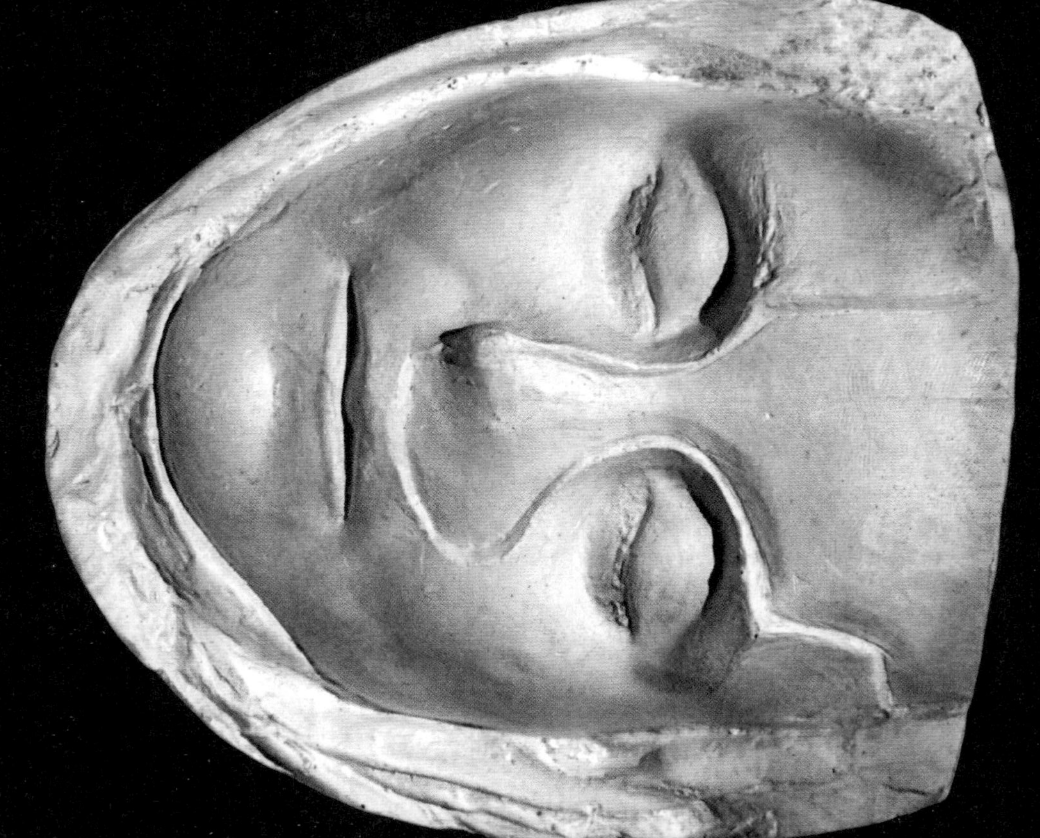

致亡灵并纪念

克劳蒂亚·维多利亚，

得年十岁，

一个月又十一天。

伴着对页那副少女死亡脸模的这篇墓志铭，接下来还写道："她母亲克劳蒂亚·塞韦里娜生前为爱女与自己建立此碑。"

基于身体具有如此互相矛盾的意义，天主教的“圣人崇拜”就是为了想要靠近效力强大的圣人遗物的愿望所设。在意大利，科学医疗兴起之前，许多人面对死亡与疾病的主要策略是诉诸神迹寻求康复。如果你得了病，可以对特定的圣人祈祷或奉献，例如：对抗瘟疫会祈求圣塞巴斯蒂安（Saint Sebastian），乳癌找圣阿加塔（Saint Agatha），怀孕要找圣安多尼（Saint Anthony），痉挛找圣莫里斯（Saint Maurice），头痛找圣德尼（Saint Denis），皮肤病和梅毒找圣乔治（Saint George），诸如此类。根据医学史学家杰克琳·达芬（Jacalyn Duffin）的看法，圣人所行的神迹绝大部分具有医疗性质。

人们常会在殉道者（因其宗教信仰而被迫害，往往死得相当凄惨）的埋

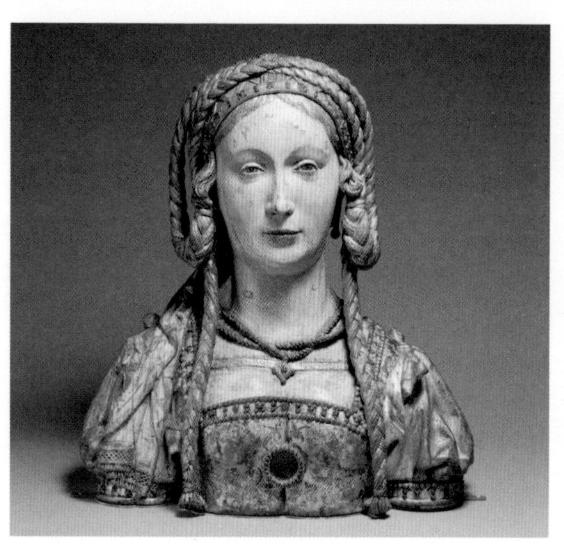

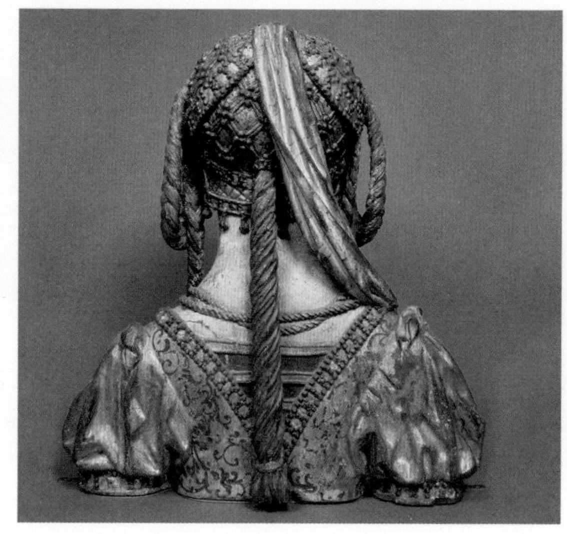

图 33

图 33 上漆并镀金的橡木圣髑匣胸像，其中放了一位早期的罗马处女殉道者，圣女巴比纳（Saint Balbina）的头骨（约 1520—1523 年）。

葬地上方设立祭坛，以至于许多早期基督徒的敬拜仪式是在地下墓室内进行的；后来，就在这类坟冢上搭建了精心雕琢的教堂。神迹圣髑（通常是某位圣者的身体部位或私人物品）一直以来都对朝圣者和观光客极富吸引力：787 年颁布了一条法令，规定至少要拥有一件圣髑才能兴建天主教堂。要是附近不曾埋过什么圣人，有圣人身体的某个碎片、与基督生平直接相关的物品，甚至圣人所触碰过的东西或和圣者有关的遗物，也可以充数。这些都会被收入专门制作的盒子里，往往是装饰得极其华美的容器，称为圣髑柜。圣髑和圣髑柜的收藏及展示成了大生意，而且圣髑本身是常见的战利品。往往会有同样的圣髑出现在好几个教堂里。由此可见，取得圣髑的迫切性和重要性有时会凌驾求真求实之上。

有的时候完整保存下来的遗体就成为一件圣髑，例如：肉身不坏的圣人。他们的肉体神奇地并没有在死后腐败分解，据说有时甚至会散发出甜美的香气。要获得所谓“肉身不坏”的时间变数极大，博洛尼亚的圣凯瑟琳

（Saint Catherine）仅下葬十八天就被宣布具有此性质，而圣则济利亚（Saint Cecilia）入土超过七百年之后才被称为肉身不坏。教堂里所见肉身不坏的圣人许多是木乃伊化或者只剩下骷髅，而且有些还用蜡制的面具和手做过“修饰”，放在晶亮透明的棺内展示，倒像是穿上衣服的解剖学维纳斯。

1348 年以降，黑死病在欧洲造成大毁灭之际——有些地区多达三分之二的人口死亡，且尤以二十六岁至四十五岁的男子居多——基督教的仪式开始专注于受苦以及死亡，因而导致对圣餐仪式当中基督的体和血愈来愈虔敬崇拜。瘟疫的影响也使原本在十一世纪和十二世纪发展起来的炼狱概念再度受到关切。这算得上是最为成功也最具争议性的基督教思想：所有人类，除了

图 34　黑檀木宝匣，内含蜡制胸像，细部装饰了金银叶、青金石以及珐琅，来自意大利伦巴第（约 1600－1610 年）。由左至右，这些胸像分别展现的是“罚入炼狱的灵魂”“有福的灵魂”，以及“下地狱的灵魂”。

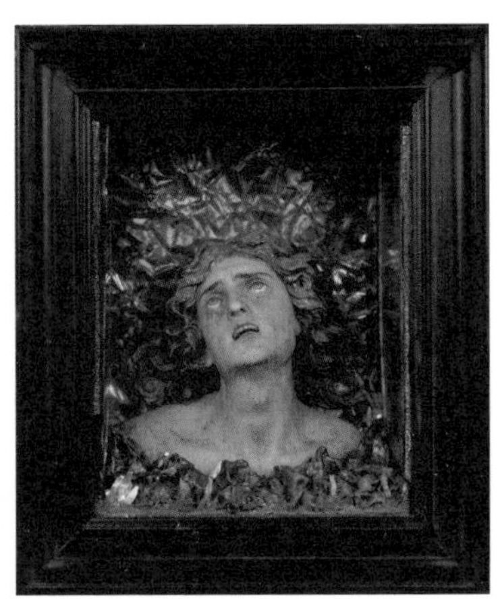
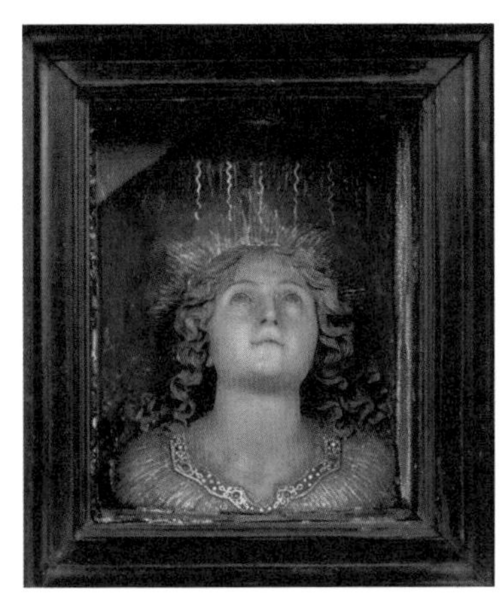
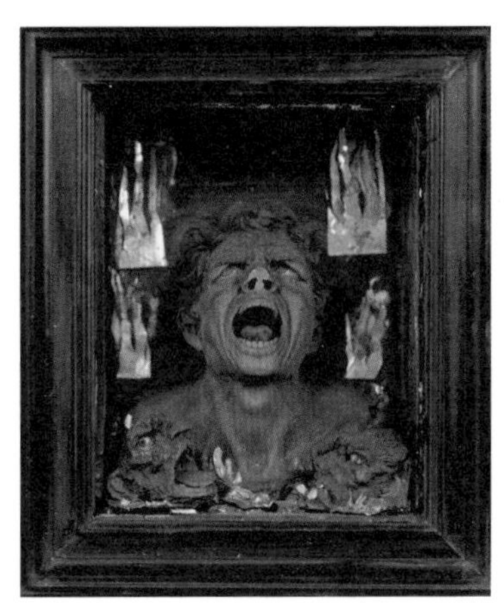

图 34

殉道者之外，在获得进入天堂所需的纯净清白之前，必须花时间炼净他们的罪过，而这个状态就叫作炼狱。炼狱产业快速成长茁壮，主要是为那些在炼狱受苦受难的人祈祷求赦。魂魄由于此等祈祷而加快通过炼狱的速度，到了天堂可得记得他们的恩人，为之向上主求情。甚至医院也成了炼狱产业的一部分，有能力的、有本事的可以待在家里终老，而医院则被当成慈善之家。病患由于他人的善心而得到照顾，就必须要为恩人的灵魂祈祷。

炼狱的传统仍流传于一些地方的大众信仰里，像是那不勒斯的“囟门公墓”（Cimitero Delle Fontanelle）。那里有一批多半是年长妇女的团体，参与所谓的“那不勒斯亡者崇拜”或“那不勒斯头颅崇拜”。每逢星期一她们会进入地底下的墓室，根据传统，那天是奉献给希腊的冥界女神赫卡忒（Hecate）。星期一也是个特别的日子，据说圣母的其中一个显像，加尔默罗山圣母，在那天有能力解救灵魂脱离炼狱。传统上那些女士会依据梦兆挑选一个无名的头骨，信众认为那就是此生与来世之间的媒介。她们会清理被选中的那颗头骨，并献上祭品。有时头骨会被加上装饰，或放入特别定制的遗物匣内，为之祈求代祷。据说这些孤魂野鬼——俗称无主游魂（le anime

神是光，

人是蜡，

基督两者皆是……

他如蜡会融化

并且终将死亡，

跟我们凡人一样。

引述自比通托主教科尔内利奥·穆索（Cornelio Musso, 1511—1574）的《至敬主教之布道四书》（1579）。穆索是极出色的演说家，号称“意大利的德摩斯梯尼”。

十七世纪制作的真人尺寸的漆木制基督受难塑像，陈列于意大利那不勒斯的圣斐理伯圣雅各伯堂（Chiesa dei Santi Filippo e Giacomo）。

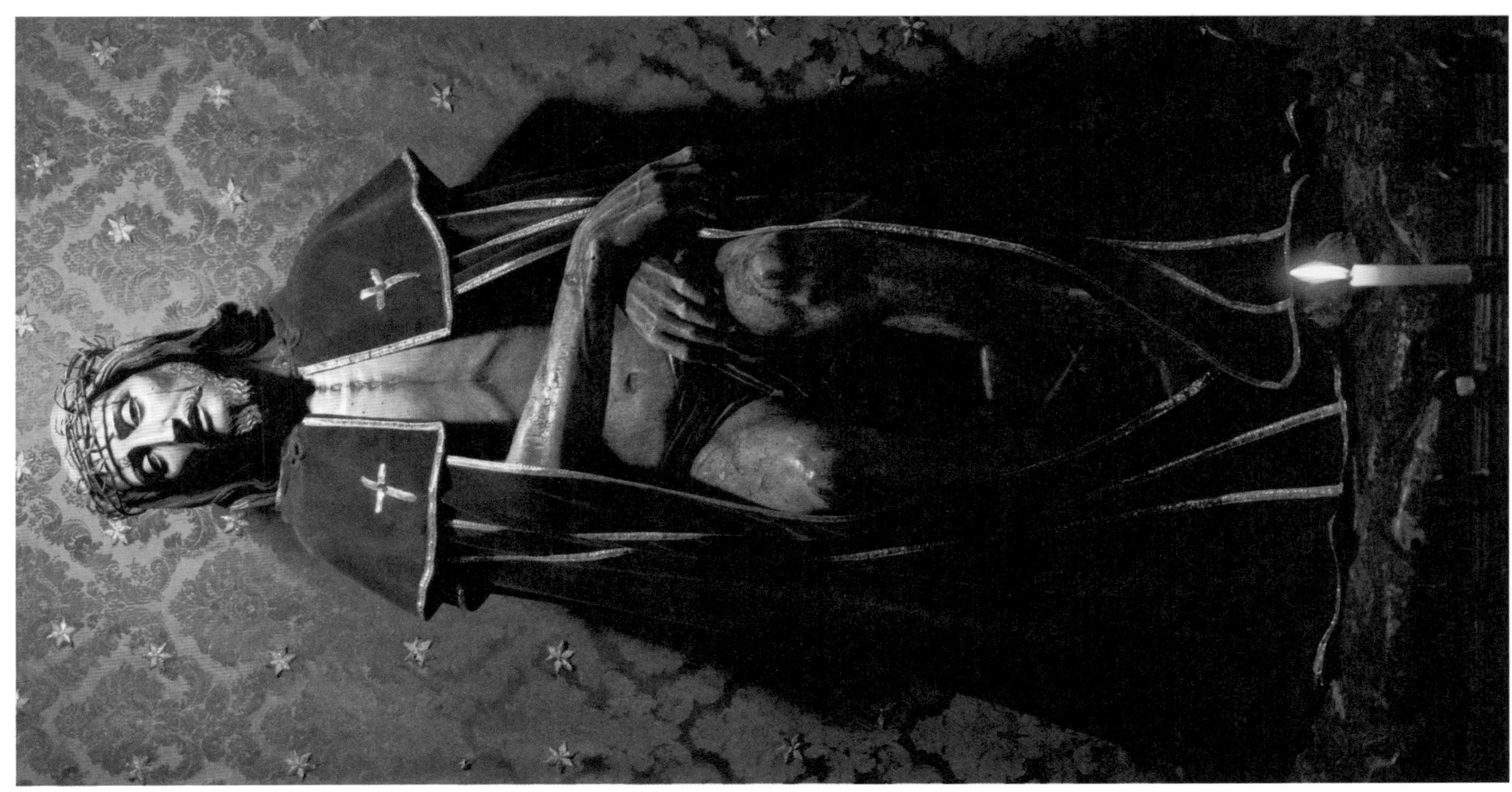

pezzentelle）——能够和圣人联系，并有办法为这些祈求者说情。

炼狱产业在十六世纪达到巅峰，那时贩卖赎罪券所得款项被公然拿去筹措重建罗马圣彼得大教堂的经费——赎罪券就是教宗给予的承诺，缩短或免除某人待在炼狱的时间，这在十二世纪和十三世纪就像彩票那样，四处都能见到有人在兜售。1517 年 10 月 31 日，德国奥斯定会的修士马丁·路德（Martin Luther, 1483－1546）把他写的《关于赎罪券效能的辩论》——又称《九十五条论纲》——钉在维滕贝格（Wittenberg）的诸圣堂（All Saints' Church）大门上。在那份宣言中，路德谴责贩卖赎罪券，是从穷人口袋捞钱为教堂筹款的行为，还批评天主教的圣人崇拜在《圣经》里找不到立论根据，而且已到了敬拜伪神的地步。路德对改革的要求导致基督教会分裂，追随他的信众建立新的教会，即新教，不受教宗管辖而且是透过《圣经》的文本字句与神建立关系，不经中间媒介。

图 35　二十世纪初，德国班贝格附近的十四救难圣人堂（Basilika Vierzehnheiligen）内部的真人尺寸蜡制还愿塑像。

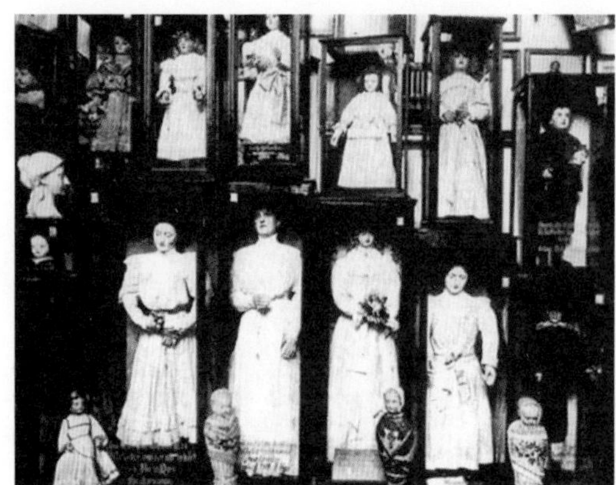

图 35

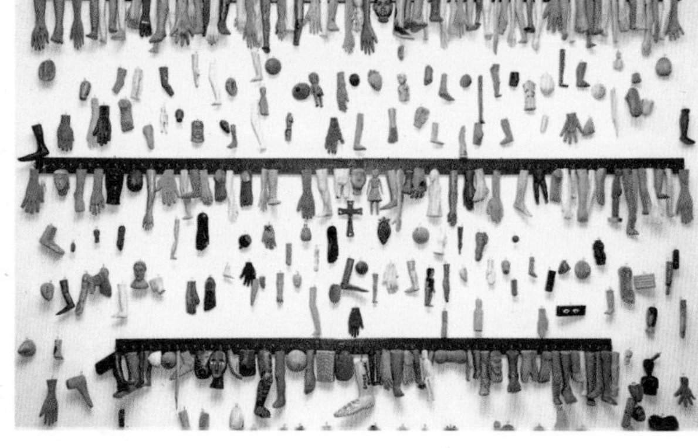

图 36

图 36　解剖学样式还愿品，在拉丁美洲称为神迹纪念物（milagros），陈列在巴西卡宁德（Caninde）的“神迹房”（Casa dos Milagres），是献给圣方济各的龛座。

天主教会响应新教徒的指责，于 1545－1563 年之间进行了一系列改革。这些改革就是所谓“反宗教改革”的先声，新教徒大肆批评的那些做法诸如圣人崇拜、圣髑的神秘用途、礼敬圣母，都得到坚定重申，然而像是毫无节制贩卖赎罪券之类显而易见的滥行则正式废止。至此重新确认了圣人以及圣物文化的重要性和价值，这对天主教仪式和艺术来说都具有深远含意。

反宗教改革初始之际，随着圣人崇拜对天主教信仰变得愈来愈重要，圣髑以及圣人的神圣代表物多了起来。教会委办各式各样真人尺寸而且极度拟真的塑像，代表圣人以及殉道者；塑像用上了漆的木材、石膏，或染过色的蜡制成。塑像或许会和圣髑搭配，例如：真福伊梅尔达·兰贝蒂尼（blessed Imelda Lambertini），“初领圣体者”的主保圣人，至今仍公开陈列在博洛尼亚的圣西吉斯蒙多教堂（Church of San Sigismondo），她的遗骨就放在塑像正下方，一起收藏于边框镀金的玻璃镶板后面。塑像和圣髑也可能是以“神圣之躯”（corpus sanctus）的形式结合在一起，也就是把用蜡或其他材质做成的身躯当作圣髑柜，存放那位圣人的凡体遗骨。圣维多利亚就是一例，现正展示于罗马的胜利之后圣母堂（参见 66 页）。时至今日，意大利、葡萄牙、西班牙，以及过去曾经是西、葡殖民地的地方，都有许多教堂仍以活灵活现的圣人像为其号召。这些宗教塑像对随后出现的科学解剖蜡制模型所采用的视觉语汇造成重大影响。

随着反宗教改革而来，有一种天主教式的肉身物化崇拜诡异地繁荣昌盛起来，出现在所谓“圣景”（sacred representations）的习俗中。这些可观的真人造景是由“死者善会”（confraternities of the dead）担纲演出，有好多类似的宗教团体致力为穷人还有无人认领的死者妥善办理丧葬仪式。这些具有慈善性质的盟会费心替过世的穷人主办葬礼并为他们的灵魂祈祷，全都是为了缩短自己度过炼狱的时间。罗马的朱利亚大街有座圣母祈祷与死亡教堂（The

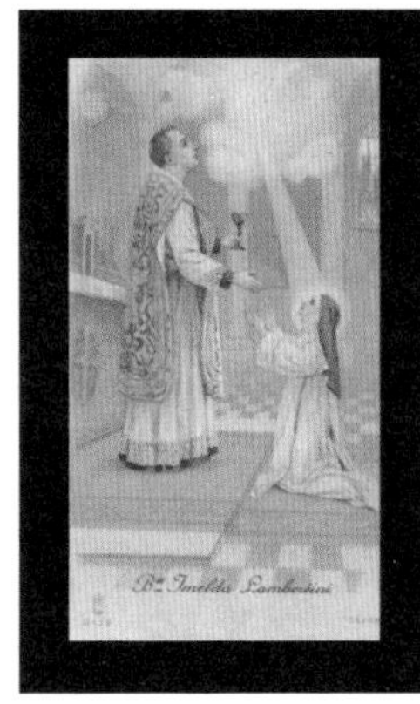

图 37

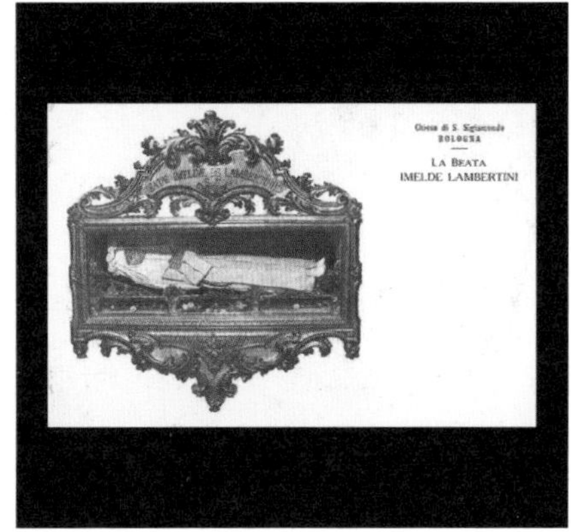

图 38

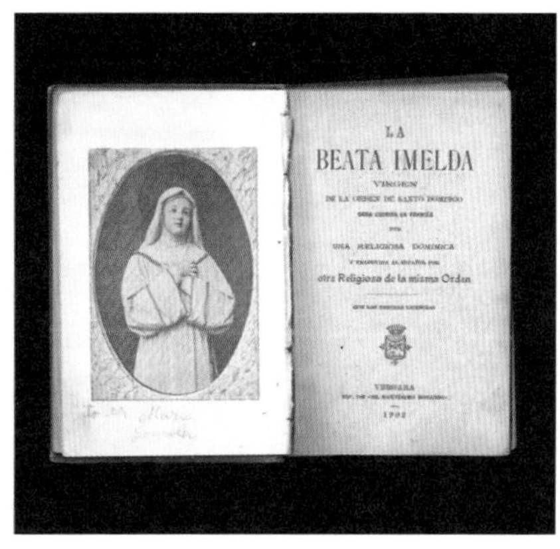

图 39

Church of Santa Maria dell’Orazione e Morte），从十八世纪一直到至少 1880 年都在制作圣景；演出是在教堂下方的地下墓室举行，里面用头颅和尸骸精心装饰。真人一般大小的蜡像被安排摆放成戏剧化的场景，例如：亚伯之死（The Death of Abel）、圣伊拉斯谟殉道（The Martyrdom of St. Erasmus，包括开膛破肚、内脏横流的模样），还有炼狱山（The Mountain of Purgatory），其中用了真正的尸体以表现将灵魂从炼狱之火当中救出。离圣母祈祷与死亡教堂没有多远，萨西亚的圣灵堂（Santo Spirito in Sassia）有一幅 1813 年的造景，描绘的是最后审判，主角是一位蜡制天使吹着号角召唤死者升天，而这些死者是取自旁边墓地的新鲜尸体。

圣景的力量靠的是真实感，以及精准呈现场景的本领。十二世纪至十六世纪这段时间，佛罗伦萨的蜡制解剖学还愿品享有高度评价，其中有许多是帮那些要去圣母领报大殿（Basilica della Santissima Annunziata）朝圣、对那幅圣母画像表达敬意的朝圣客所制作。这些还愿品会采用患病的身体部位为其外形，艺术史学家罗伯塔 · 巴里斯蒂罗（Roberta Ballestriero）曾对此做过

图 37、38　二十世纪的祈愿卡片或称“桑蒂尼”（santini），用于荣耀真福伊梅尔达，她又被称为“真福伊梅尔达 · 兰贝蒂尼”。图 37 描绘少女时期的真福伊梅尔达，因初次领圣体与基督结合感到无法抗拒的喜悦而昏厥死去。如今她是初领圣体者的主保圣人。

图 39　依据对真福伊梅尔达之敬礼，以及她个人生平细节所写的祈祷书。

整群的还愿蜡像、

盛装出场的大人物塑像，

顺着墙壁和天花板

往上方及远处延展，

无数生命

一个挨着一个

紧紧靠在大能的

圣母身旁。

这段文字描述的是佛罗伦萨圣母领报大殿的还愿品。出自乔治·艾略特（George Eliot）的小说《罗慕拉》（*Romola*, 1862）。

其中还有离断的胳膊

和杂乱的肢体……

这都是货真价实的人体残片，

各种色泽混杂其间，或这或那，

露出不同程度的破败景况，

可想而知，

后头目光不可及的部分

是怎样一番景象。

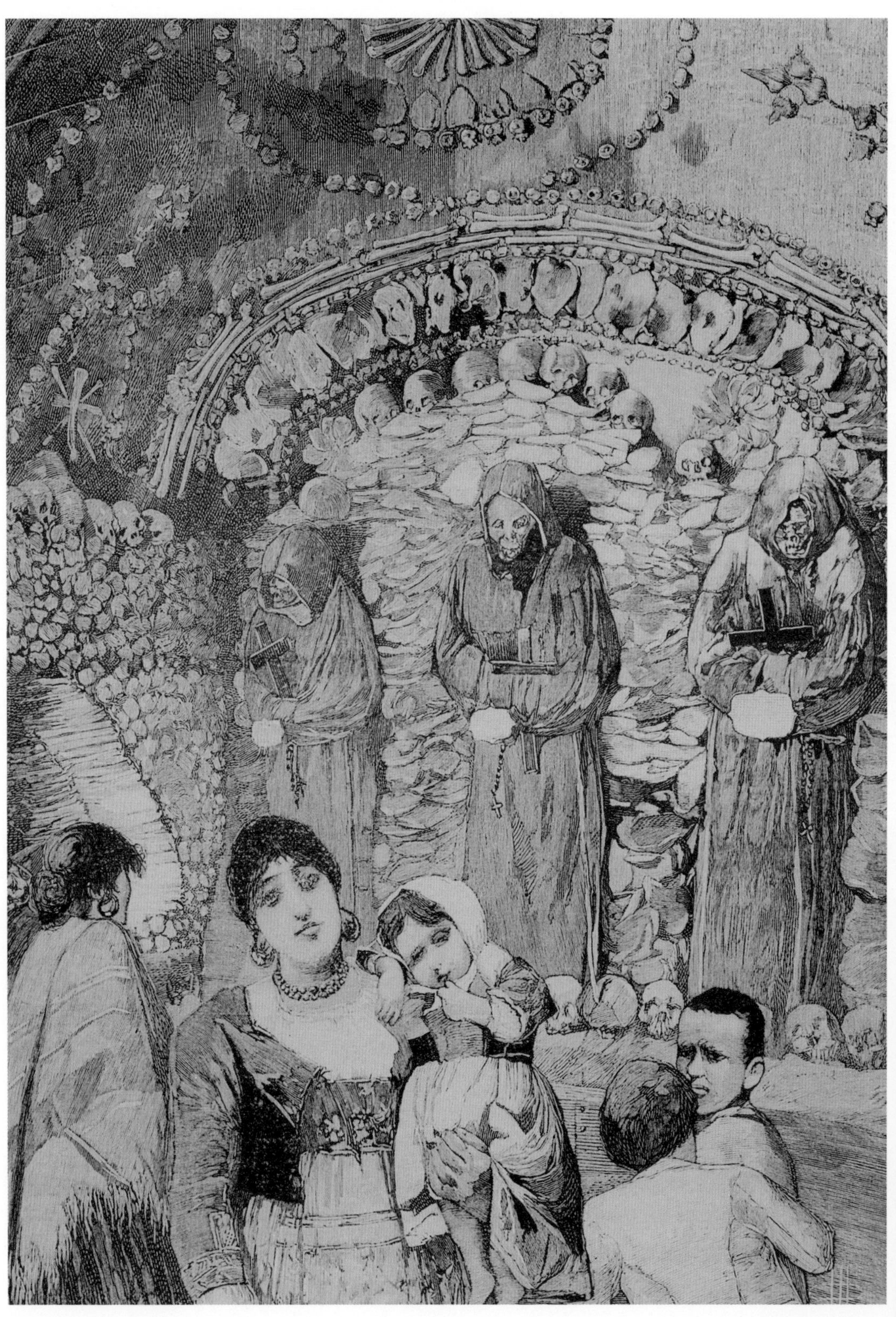

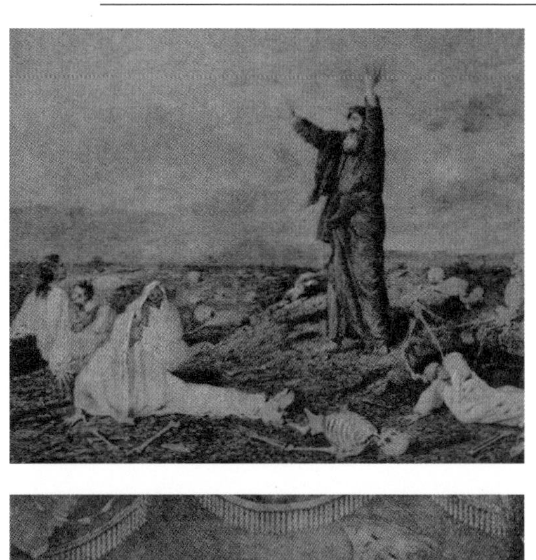

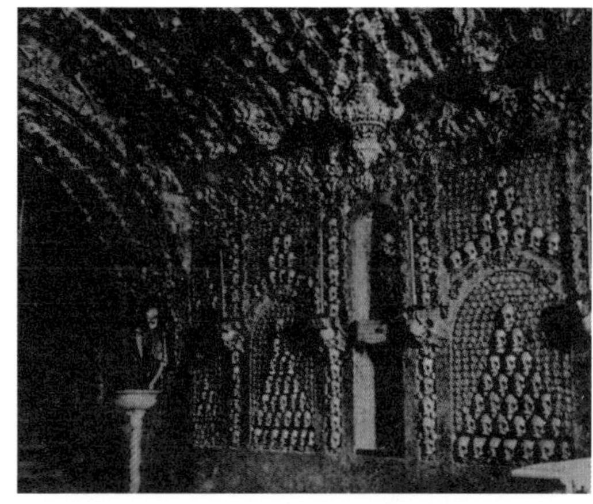

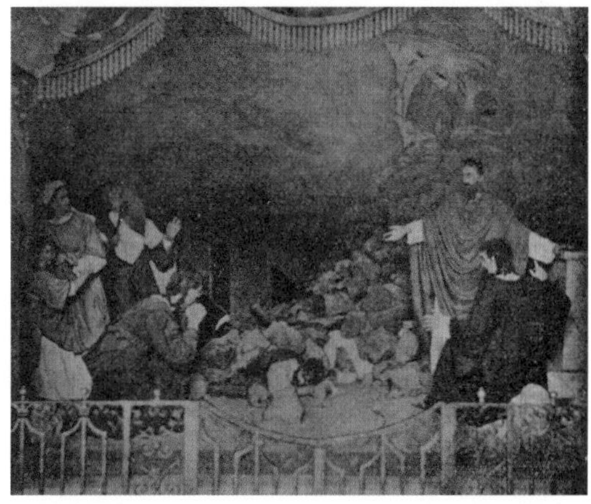

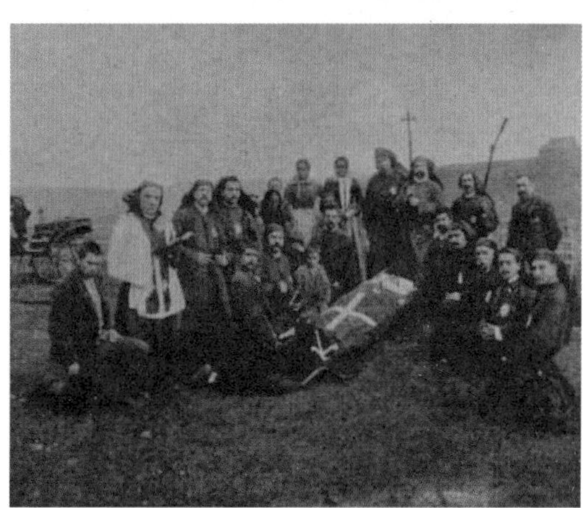

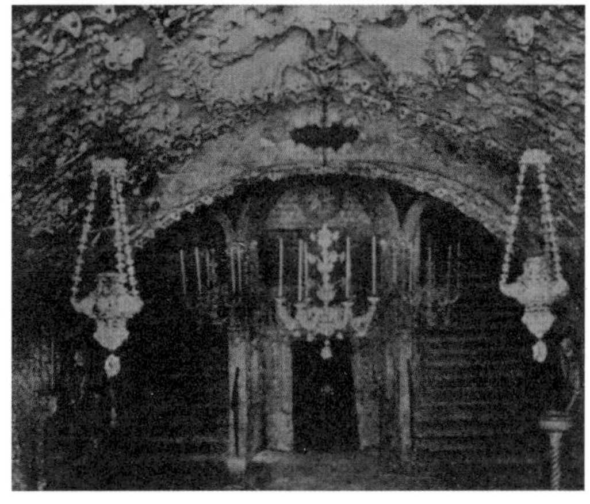

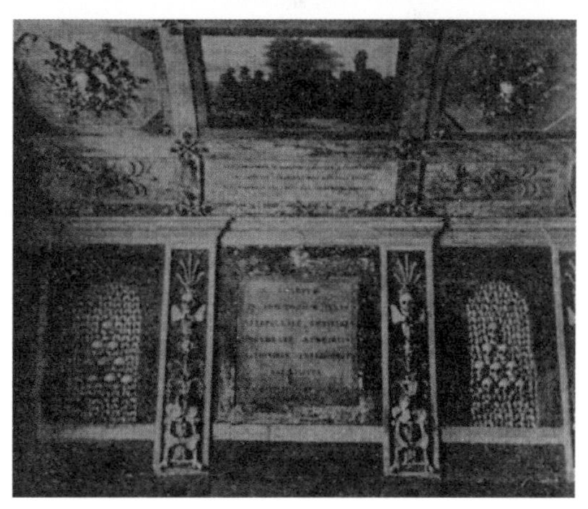

左页

上图取自 1894 年法国日报《小环球箴言报》（*Le Petite Moniteur Universel*）的配图。图中描绘的是罗马卡布钦地下墓室（Capuchin crypt）11 月 1 日的访客。当天是万圣节，是纪念教会所有圣人的节日——不论知名或不知名。

上图

若干十九世纪“圣景”的照片，包括 1868 年的《以西结书》（*Ezekiel*）中的戏剧化预言造景（左上）、1865 年的狄奥多罗斯和马里亚诺的殉道景象（the martyrdom of Diodorus and Mariano | 左中），以及用尸骸和头骨装饰的地下墓穴。

遗留在意大利那不勒斯的一座地下墓室“囟门公墓”的还愿品。

这个墓园是“那不勒斯亡者崇拜”（The Neapolitan Cult of the Dead）或“那不勒斯头颅崇拜”（The Neapolitan Skull Cult）的根据地。

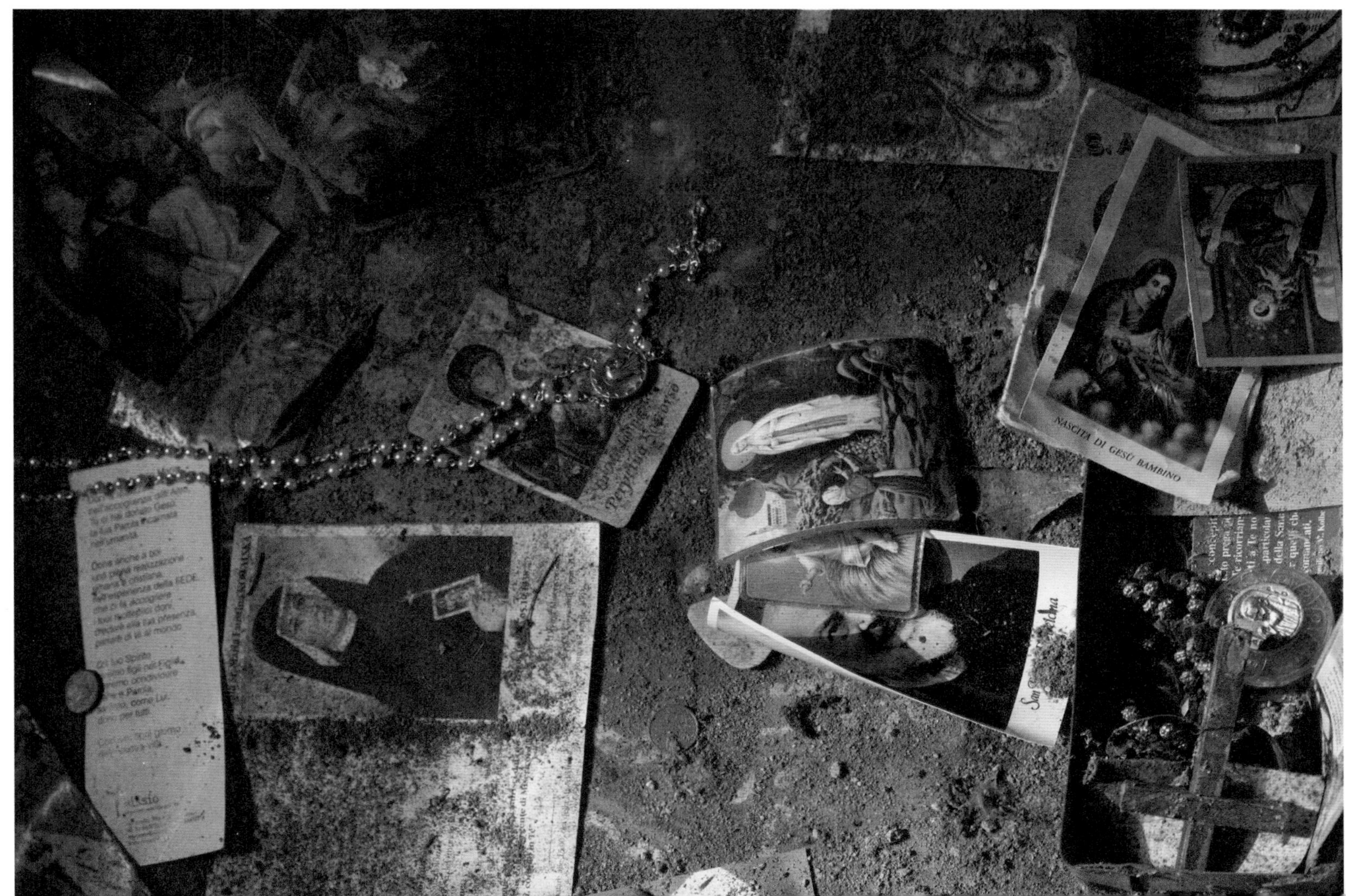

详细解说。访客会把他们象征性的奉献品留在圣母或其他圣人的龛座，为的是祈求或纪念一次神迹治愈。比较富裕的访客通常会委托制作一具他们自己的真人尺寸塑像，往往还穿着自己的服装，使得圣母领报大殿看起来像是圣人版的杜莎夫人蜡像馆。不论是虔诚信徒还是猎奇的游客，都能在这里见到著名大人物栩栩如生的蜡制塑像。

随着教堂内空间变得愈来愈拥挤，而且蜡像开始因为悬吊的绳索磨损腐坏而掉落在虔诚信众的头上，塑像陆续被清走。1785 年，利奥波德二世下令将还愿品捣毁，至1786年最后一部分也全都被熔掉做成蜡烛了。他的解释是："还愿品挡住圣母领报大殿内美丽的绘画作品，而且还容易藏污纳垢。"利奥波德二世还限制了广受大众喜爱的宗教游行——这种游行往往是拿人的尸骸充作圣髑作为卖点——还有其他宗教性以及世俗性的娱乐活动，在他眼里这些都是鼓励"无谓的浪费"。

图 40 《生与死》(*Life and Death*)，十七世纪一幅年轻意大利女子的油画警世绘。

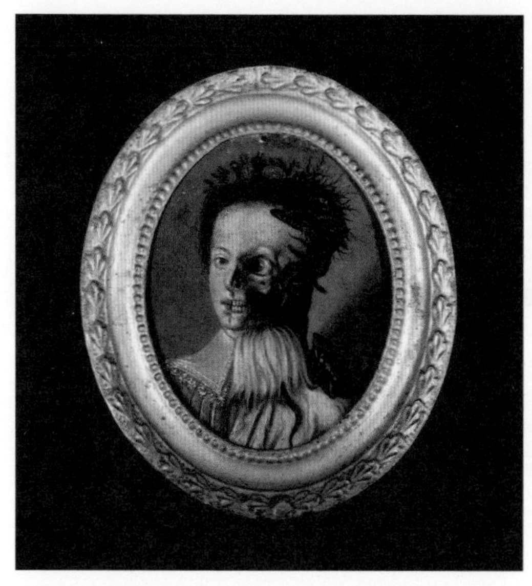

图 40

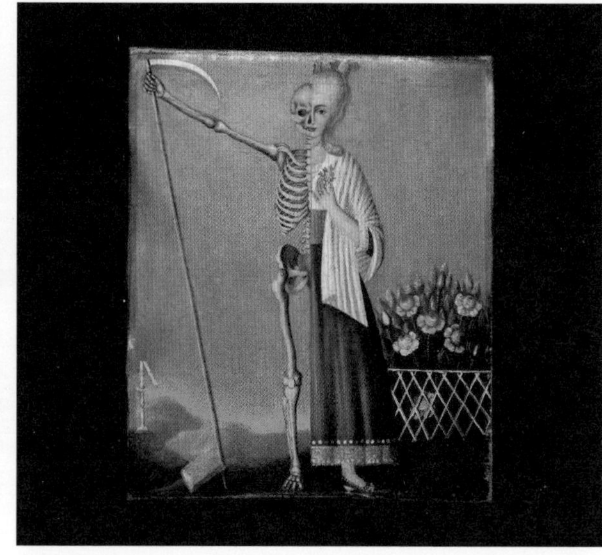

图 41

图 41 虚空画（Vanitas），描绘一半是活生生的女子，一半是手持大镰刀、只有骨架的死亡天使。

如"圣景"这类把对于自然世界的详细地、比拟地观察与某种形而上的意图结合在一起的表现形式，也见诸"警世绘"（memento mori）。这些艺术品是为了提醒观赏者他们终将一死，以激励观者洁身自爱、坚守道德，好在死后能和造物者相聚。警世绘在十七世纪特别流行，有可能是因为那时瘟疫在欧洲持续肆虐，而这种重大灾难暗示着必有神谴。在那不勒斯—— 1657 年的大瘟疫锐减了城里半数人口——就有一个毫不隐晦的蜡制造景作品"败德女子"（La Donna Scandalosa），既用于自然研究又作为道德训诲。

荷兰的艺术家、解剖学家、内科医师暨防腐大师弗里德里克 · 鲁谢（Frederik Ruysch, 1638—1731），致力于研究宗教与科学原型的交叉领域。

他精通注蜡技术制作出栩栩如生的标本，因而享有盛名，但鲁谢为后人所知则是因为他的造景作品，既是警世绘又是教学用具。这些超凡的艺术品是用真正人类胎儿的骨架（接生医师的职位让他有办法弄到材料）、胆石，还有若干人体组织打造而成。再搭配上寓言般的文字，还有像是蜉蝣、珍珠、蜡烛以及花圈之类的象征符号，暗示人生短暂无常。罗莎蒙德·珀塞尔（Rosamond Purcell）与史蒂芬·古尔德（Stephen Jay Gould）在1992出版的《发现者、保管者：八位收藏家》（*Finders, Keepers: Eight Collectors*）一书中讨论到鲁谢的作品。按照书中所描述，有一具胎儿骷髅手里拿着一串珍珠，宣告说："我为什么要渴求此世的东西呢？"另一个骷髅则用干掉的动脉做成

图42　十八世纪的真人尺寸蜡制头像，一半好像是女王伊丽莎白一世，另一半则是爬满虫蛇的头骨。

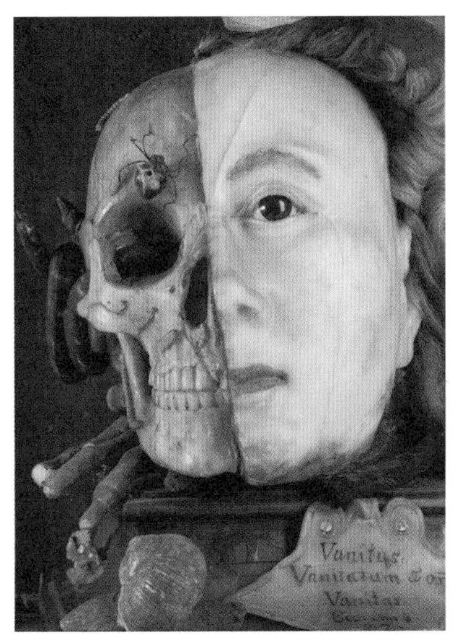

图42

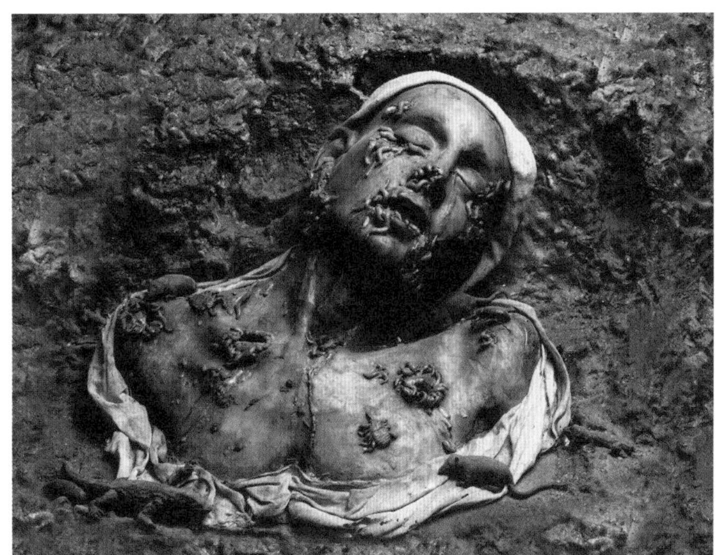

图43

弓来拉奏小提琴，唱着："啊，命运；啊，苦涩的命运。"鲁谢把这些作品分别放在家中五个房间内的十个橱柜里，每周两次开放给访客参观。

图43　十七世纪晚期的蜡及布制警世绘"败德女子"，陈列于那不勒斯的正义之白色兄弟会礼拜堂（Oratorio Compagnia dei Bianchi Della Giustizia），目的是要警告生活不检点的女子。

鲁谢还展出一个用许多骨头和头颅拼成的"重建的墓室"（reconstructed tomb），中央装饰着一个防腐处理过的胎儿，以花环为冠，身旁围绕着十位成人、儿童以及胎儿的骨骸，各自带有象征的标志，例如：号角、长矛，或玩具，或以警世绘为主题的旗帜。作品的寓意性以及艺术感并未掩蔽鲁谢的科学目的：每个物品，小至各个胆石，都有详细描绘。

1717年，鲁谢把收藏卖给彼得大帝（Peter the Great, 1672－1725），很遗憾大多数如今都已逸失，包括他著名的造景。这些造景可能会是什么模样，除了科尼利厄斯·惠伯茨（Cornelius Huijberts）所做的同时期版画之外，最接近的应该是差不多同时期的"骷髅祭坛"（Macabre Altar）。这件作品是用一具木乃伊化的小孩儿以及三个胎儿骷髅制作而成，再配上摘自维吉尔

约 1609 年，在莱顿的解剖剧场举行的公开解剖。注意看图中骷髅们挥舞着标语，上面写着“人（只不过）是尘土和影子”（Pulvis et Umbra Sumus）之类的句子。

Lvdvnvm
PVLVIS
ET VMBRA
SVMVS.
Omnes eodem
cogimur aequa
lege necessitas
NOSETE
IPSVM.

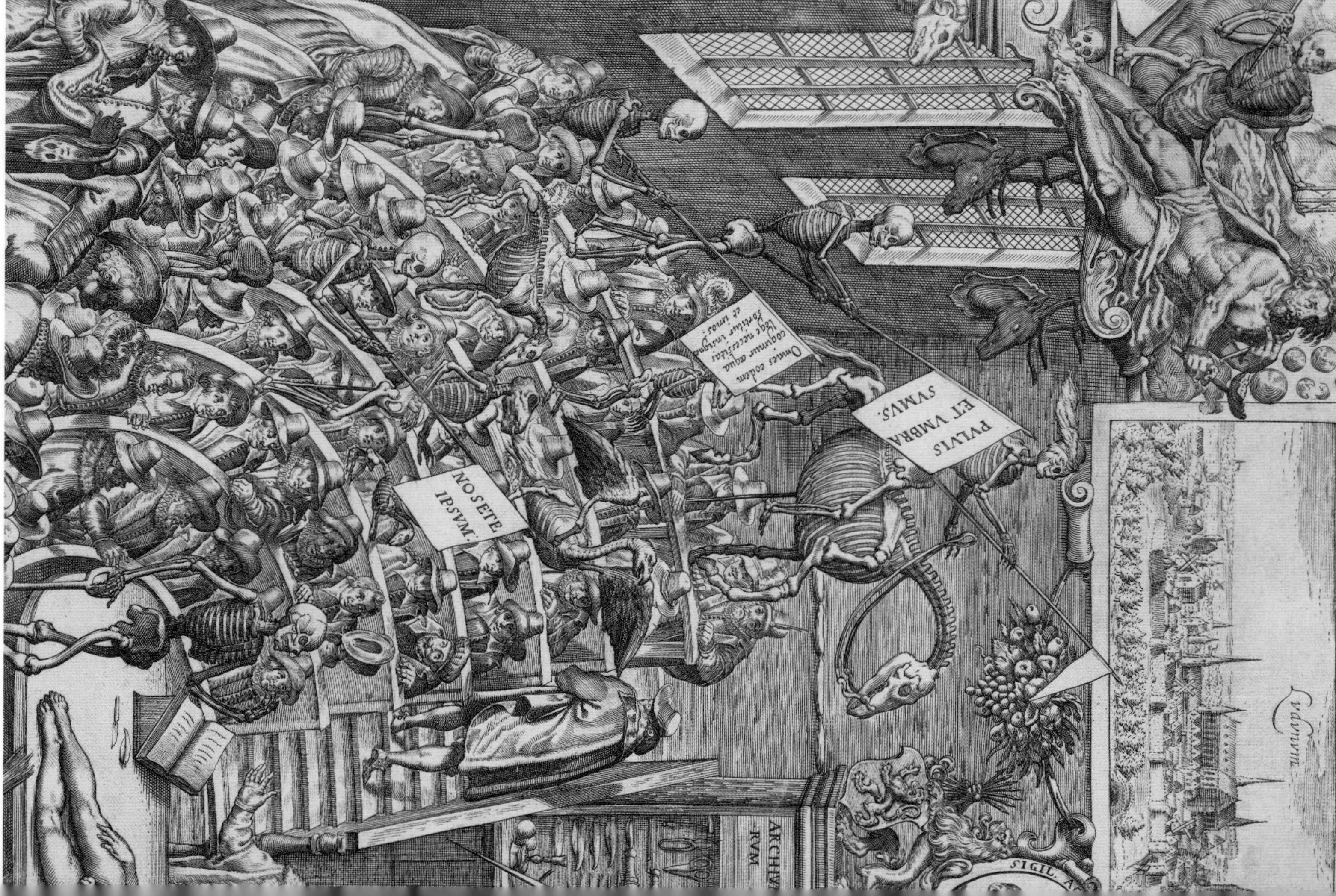

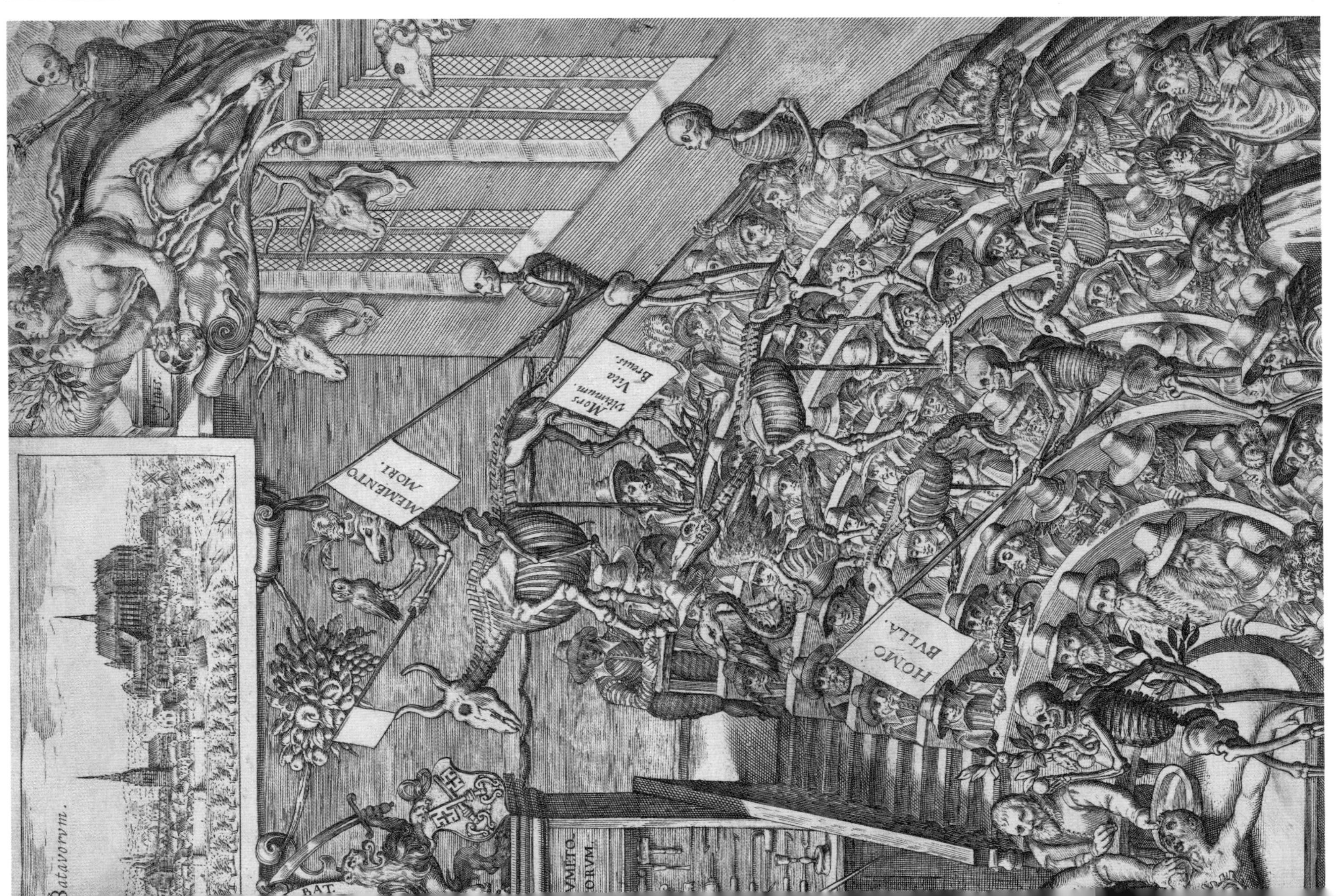
Batavorum.
MEMENTO MORI.
Mors ultimum. Vita Brevis.
HOMO BVLLA.

（Virgil）还有马莱伯（Malherbe）的诗句增添其效果。创作者是十八世纪某位不知名的艺术家；其拥有者让－约瑟夫·苏（Jean–Joseph Sue）在简介这套作品时如此描述："展示在玻璃柜里的某种寓意式坟墓。"这件谜样的物品被认为是还愿品，若非传统的警世绘，就是"俗世遗骨"（profane relic）。

图 44 "人出于土"（Homo ex humo）这幅作品深刻思考人类创造的起源，结合了《圣经》与科学的观点。图中央描绘的是神造亚当的场景，四周围绕着多幅胚胎发育的插图，几乎可以确定是依据鲁谢的造景所描绘（参见 95 页）。

1594 年，荷兰莱顿大学的解剖剧场初开，鲁谢就在那里学习，说不定因此得到创作灵感。在解剖剧场里，真正的人类骨骸高举布条，上头写着拉丁谚语，例如："人生如戏"（Vita humana lusus）以及"时光飞逝"（Volat irrevocabile tempus）。而剧院中央，亚当和夏娃的骷髅像也提醒着观者，就是这两人在伊甸园犯下的原罪，把可憎的死亡带入人世。

高明的蜡艺家盖塔诺·朱利奥·祖莫（Gaetano Giulio Zummo, 1656—1701），又名祖波（Zumbo），他的作品里警世绘与科学、艺术、医学同样彼

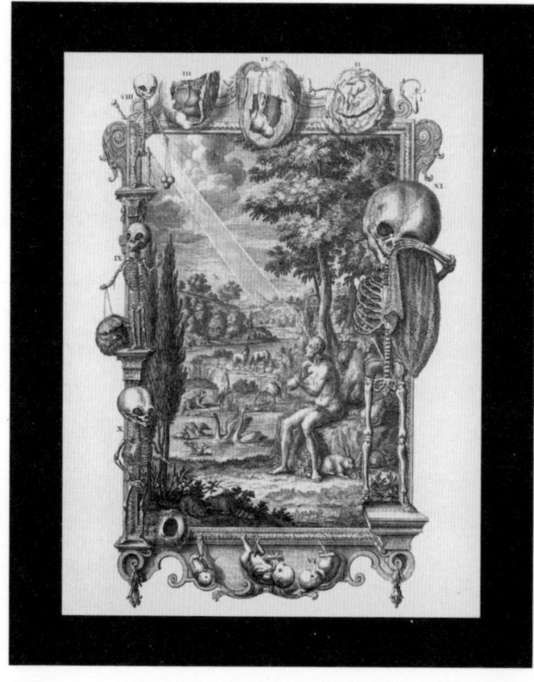

图 44

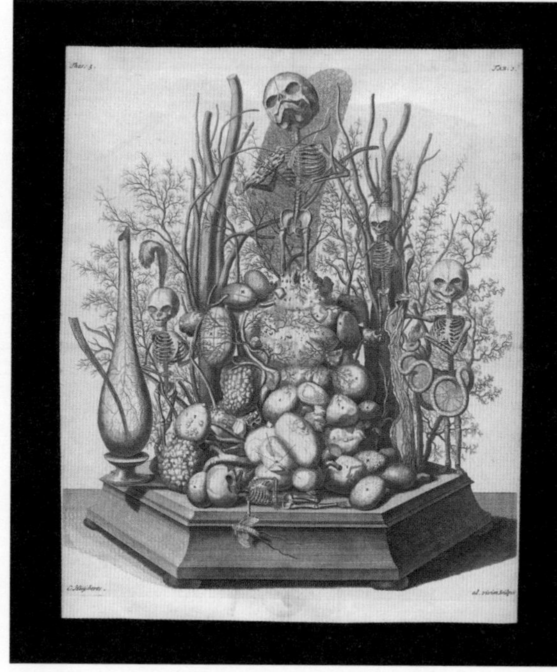

图 45

此纠缠。祖波生于西西里叙拉古（Syracuse）的贵族家庭，曾向耶稣会士学习，虽然从未真正担任过神职人员，最后仍得到了修道院长的头衔。他在西西里当学徒学习制作蜡雕，那里依然生产蜡制的还愿品和袖珍的圣婴诞生模型，或称为"马槽"场景，这个传统可追溯至中世纪后期。一般认为他研究解剖学的目的，就跟那些文艺复兴时期的伟大艺术家如出一辙，借用他早期匿名自传的说法："以便更加正确地模仿自然原本的完美外形。"

祖波是以一系列蜡制袖珍造景闻名，又名小剧场（teatrini），如今被称为他的"死亡剧场"。这些场景的主题诸如"时间得胜"（Il Trionfo del

Tempo)、“瘟疫”(La Peste)、“人间荣耀转眼空”(La Vanita della Gloria Umana)、“法国病”(Il Morbo Gallico，也就是梅毒)等，也被合称为他的瘟疫蜡像，而且虽然其中只有一件直接以瘟疫为题材，但不知怎地，这些作品都极富说服力地表现出意大利被腺鼠疫蹂躏过后的浩劫景象，尤其是十六世纪的米兰和那不勒斯。这些缩小比例的立体模型中挤满了袖珍的人体，小心翼翼做成受尽苦难折磨的姿态或不同的腐败阶段，置身于毁灭过后的情景当中。其中一件作品里，“时间”是唯一活着的角色，拟人化长着翅膀的老人，手持大镰刀，脚边放了一幅裱框的袖珍画家自画像，周遭围绕着逐渐腐烂的婴儿、残缺的骨骸，以及一位发狂、袒露胸部的女子。“人间荣耀转眼空”描绘了一座衰败的墓园，其中有件墓穴雕像是一名极度忧伤的妇女，俯瞰各种肿胀发烂、呈现绿色棕色等恶心色调的尸体，供鼠类和昆虫为食。“法国病”

图 45　科尼利厄斯・惠伯茨的版画作品，取自弗里德里克・鲁谢所著《解剖珍宝》(*Thesaurus Anatomicus*, 1703)。所示造景是由胎儿骨骼、胆结石，以及经过防腐处理的人体组织制作。后仰的骷髅抓住一只蜉蝣，象征生命短暂。

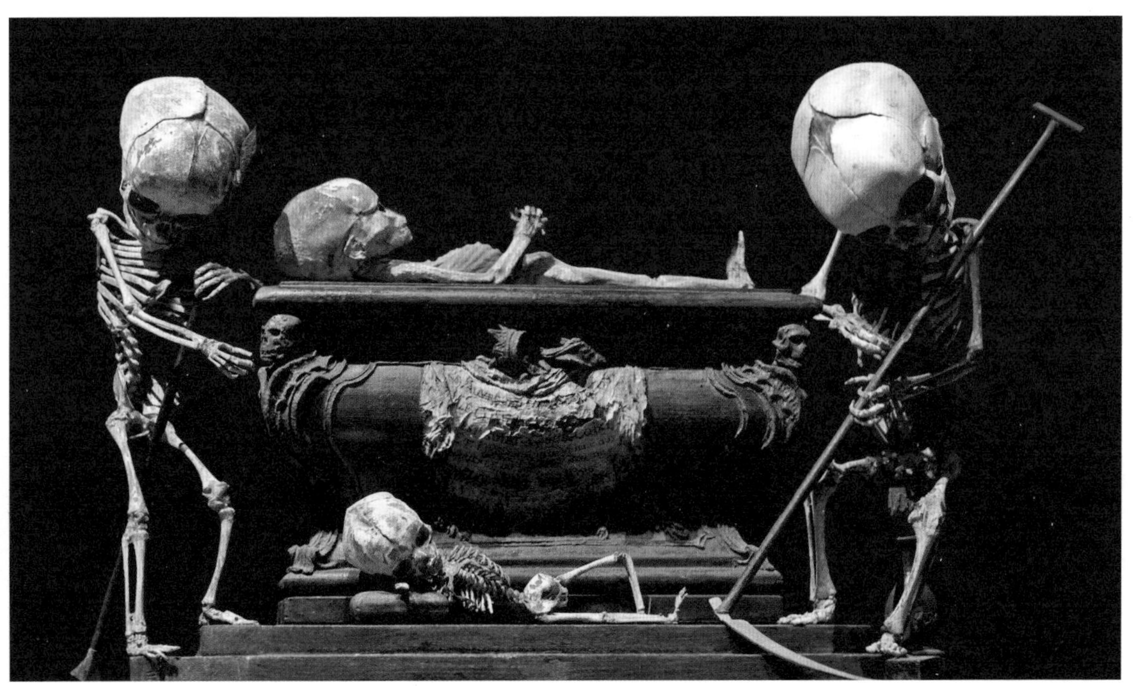

图 46

中仅存的蜡像——相当遗憾，是 1966 年佛罗伦萨大水后唯一剩下的残片——包括一名痛苦哀号的男子，以及那致命性病令人难忘的隐喻象征：蒙上双眼、开膛破肚、内脏外溢的丘比特肖像。

祖波极富戏剧效果的现实题材引来不同解读。萨德侯爵(Marquis de Sade, 1740—1814)是祖波“死亡剧场”的热切崇拜者。萨德到佛罗伦萨的时候参观过那些作品；他可不是出来壮游，而是因为法国官方指控他鸡奸还有下毒而逃亡海外。在他看来，这批作品反映出他个人对于性、暴虐和死亡的执念(参见 104-105 页)。但美国作家赫尔曼・梅尔维尔(Herman Melville,

图 46　十七世纪晚期的“骷髅祭坛”或称“俗世遗骨”，是由一个木乃伊化的小孩儿，以及三个胎儿骷髅制成，是法国外科医师暨解剖学家苏的收藏品。

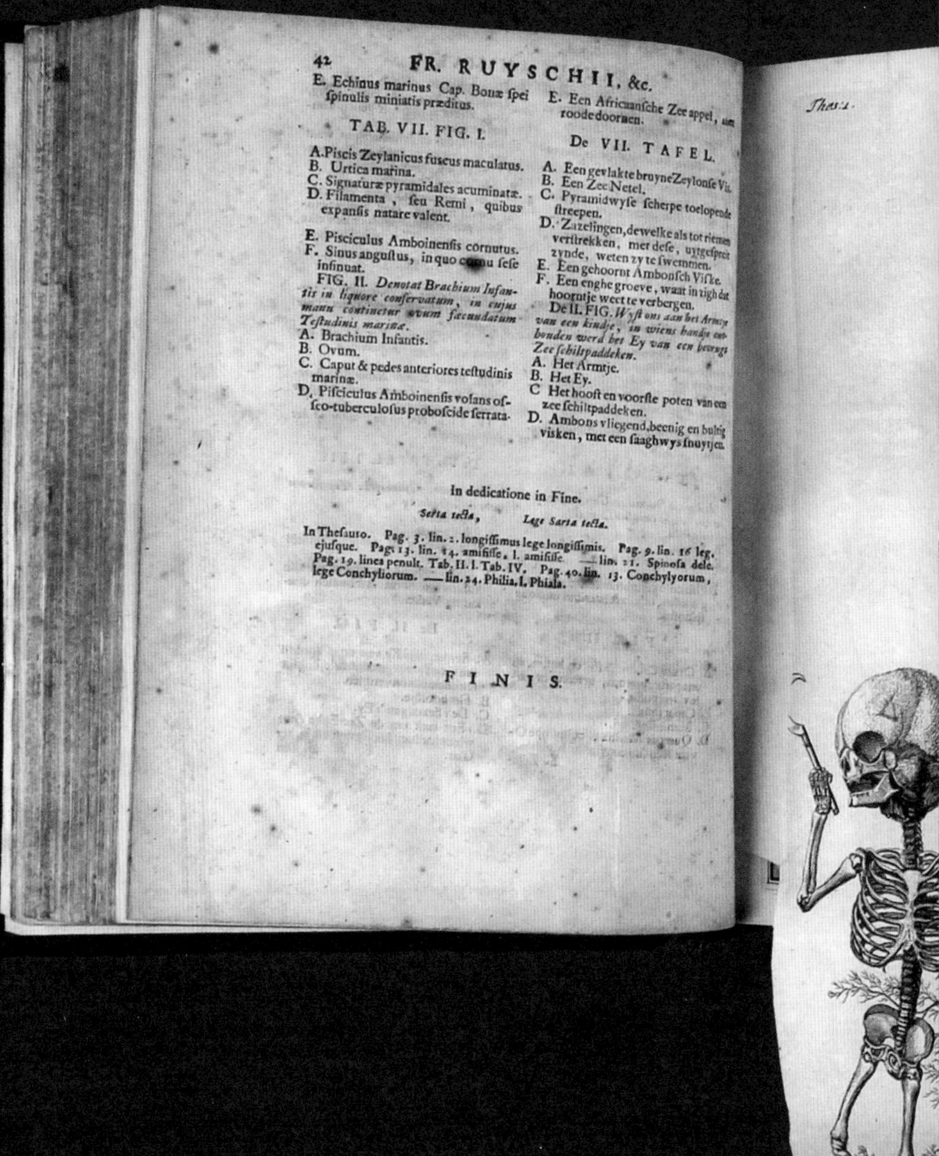

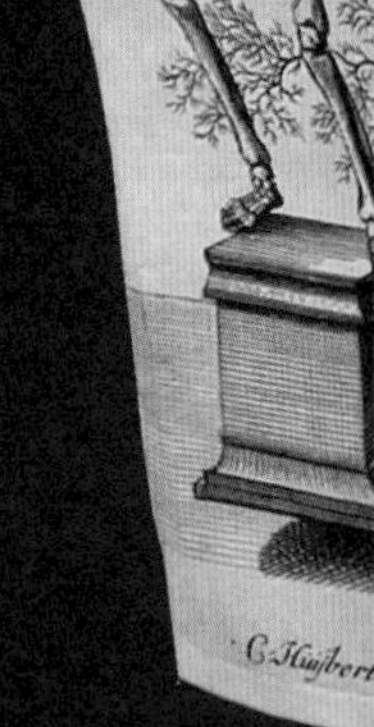

惠伯茨所作，描绘自荷兰解剖学家暨艺术家鲁谢，在其家庭博物馆的指南手册中收录的一件造景作品。鲁谢制作了一系列这类的造景，使用的材料是人类胎儿骷髅、胆石以及经过硬化处理的静脉与动脉，完成的作品是科学客体也是警世绘。右边骷髅用来掩面啜泣的“手帕”，是用注射了药物的肠系膜或脑膜制成。鲁谢的造景最后被彼得大帝买下，带回俄国充实个人收藏，但可惜如今已逸失。

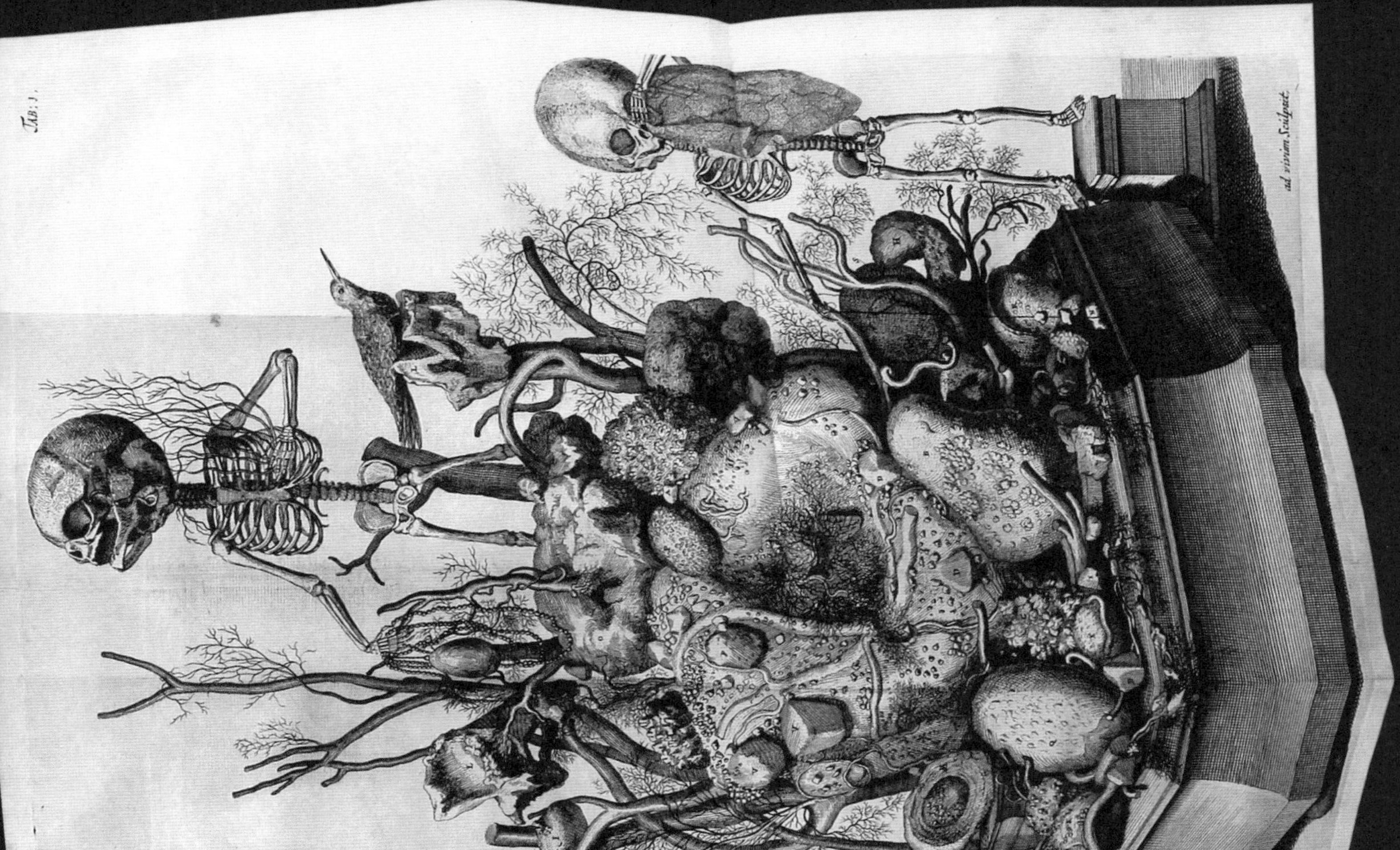
TAB: 1.
ad vivum Sculpsit.

1819—1891）在《地中海游记》（*Journal Up the Straits*, 1856—1857）却以“可怕的羞辱”来形容，并且宣称祖波是一名“西西里来的道学家”。

祖波的“死亡剧场”将说教的神学意图和高度自然主义、以观察为基础的科学探究理性结合起来，构成一种张力，这就是其作品特殊力量的来源。这股张力与十七世纪末欧洲的一项特殊传统有关，那时教会建议要认真冥想尸体在坟墓里腐败的过程，尽可能越详细越好，当作是一种灵修。这是耶稣会士巴尔托利（Daniello Bartoli, 1608—1685）在他那本广受欢迎的奉献小册《人生转折点，临死之刻》（*L'huomo al punto, cioe l'huomo al punto di morte*, 1667）所提出，其中有一章的标题就是“坟墓（是）个学校，甚至能让疯子变聪明：我们进入其中听一堂道德与基督教哲学的课”。

祖波的作品广受赞赏，并引起科西莫三世（Grand Duke Cosimo Ⅲ, 1642—1723）的注意，他是位极度虔诚的人，也是统治托斯卡纳的倒数第二

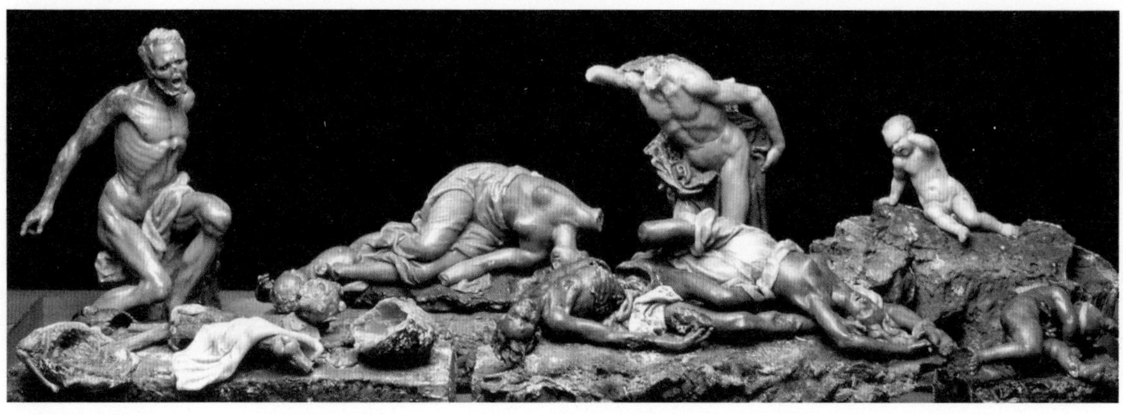

图 47

图 47 “法国病”，祖波创作的“死亡剧场”。他的赞助者包括科西莫·美第奇，以及科西莫的儿子费迪南多。费迪南多得了梅毒，可能是 1696 年在威尼斯狂欢节染上的，祖波或许因此获得灵感，创作了这件作品。注意看其中有个正在分解腐烂的蒙眼丘比特塑像，很适合当作这种病的象征，也许还太过写实生动。

位美第奇家族成员。科西莫很喜爱祖波的技巧，于是成了他的赞助人，并且给他一笔丰厚的年金。祖波也为科西莫的儿子创作，即费迪南多亲王（Grand Prince Ferdinando, 1663—1713），他和父亲不同，深爱艺术、音乐，还有婚外情。他罹患梅毒，可能是 1696 年在威尼斯狂欢节染上的，或许因此激发祖波以梅毒为造景作品的主题。

1700 年左右，法国外科医师暨解剖学教授德努前来找祖波。德努想请祖波替一件开始腐败的重要医学样本制作惟妙惟肖的真人尺寸蜡像：一名难产而死的妇女，还有她未能出世的胎儿。德努想要靠着这具蜡像弄到一份法国皇室的特许状，因而开启了两人短暂的合作。这具解剖学模型完成之后，两人立刻起了争执，据某些人推测，是为了解剖蜡像制作技术的发明所有权。过没多久他们就散伙了。据说德努还抱怨祖波造了个“蜡质的半腐败尸体”，只会“唤起观众内心……一切对坟墓的恐惧”，而德努的目标原本是要委托他做出“解剖学的人体浮雕，却不会激起人们见到尸体常

会出现的那种恐怖感”。

在祖波离开意大利前往巴黎之前，他又做了几具解剖蜡像，包括两个漂亮的头像，其中一座现在仍然陈列在天文台博物馆。到了巴黎，路易十四（Louis XIV, 1638—1715）特许他成为唯一的解剖学蜡塑品制造商，正是德努垂涎已久的特权，不过，很可惜，仅仅一年之后祖波就死了。德努和一位象牙雕刻师弗朗索瓦·德·拉克鲁瓦（Francois de la Croix, 1653—1713）结为新的伙伴，十八世纪初两人合作致力于“解剖蜡像模型”（Anatomies in waxwork）。作品在巴黎展出之后，他俩带着解剖蜡像模型上路，巡回于英、法两国的各大城市。展示品中包括“一具报废（原文如此）妇女的解剖像，可以见到脑子的各个部位，还能够取下来，然后再装回去”（出自哈维兰和帕里斯〔Haviland and Parish〕1970年所写的文章）。

祖波和德努的合作关系，不仅仅创造出第一具解剖学模型，更打造出合乎理想的蜡制人体，为后世定下标准：要不像是刚死没多久，或是处于一种假死状态；要不就是看起来仿佛还活着。这种呈现方式是个里程碑，使得解剖研究更能为大众所接受，也更具吸引力，并且不那么吓人或恶心，进而导致解剖学模型在意大利蓬勃发展——大多数是为了公共教育以及娱乐所造——延续到二十世纪初。

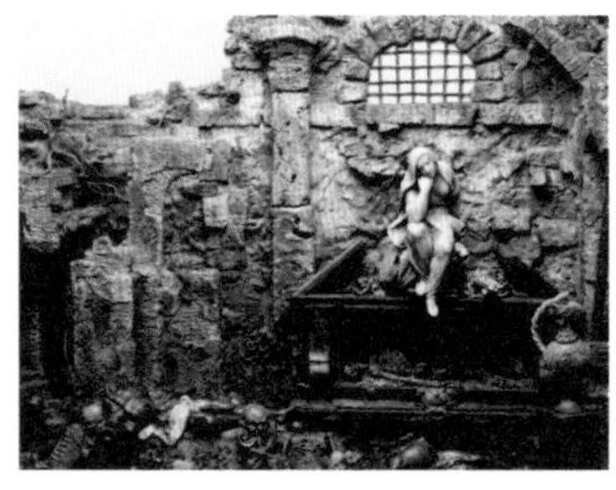

图48

图48　祖波的作品《人间荣耀转眼空》。

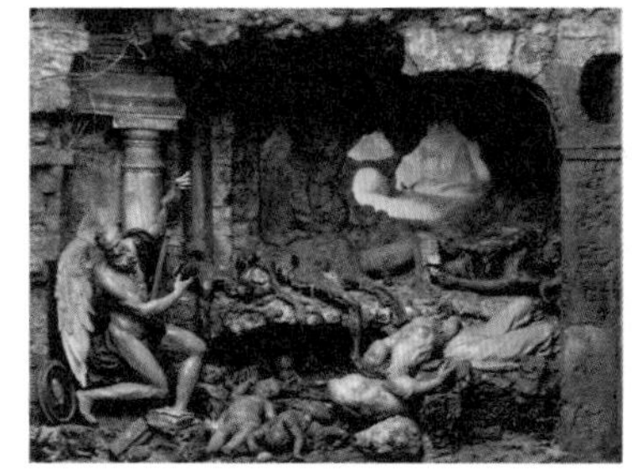

图49

图49　祖波的作品《时间得胜》。唯一活着的人物是时间，外表看起来是一名长着翅膀的老人，手持大镰刀。

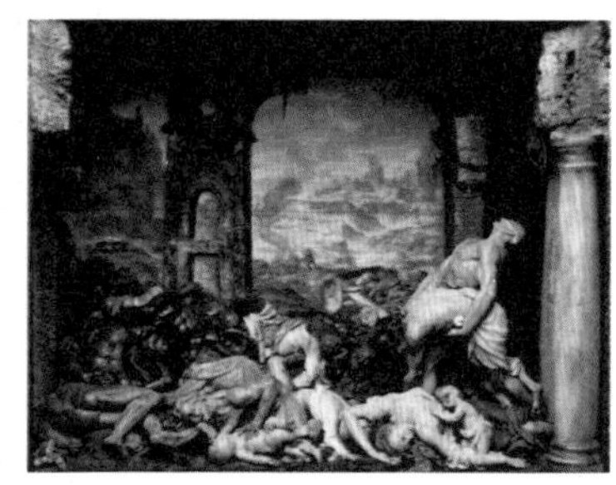

图50

图50　祖波的作品《瘟疫》。他的造景有时被称为瘟疫蜡像，然而只有本件作品的主题是直接涉及十六世纪横行意大利的腺鼠疫（黑死病）所造成的破坏。

也多亏意大利的教会及国家领导人：利奥波德二世以及本笃十四世，希望劝阻天主教某些迷信的做法，于是聘请教会技巧最高明的蜡艺师开创一个崭新、理性的社会。教宗本笃十四世原名普罗斯佩罗·洛伦佐·兰贝蒂尼（Prospero Lorenzo Lambertini），也被称为“启蒙教宗”，从1740年开始掌权直到逝世。他深受众人爱戴，出了名的刚正不阿，而且为人和善、机智且学识丰富。他支持艺术，拥护女性接受高等教育的权利，甚至经常与伏尔泰通信，而伏尔泰也把戏剧作品《穆罕默德》（*Mahomet: A Tragedy,* 1736）题献给教宗。此外，本笃十四世热切促进实验科学、医学，以及解剖学研究。十八世纪还未过半，他重新开启博洛尼亚波吉宫（Palazzo Poggi）的科学院，以建立世界第一座解剖学博物馆。

祖波的作品《人间荣耀转眼空》。描绘一座衰败的墓园，其中有个墓碑雕像是一名极度忧伤的妇女，俯视肿胀发烂、供鼠类和昆虫为食的尸体。

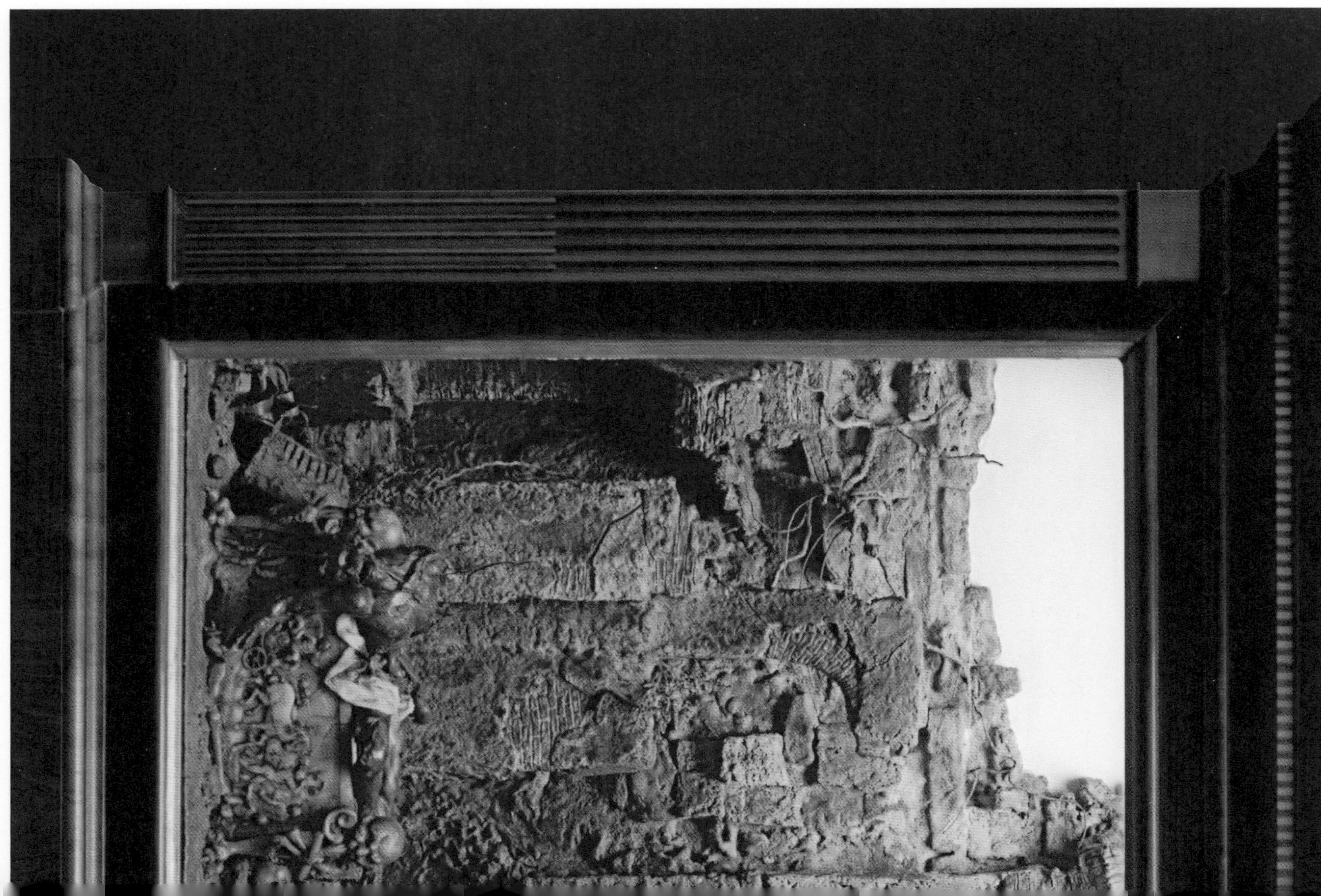

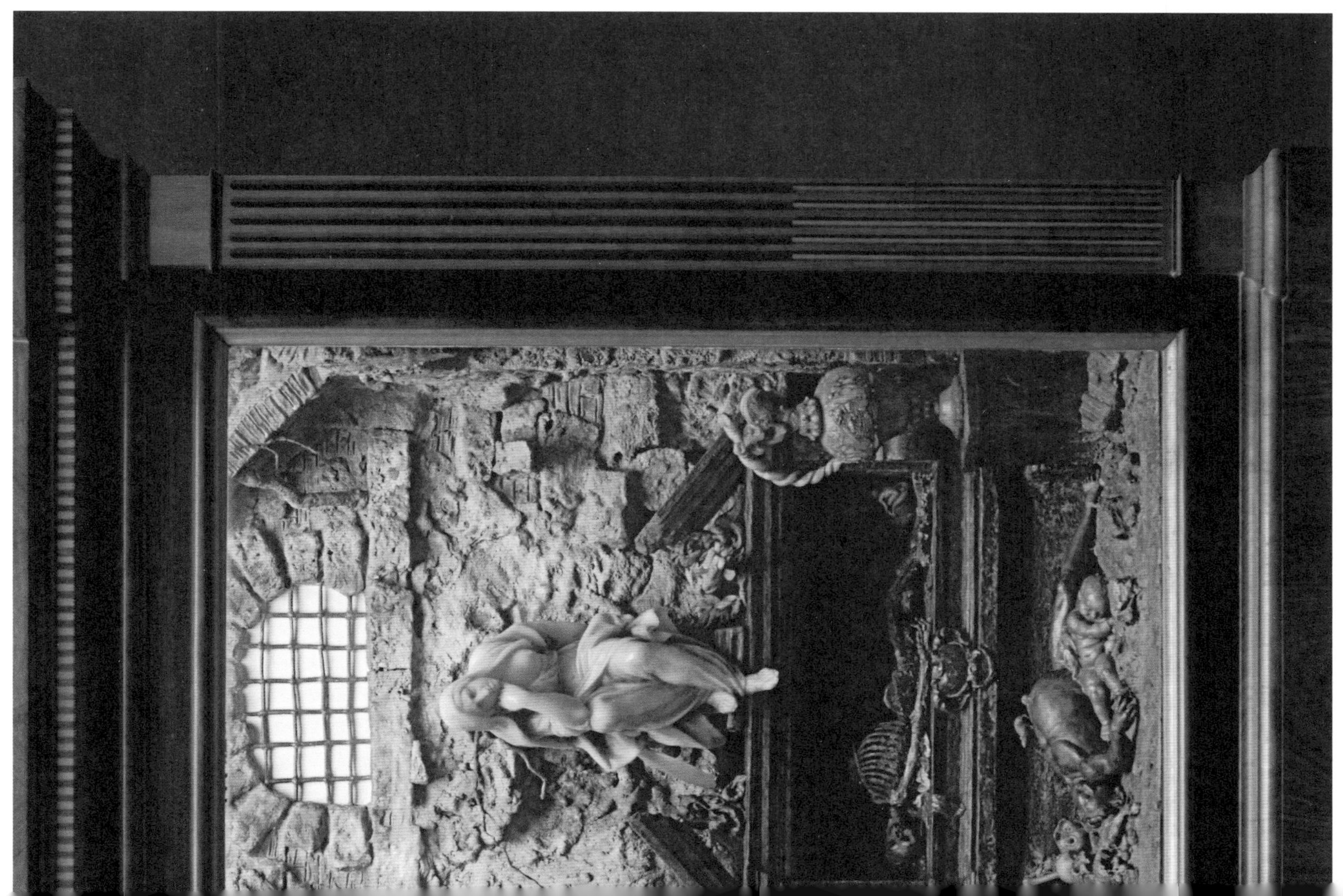

借由人体解剖，

了解模仿造物者作品的奥秘，

却不激起人们见到尸体时，

通常会产生的恐怖感受，

摘自法国解剖学教授暨外科医师德努的书信集，1706年首度出版。

没有比这些

艺术与科学的

完美融合

更大的成就了。

祖波作品《时间得胜》的细部。一幅袖珍的作者肖像画，就靠在“时间”那个角色的脚边。

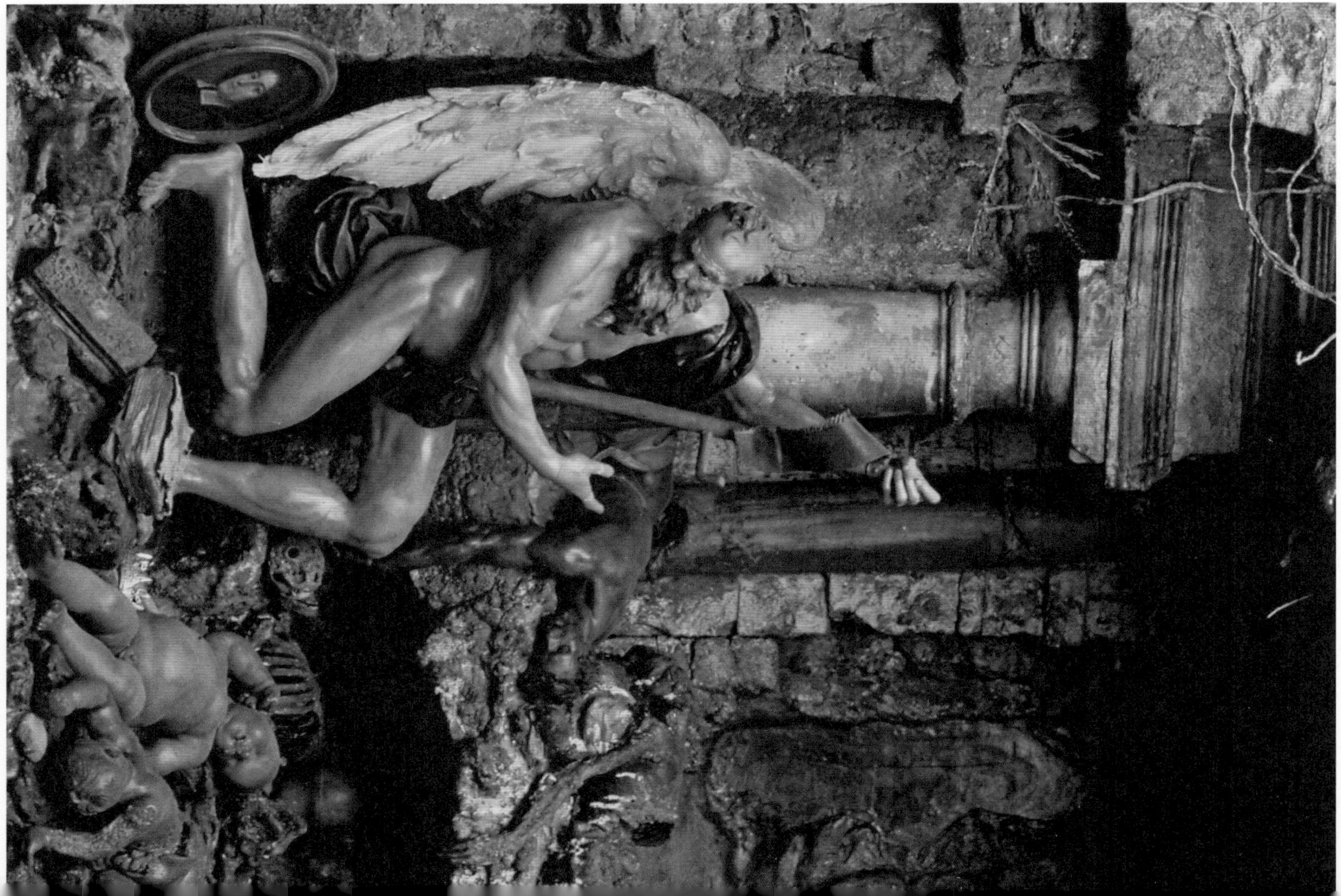

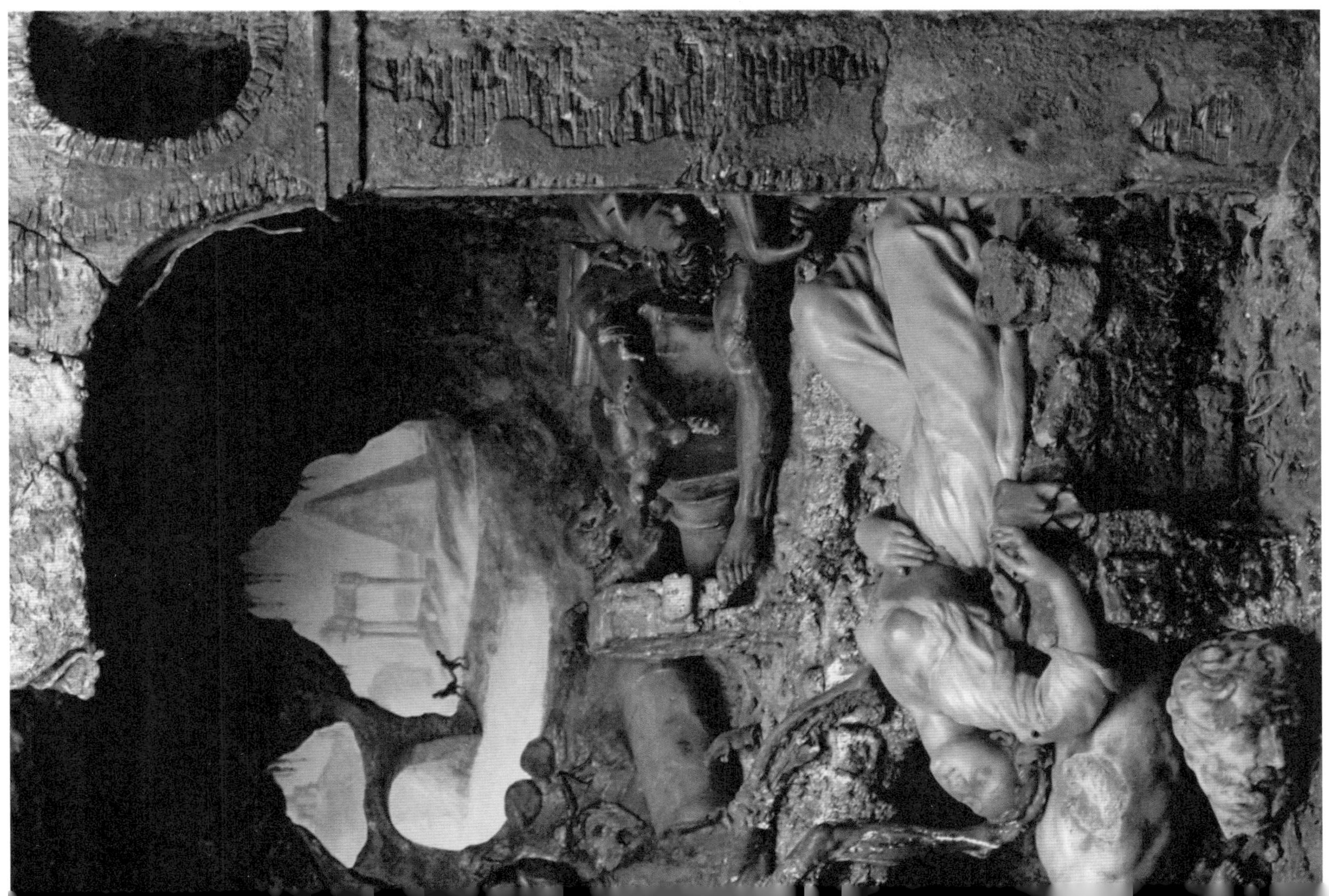

这件杰作给人的印象如此强烈，

当你盯着看的时候

其他感官也随之唱和；

听见呻吟哀号，

你皱起鼻子

就好像会闻到

死亡气息……

多纳西安·阿方斯·弗朗索瓦，也就是萨德侯爵，在他的小说《朱丽叶，或败德者走大运》（1797）中，如此描述他对祖波写实“死亡剧场”的反应。

这些瘟疫场景

引起我可怖的想象：

我陷入沉思，

曾有多少人

因我做的坏事

而经历这些

可怕的转变？

本笃十四世任内留下的重要遗产，以及他博物馆的主要目标，便是要促成更加“理性”的天主教。他宣扬科学研究是一种敬神的方式，而更激进的是恳请神职人员鼓励信众捐出亲人的大体，“不管死因为何”，供解剖研究之用。他的《论神仆册封真福品及圣人品》（*De Servorum Dei Beatificatione et Beatorum Canonizatione*）中，列举了若干方式，可运用科学方法判定传说的神迹是真是假，并且为真福以及册立圣人定下新的原则。他认为宗教和科学二者可以共存，皆是仲裁人类与死亡、健康还有疾病之间诸多关系的好办法。

波吉宫的科学院早在 1711 年就由马尔西利将军（General Luigi Marsili, 1658—1730）设立，代表了当时科学知识的集大成，并且鼓励实验性的探究，在先前分开的各个研究领域之间建立起新的纽带。艺术性的形象是用来调和并统一散见于许许多多展览、不同学科以及实际操作的数据，这些数据已经用实验方法仔细分析并加以解读。教宗本笃十四世发展并扩建该学院，特别

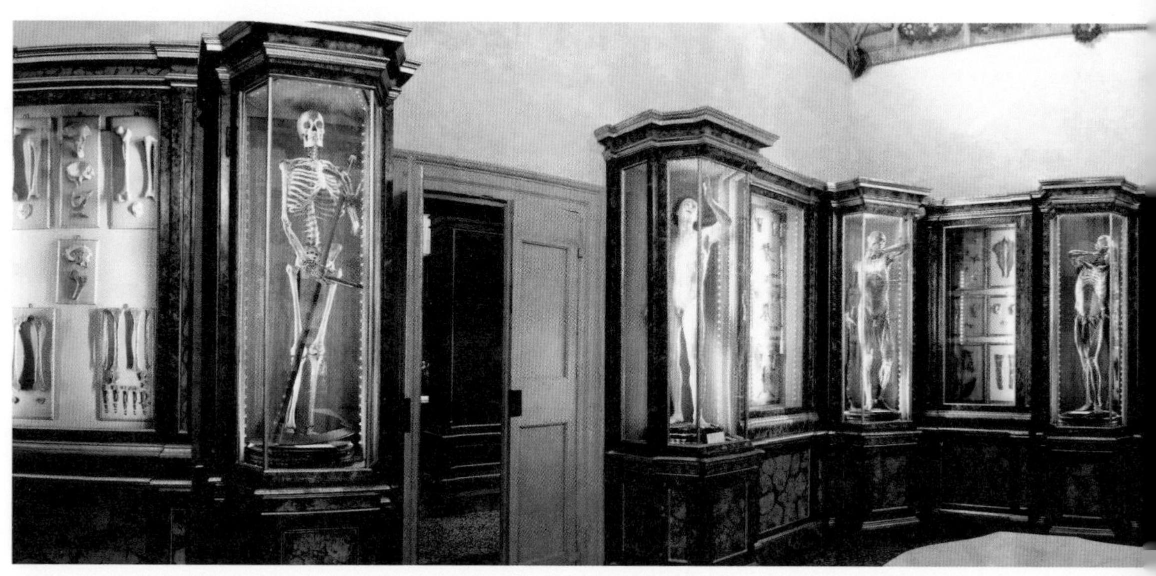

图 51

设立了解剖剧场，还有剧场里的人体解剖蜡像，用意就是要教导艺术家、医学院学生，还有大众关于人体神圣的理性构造。

1742 年，教宗本笃十四世委任艺术家埃尔科利 · 莱利（Ercole Lelli, 1702—1766），制造出能为他的博物馆提供亮点的蜡像作品。莱利当时已享有盛名，并不仅是传统的宗教题材画家，还是一位解剖艺术家，为博洛尼亚的解剖剧场做了两副栩栩如生的蜡制肾脏，还有两个木制的去皮人体解剖像。众所周知，他就跟过去许多艺术家一样，为了达成精湛的技艺而亲自做过好多次人体解剖。莱利曾接受外科医师乔瓦尼 · 曼佐里尼（Giovanni Manzolini, 1700—1755）的协助；后者的妻子安娜（Anna Morandi Manzolini, 1716—

1774）到后来技巧和名气都超越丈夫，成为解剖学教授，还访问过俄国叶卡捷琳娜二世的宫廷。博物馆内至今依然陈列着莱利一系列真人尺寸的立姿蜡像，有男也有女，是用人类的骨架为基底，展示了不同层次的肌肉解剖。两旁列有同样由他制作的一对完完整整、赤身裸体的蜡像，具有真人头发、玻璃眼珠，代表亚当和夏娃。展示间左右两侧的最后一件作品，则是带着一把大镰刀的光溜溜人类骨架：死亡天使。

莱利的展示品不仅借由大体解剖，教导大众从科学角度正确地认知人体构造，同时也鼓励人们深切反省死亡就是人类代代相传的命运，源自于亚当和夏娃在伊甸园里犯下的原罪。依循警世绘的传统，以只剩骷髅的死亡天使作结，提醒参观者人生苦短。既是圣景也是教学展示，这样的展览挑战了教会与艺术收藏、警世绘与科学课程、肉体与心灵、遗骨与样本之间的界限。此外，它也直接启发天文台博物馆的蜡制品作坊，创造出美第奇维纳斯。

随着宗教领袖开始劝阻圣人崇拜、圣髑、还愿品，以及天主羔羊等仪式，蜡像制作师傅的工作也大幅减少。许多还愿品业最棒的艺术家反而受雇去制作第一批的解剖学蜡像。苏西尼受雇为天文台博物馆的丰塔纳塑造蜡像之前，也曾为教会做过至少两具死去耶稣的蜡制塑像；真福伊梅尔达的蜡制塑像的创造者，贝蒂尼（Cesare Bettini, 1801－1855）也转而去帮博洛尼亚大学制作蜡像。如此看来，这些艺术家所创造的蜡像能够完美融合宗教与科学的特质，也就没什么好奇怪的了。

图 51　意大利博洛尼亚波吉宫博物馆里，解剖学展间的全景。这间博物馆是在 1742 年由教宗本笃十四世下令建造。

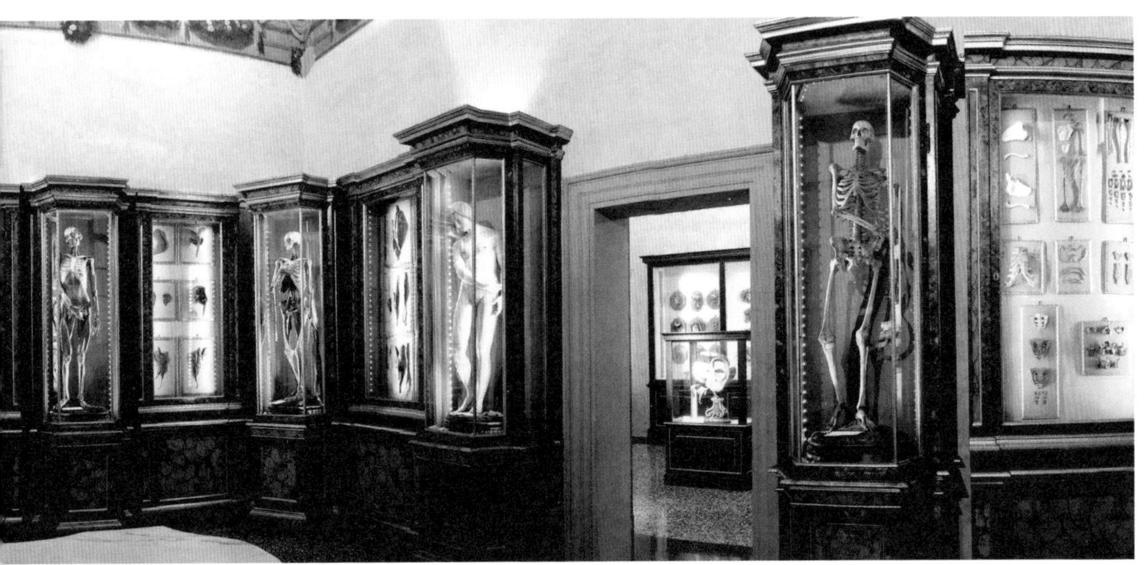

对于巴洛克时期的警世绘愈来愈倾向自然主义所做的评论，引述自司诺丁与卢威林所编《巴洛克：1620—1800年，华丽时代的风格》（2009）。

可以看到科学上形成了一种

对人体的新的兴趣……

这种描述人体解剖的写实主义

引来一股驱力，

可诠释为对于人体性质的解释

从神学移向自然科学……

模仿物质世界“真相”的

精湛技巧具有吊诡的功能，

使得这类影像成为超自然力量的

更有效传播者。

真人尺寸的亚当和夏娃蜡像，1742 年由教宗本笃十四世委托莱利，为意大利博洛尼亚的解剖学蜡像博物馆所制作。

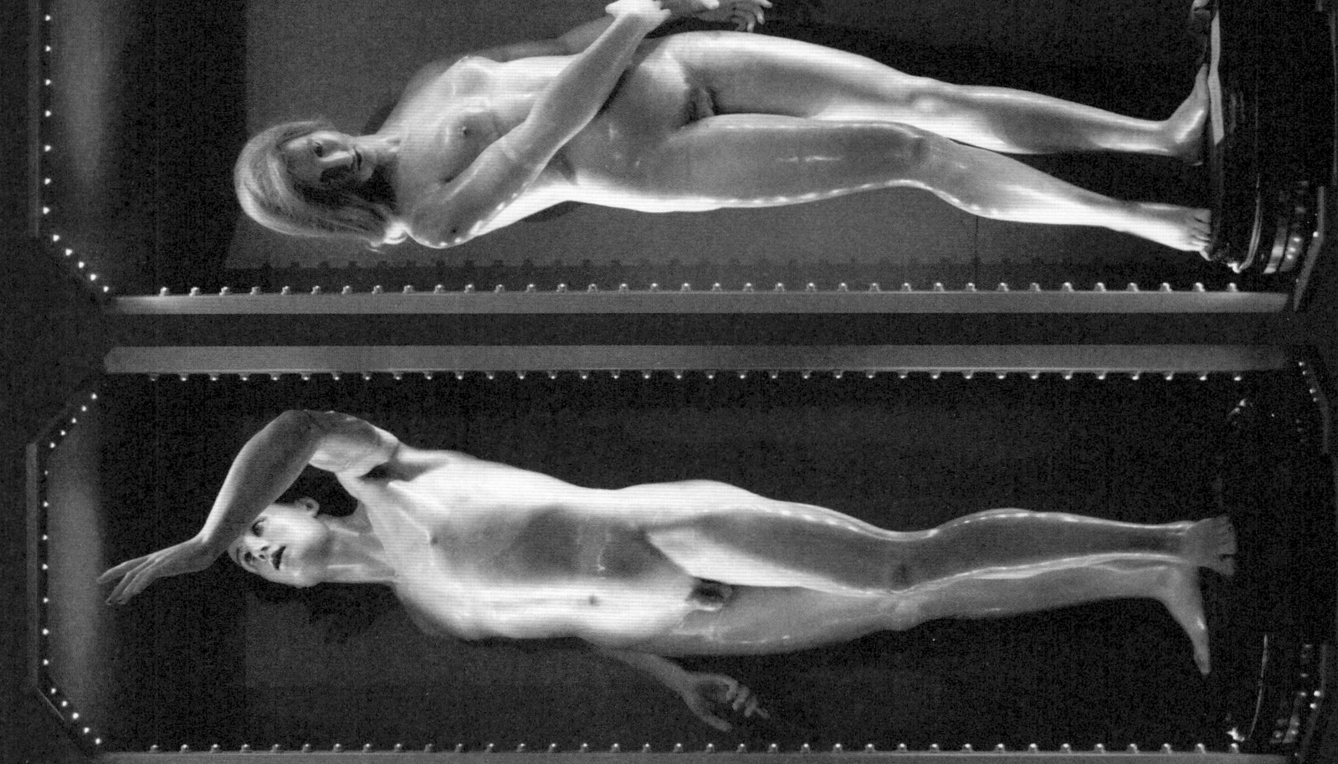

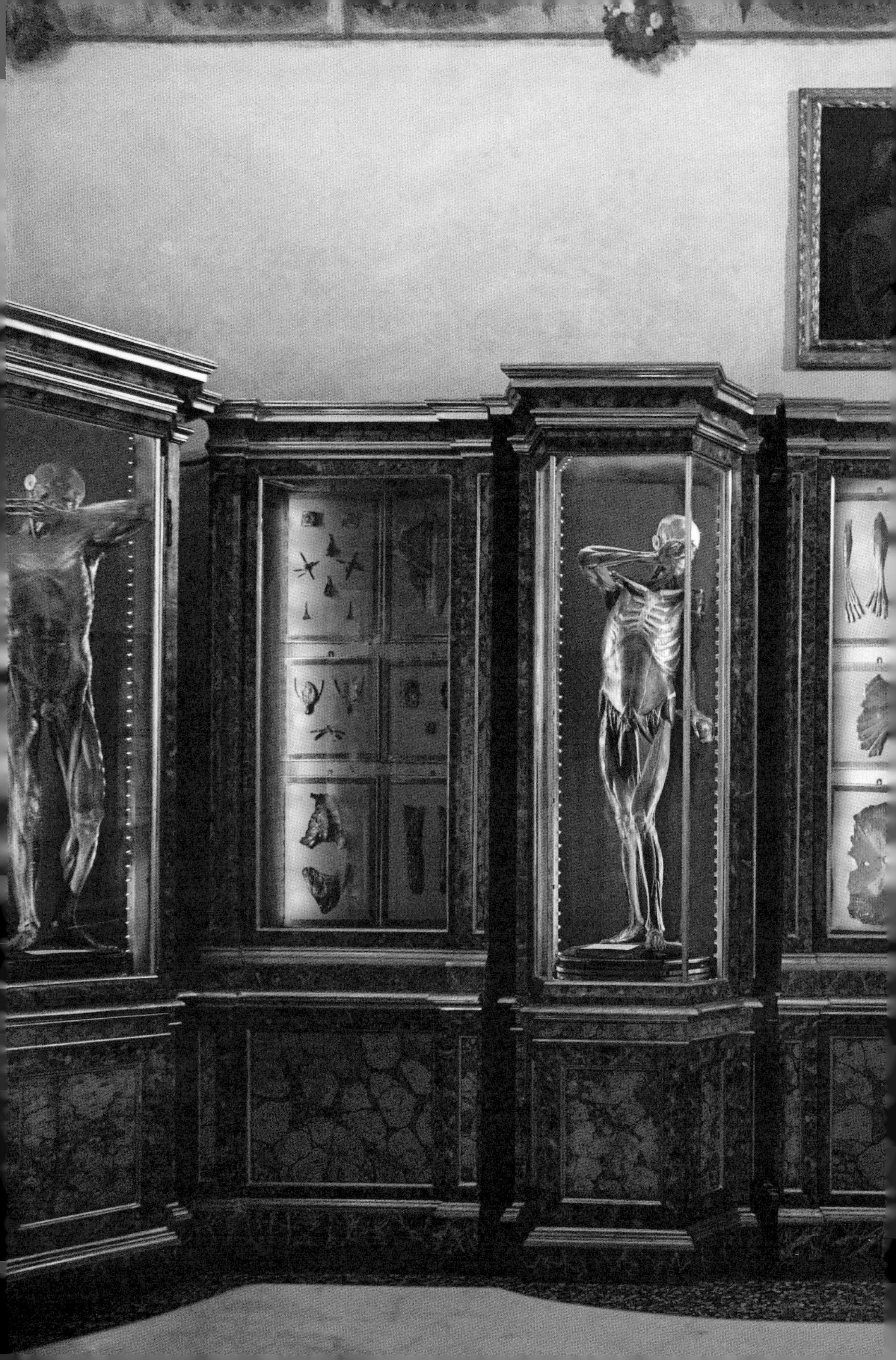

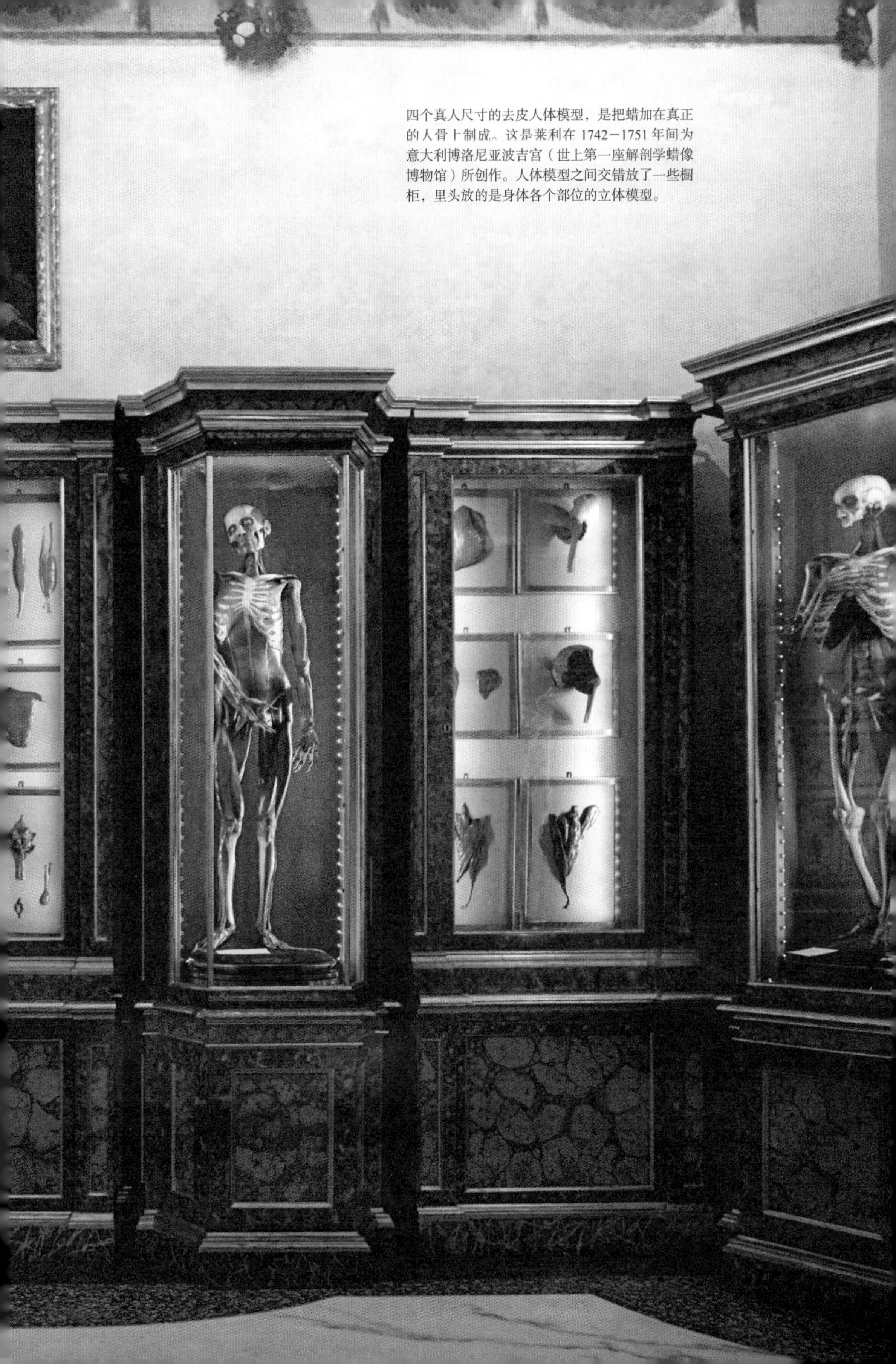

四个真人尺寸的去皮人体模型，是把蜡加在真正的人骨上制成。这是莱利在 1742—1751 年间为意大利博洛尼亚波吉宫（世上第一座解剖学蜡像博物馆）所创作。人体模型之间交错放了一些橱柜，里头放的是身体各个部位的立体模型。

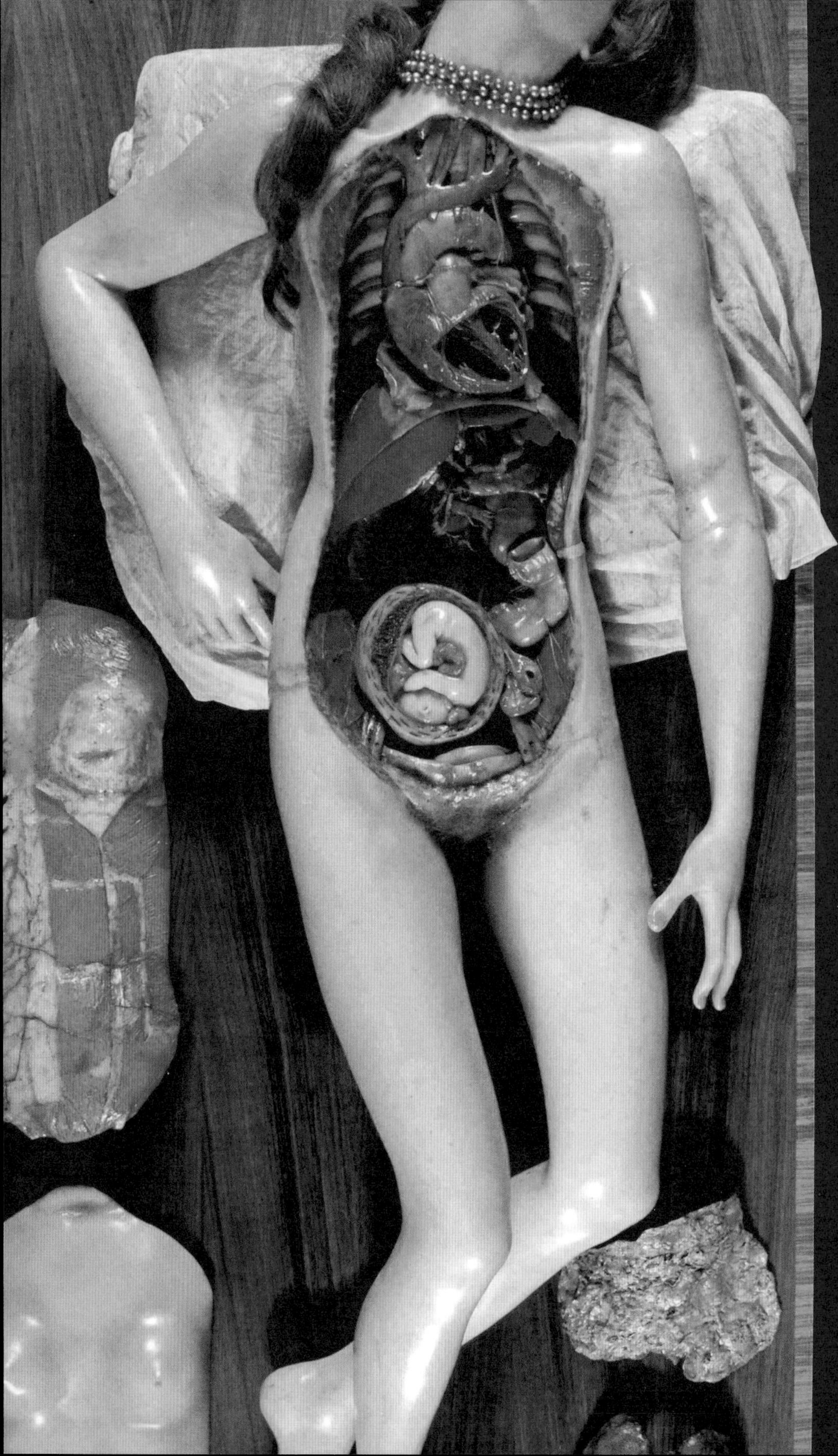

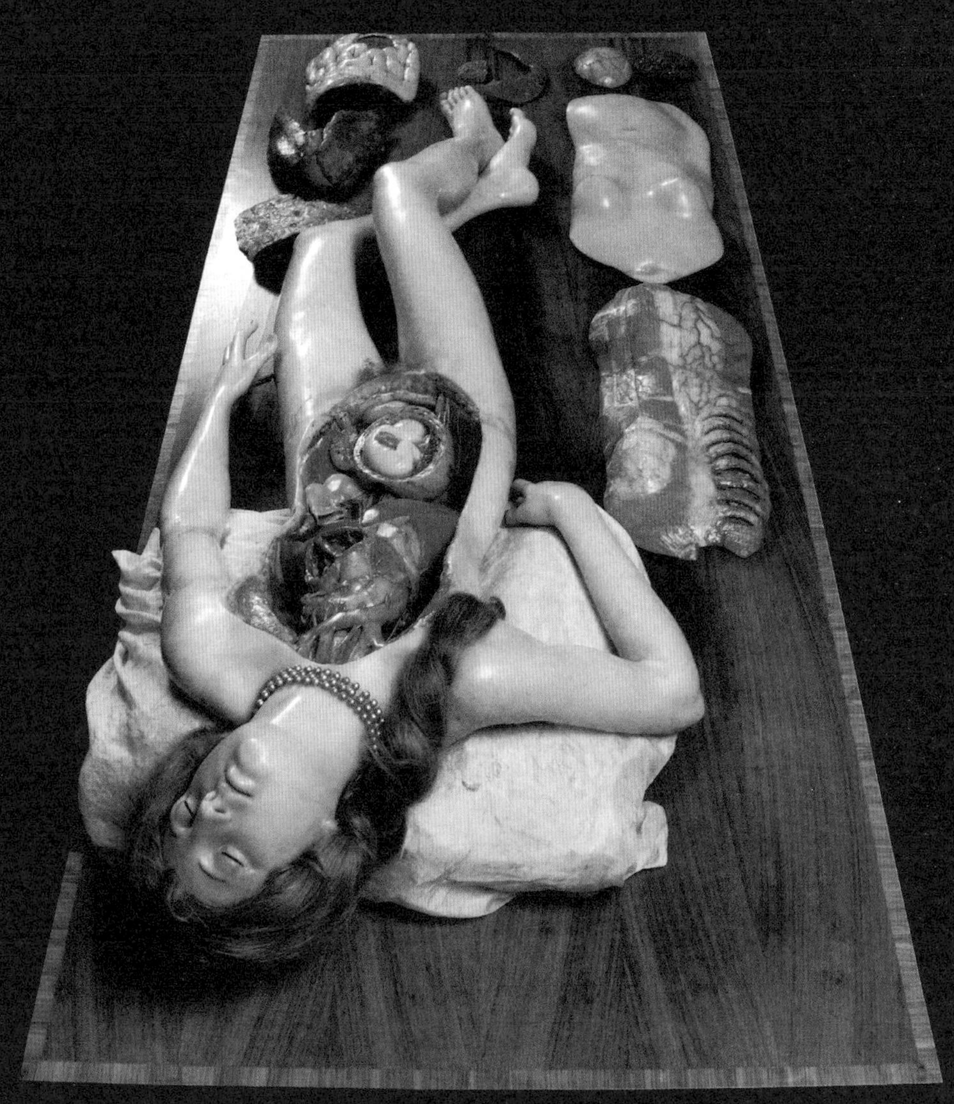

“维纳瑞娜”（小维纳斯）是一具可拆解的蜡制解剖学维纳斯。1782年，由苏西尼为意大利博洛尼亚的波吉宫博物馆制作。虽有部分身子是以天文台博物馆的美第奇维纳斯为蓝本，但维纳瑞娜的比例稍小。此件蜡像至今仍在博物馆内展出，展品说明如下：“一名年轻女子完全裸着、极其艳丽地慨然赴死，展现出生命最后一瞬间的苦楚。‘她的’胸腔和腹部可以打开，其中各种不同器官也可以拆解，就好像是在模拟大体解剖。”

本页与对页　苏西尼制作的维纳瑞娜的细部。虽然蜡像本身并没有表现出任何外显的怀孕迹象，但是可以见到有个胎儿在她的子宫内。

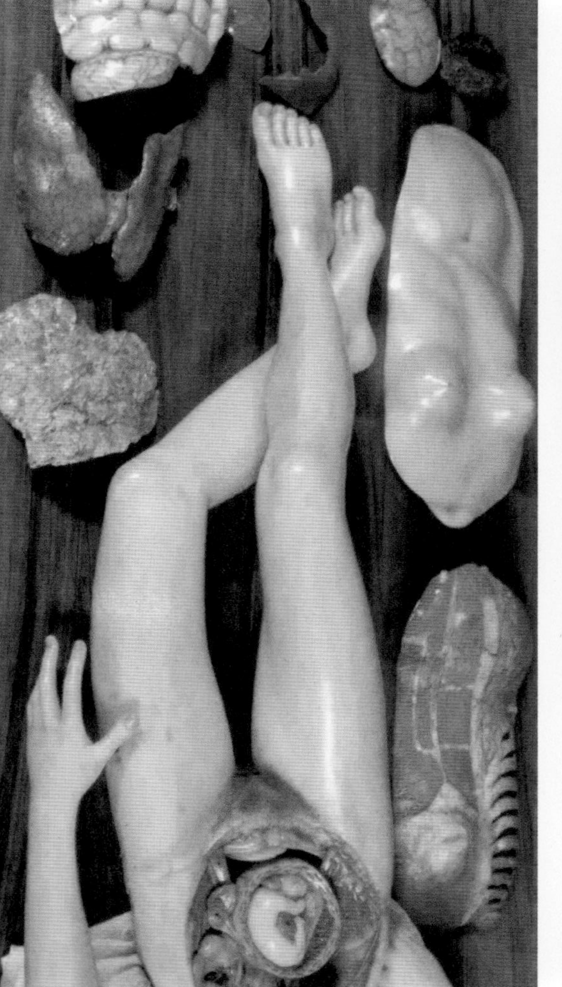

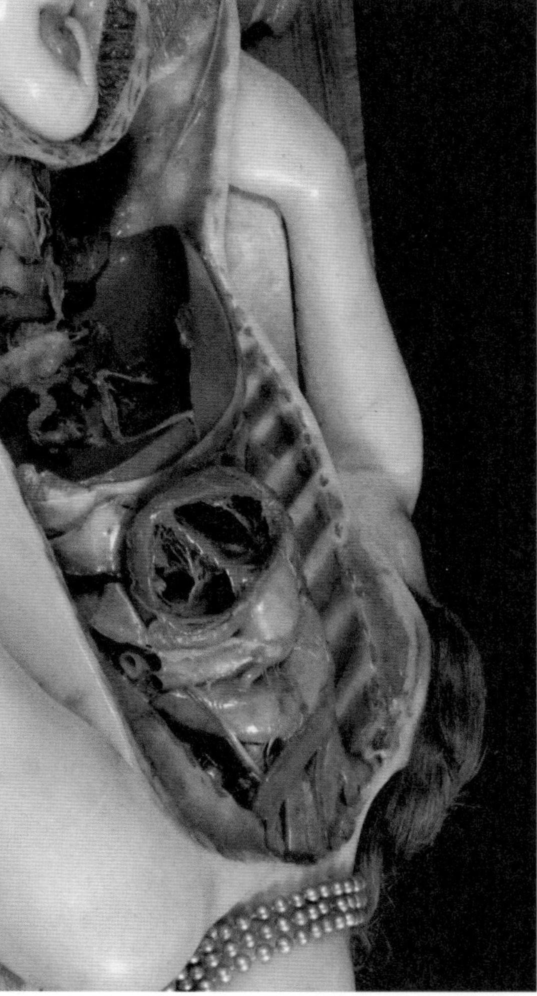

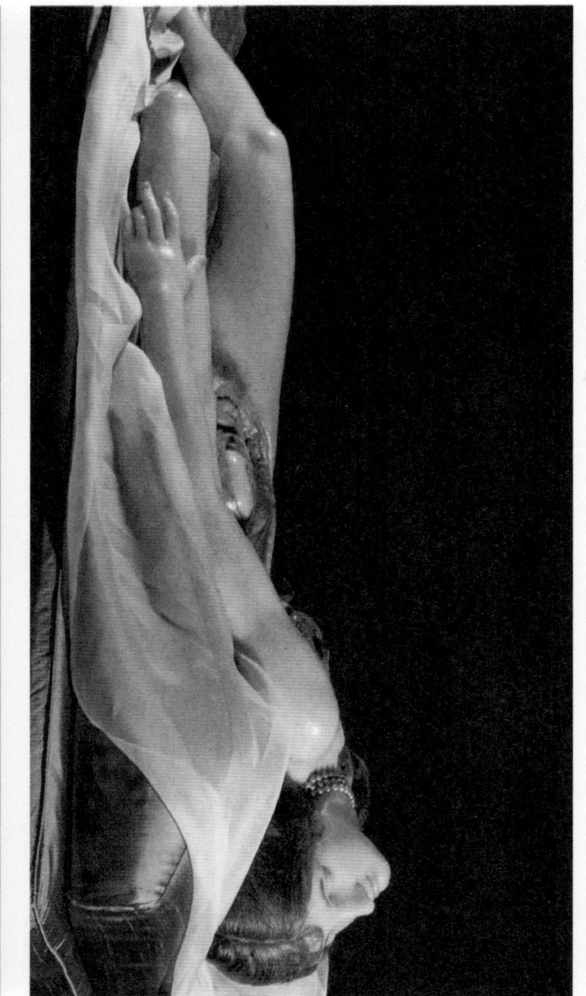

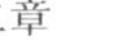

维纳瑞娜或许部分是以某位死于先天心脏缺陷的年轻女子为模本。因为正常心脏的左心室壁要比右心室厚三倍，然而维纳瑞娜左右心室壁的厚度相同。

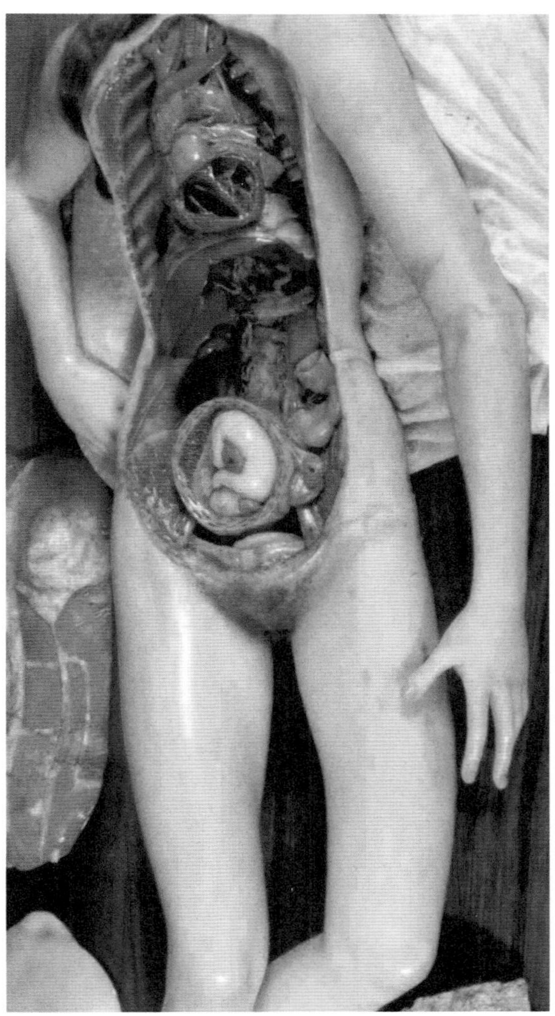

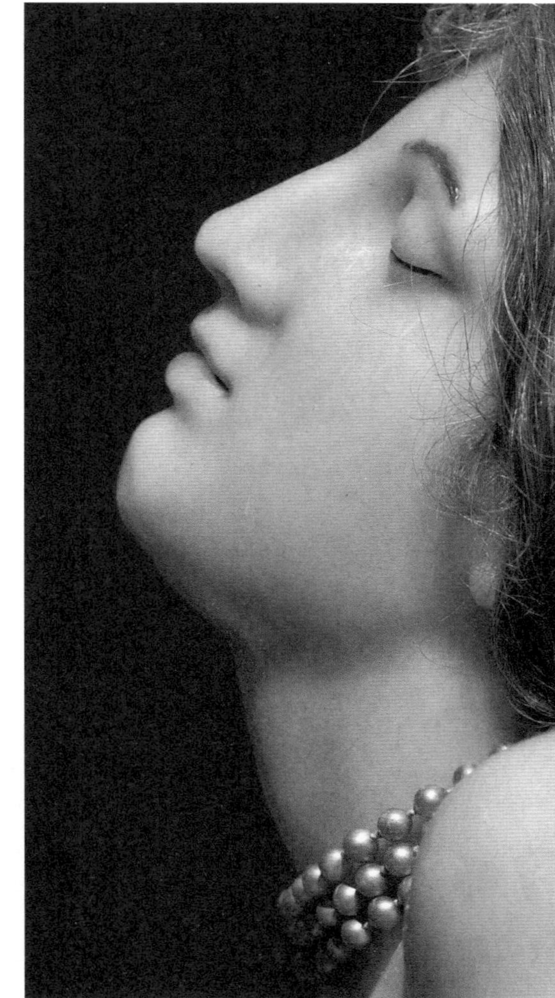

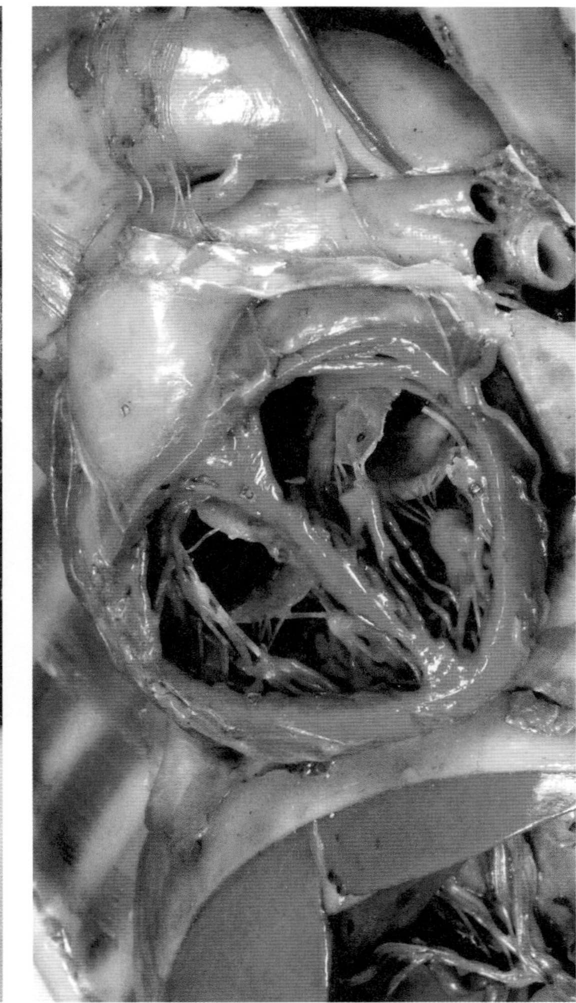

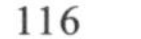

本页与对页　上色石膏“产科幽灵”系列模型，用于训练外科医师以及助产士。十八世纪中叶，由乔瓦尼·桑德里（Giovanni Battista Sandri）为博洛尼亚大学所制作。

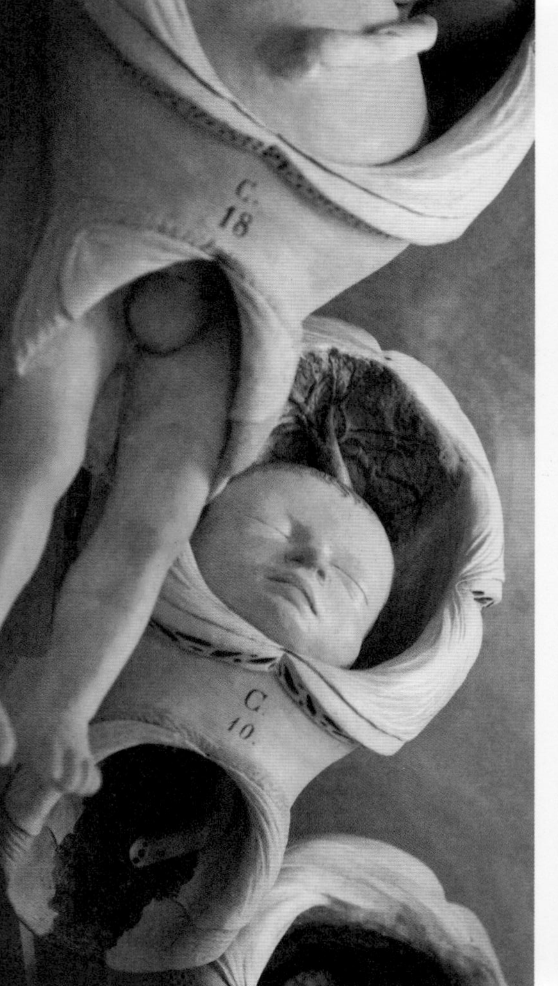

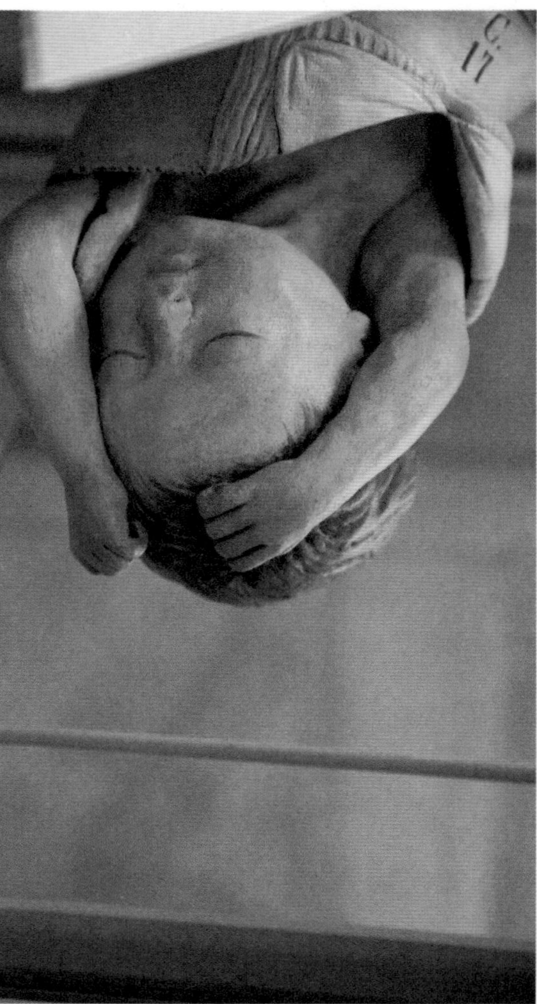

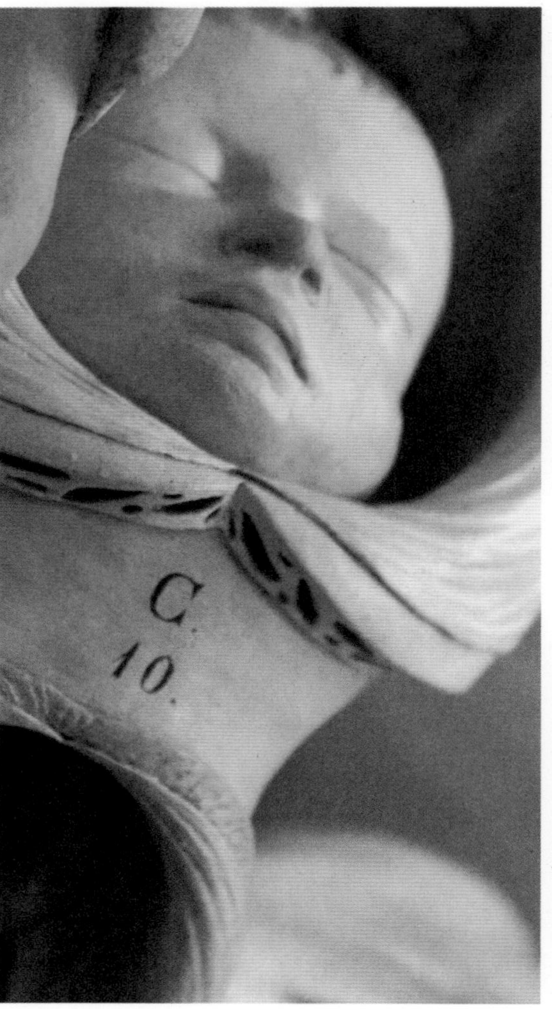

后页　约1880年，舍米斯解剖学博物馆的广告海报，展品五花八门，包括解剖学及民族志模型，还可看到人们聚集在一具解剖学维纳斯周围。

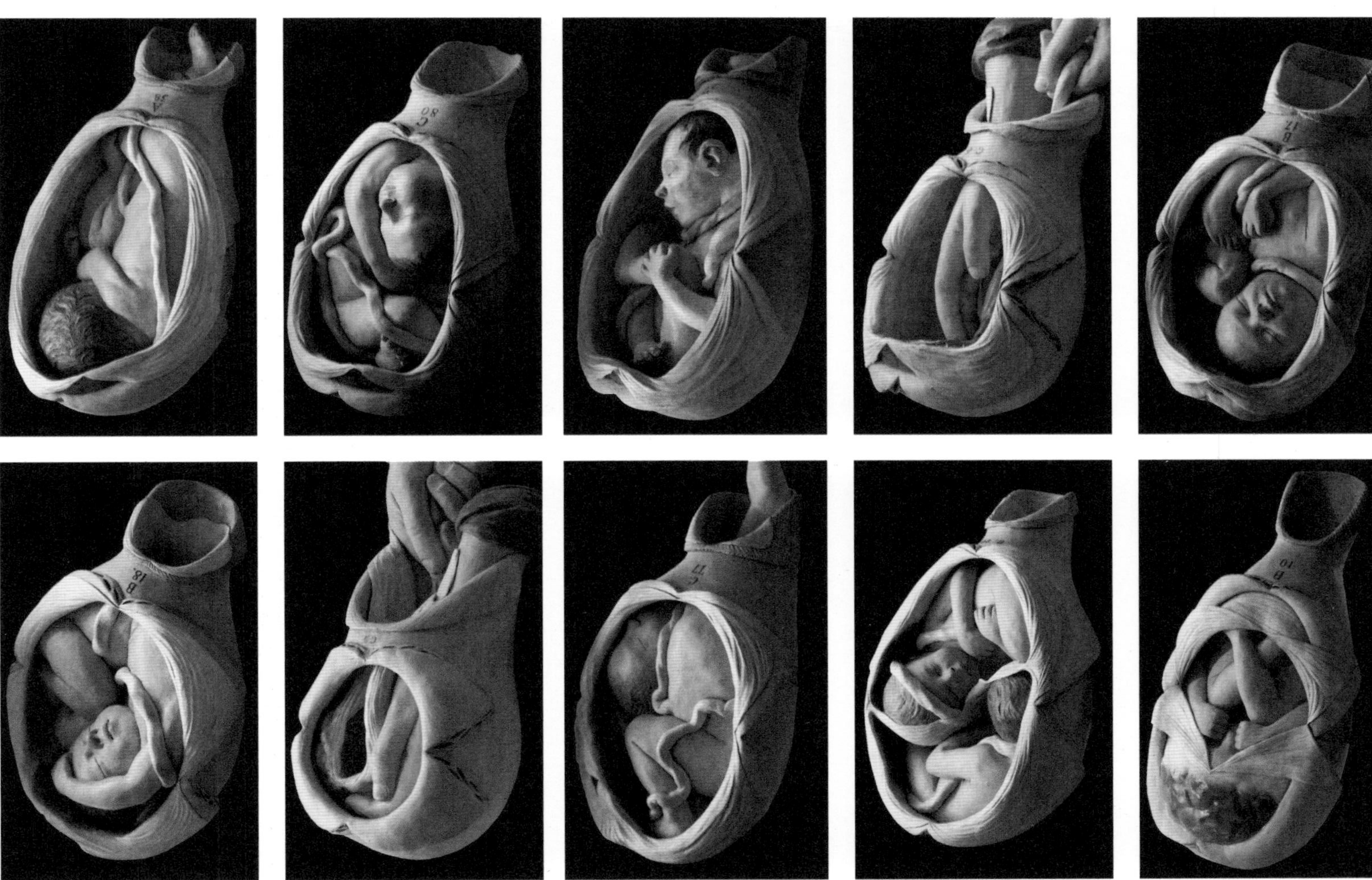

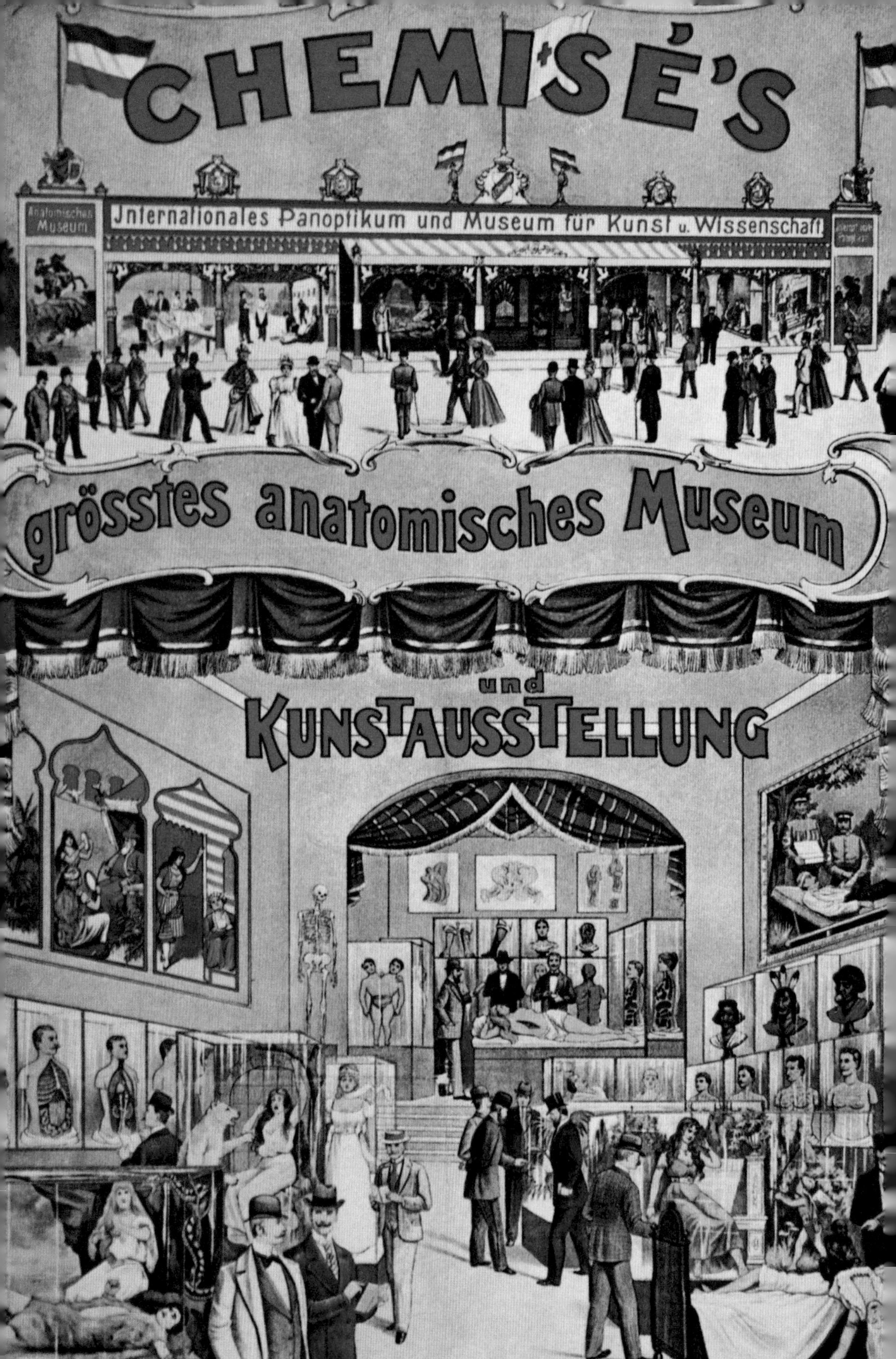
CHEMISÉ'S
Anatomisches Museum
Internationales Panoptikum und Museum für Kunst u. Wissenschaft
grösstes anatomisches Museum
und
KUNSTAUSSTELLUNG

第三章

游乐园的维纳斯

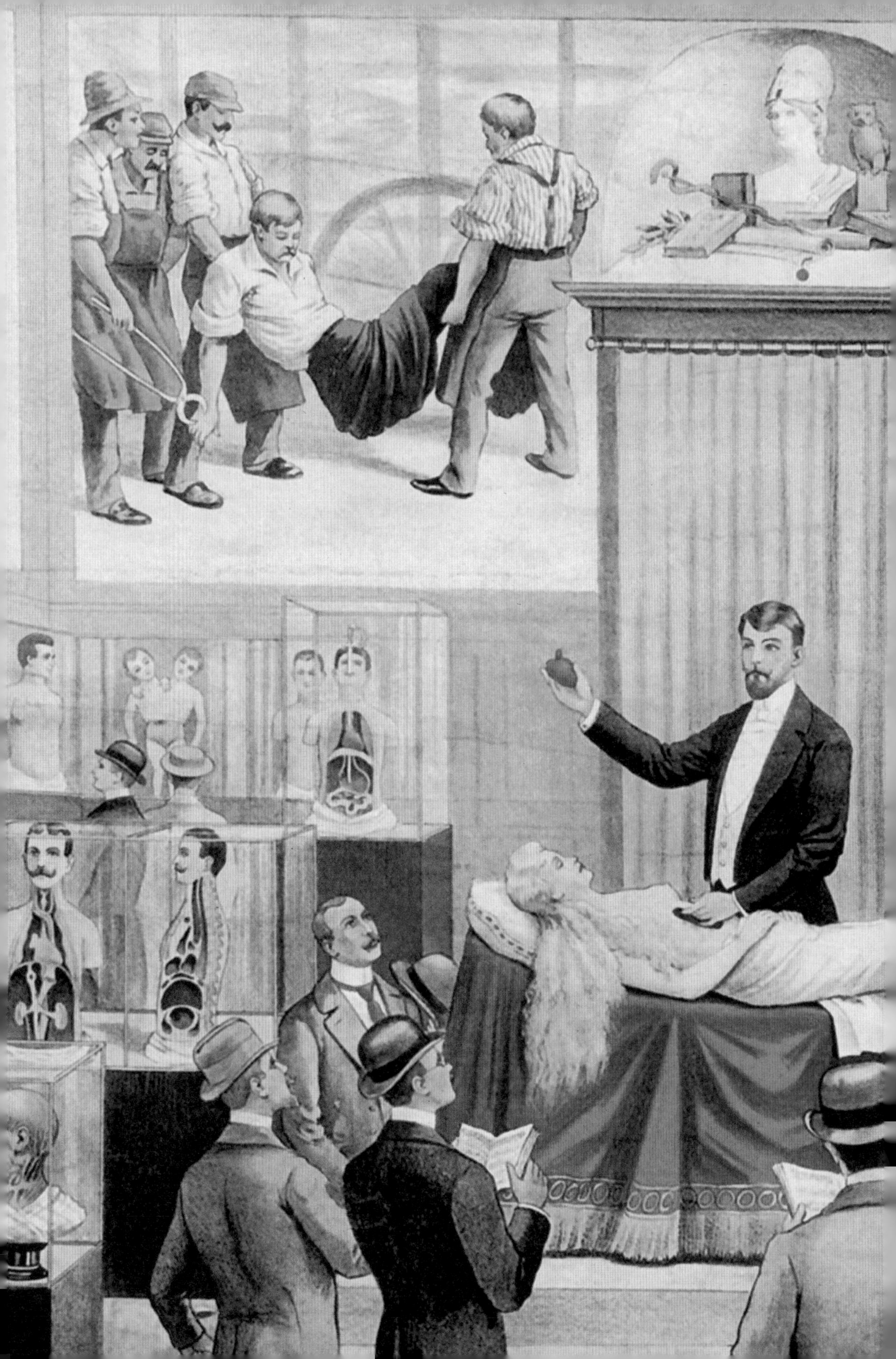

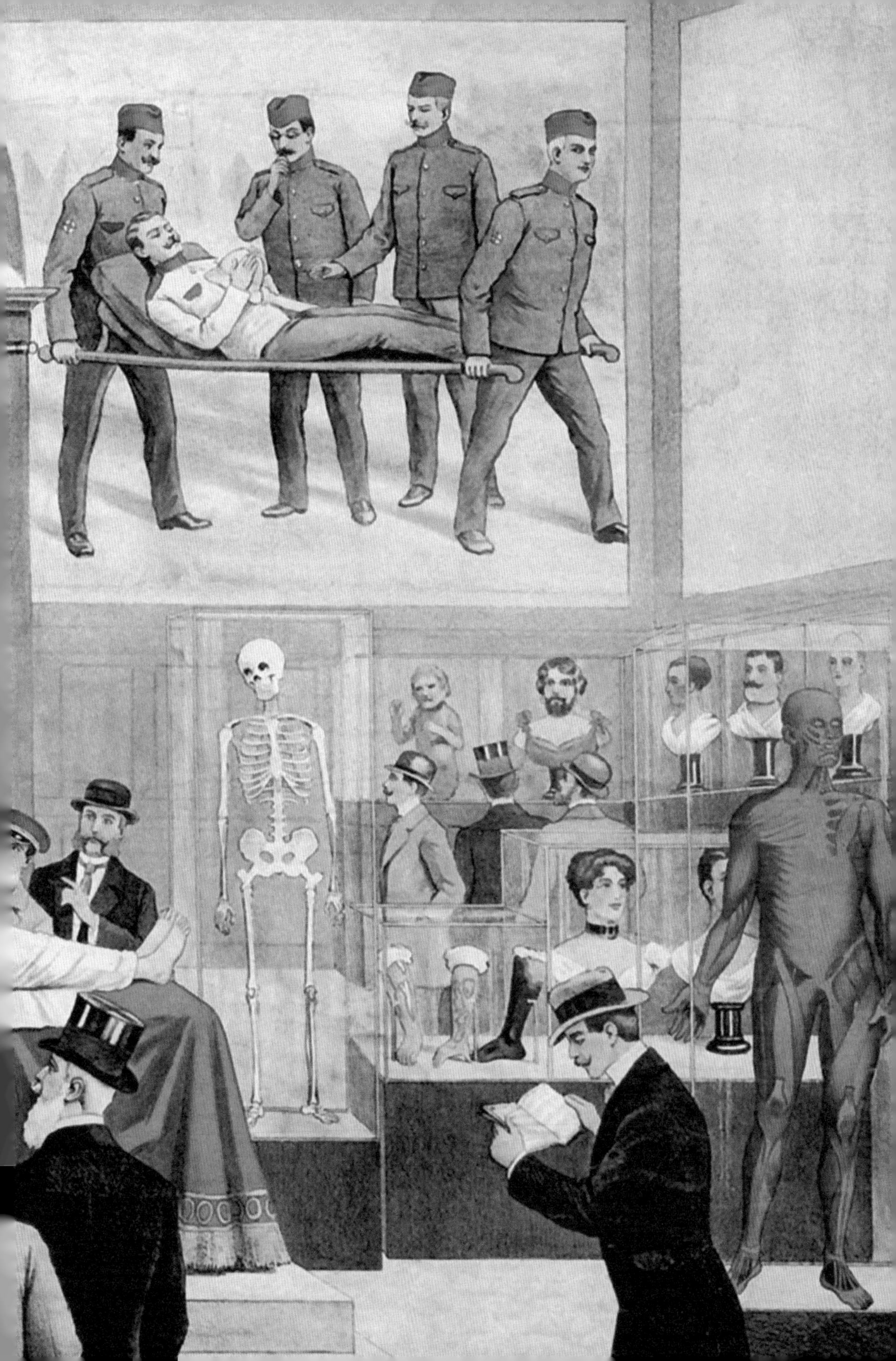

应该如何看待死者、垂死的人还有经过解剖的身体，过去的人有种种不同想法。一直到二十世纪初，还有各式各样集体组织的仪式和娱乐涉及尸体，其特征是将教育性与令人毛骨悚然的壮观性结合在一起。这就提醒我们，现代西方对待死者遗体的习俗根本算不上是普世现象。在死亡被视为医院病床幕帘后头发生的事情之前，所谓的“善终”，通常包括了在家里公开展示遗体，而在平均寿命短得多，而且死亡更为常见的年代，人们经常以包含了幽默、欢乐和不加掩饰的着迷心态，来面对这件生命中最终确定的事。

前页
阿道夫·弗里德兰德（Adolph Friedlander）制作的海报，显示德国汉堡一座大众解剖博物馆的内部（1913年）。当着一群着迷的男性观众的面，一名绅士将解剖学维纳斯的心脏取下。

由人们对死亡的熟习而衍生出的表征相当多，解剖学维纳斯只是其中之一，并且在静态的女人体里注入了情色的味道而表现出一种对生与死关系的

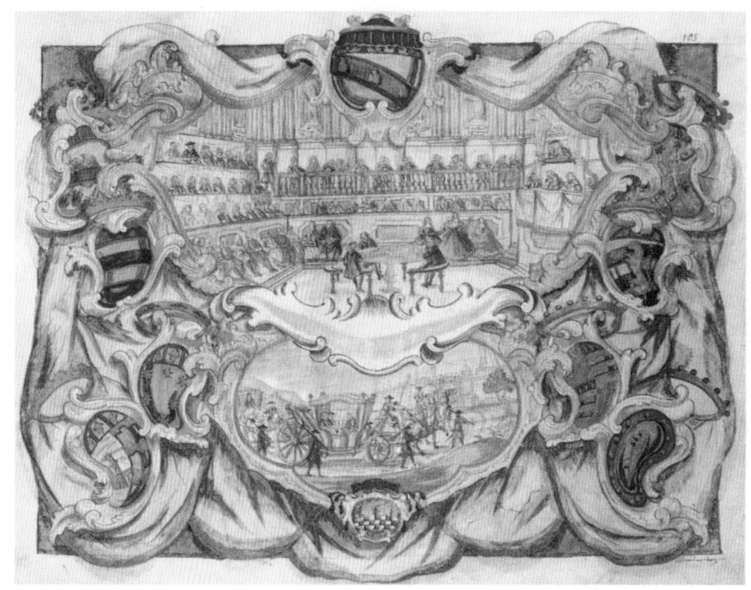

图 52

A
DESCRIPTIVE CATALOGUE
(Giving a full EXPLANATION)
OF
Rackſtrow's Muſeum:
CONSISTING OF
A large, and very valuable COLLECTION,
OF MOST CURIOUS
ANATOMICAL FIGURES,
And real PREPARATIONS:
ALSO
FIGURES reſembling LIFE;
With a great Variety of
Natural and Artificial Curioſities.
TO BE SEEN
At No. 197, FLEET-STREET,
Between CHANCERY-LANE and TEMPLE-BAR,
LONDON.
M DCC LXXXII.

图 53

图 52 描绘十八世纪在博洛尼亚解剖剧场进行验尸景象的细密画。在此举行公开解剖是每年一度狂欢节庆典的一部分。

迷恋，呈现了偷窥、欲望以及占有。那时大部分的裸体展示都受严格管制，而解剖学的科学研究提供一种安全、合法的框架，让人们能够大方地观看裸露的女体。正如医疗史学家米凯尔·萨波尔（Michael Sappol）所说：“公开讨论性欲，表面上是在谈自我节制的医疗内容，实际上提供一个渠道，让享乐之源暗度陈仓。解剖学家都相当清楚这件事，并为了切身利益故意为之。”

人体解剖，即使腥臭又血迹斑斑，却从十六世纪以来，就经常在大学城里专门修建的解剖剧场表演给大众观看，像是帕多瓦、帕维亚、莱顿和博洛尼亚。建于1594年的帕多瓦大学解剖剧场是至今还能供人参观的已知最古老的原址。解剖剧场也发挥早期解剖学博物馆的功能，展出防腐保存的样本，终年对大众开放。有时公开解剖甚至被当作封斋期前的狂欢节（Carnival，拉丁文 carne vale，意思就是“肉食再见”）庆典的一部分，譬如在博洛尼亚。

狂欢节被认为是适合此类“奇观”（utilia spectacula）的好时节，因为春天尸体腐败的速度相对缓慢，而且一般百姓都能参加，因为他们本来就放假了。狂欢节解剖的大体，最好是被处决的罪犯，不过即使没有囚徒可用，也总能找到别的尸体。这些公开活动的参加者龙蛇混杂，包括学生、贵族，以及戴着面具的狂欢人潮。

狂欢节解剖并不只是为了教育和娱乐，它也算是某一种道德说教，一种世俗的、由国家筹划的公开仪式，借由死刑犯的牺牲，失序混乱的罪恶得以转换成社会公益。公开解剖也可视为俄罗斯哲学家暨评论家米哈伊尔·巴赫金（Mikhail Bakhtin）所说“狂欢模式”（Carnivalesque）的体现；节庆让参与者颠覆日常，打破现状，忘却阶级之分，沉溺于各种反常规的行为。这是

图 53　本杰明·拉克斯特劳博物馆（Benjamin Rackstraw's museum）1782 年目录的书名页。这间博物馆以肖韦的“饶富兴味的人像”享有盛名，那是一具怀孕妇女解剖蜡像，她的玻璃血管里流着红酒（参见 37 页）。

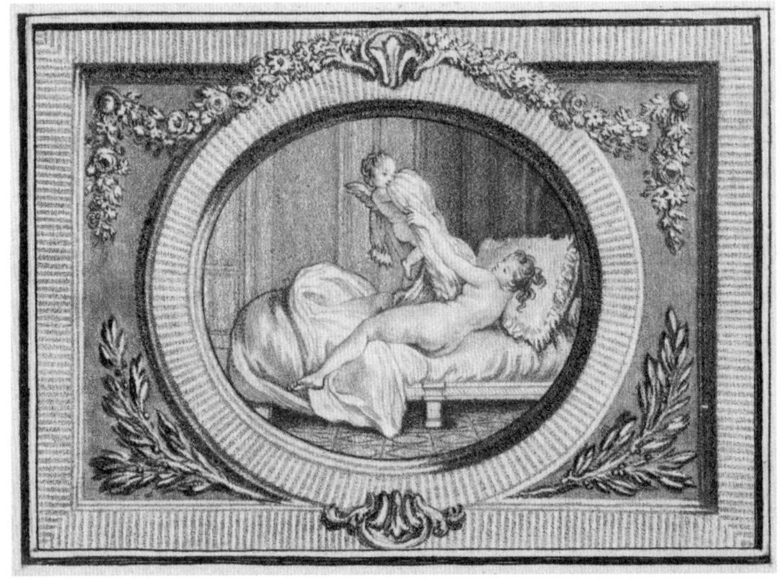

图 54

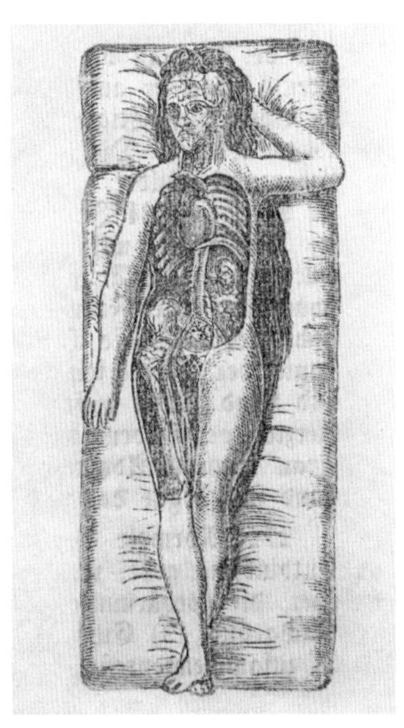

图 55

专为戴面具的狂欢者举办的，正如有位参访者抱怨的那样：“观看公开解剖的群众才不会仔细聆听或是学习，他们骚动着，自翊为‘不守礼节的人’。”公开解剖的目的就是用来推翻不得侵犯死者的禁忌，并为集体宣泄对于死亡以及社会规范的各种焦虑提供了一个安全环境。

另一个类似的狂欢模式“死亡奇观”可在伦敦刑场（Tyburn gallows，现在大理石拱门的位置）观赏到。在那里公开处决是流行的娱乐活动，吸引众多旁观者，甚至包括许多家庭来此野餐。直到 1783 年，绞架被移到新门监狱（Newgate Prison）且不再对大众开放，但《新门记事》（*Newgate Calendar*）继续刊出生动写实的细节，包括在游乐园展出的恶名昭彰的重犯的蜡像以及造景的影像，持续提供惊悚剧兼道德寓言的双重娱乐。特别鲜活的刑案有时还会记载于所谓的杀人案小册上，可说是侦探小说的前身。这些廉价的印刷

图 54《丘比特帮维纳斯褪去罩衫》（*Cupid Taking Down the Smock of Venus*），路易－马兰·博内（Louis-Marin Bonnet）绘制。

图 55　拆解开来的解剖学维纳斯的插图，出自十九世纪或二十世纪初，俄罗斯圣彼得堡加斯纳的解剖学及病理学博物馆（Gassner's Anatomical and Pathological Museum）的展册（参见 127 和 136 页）。

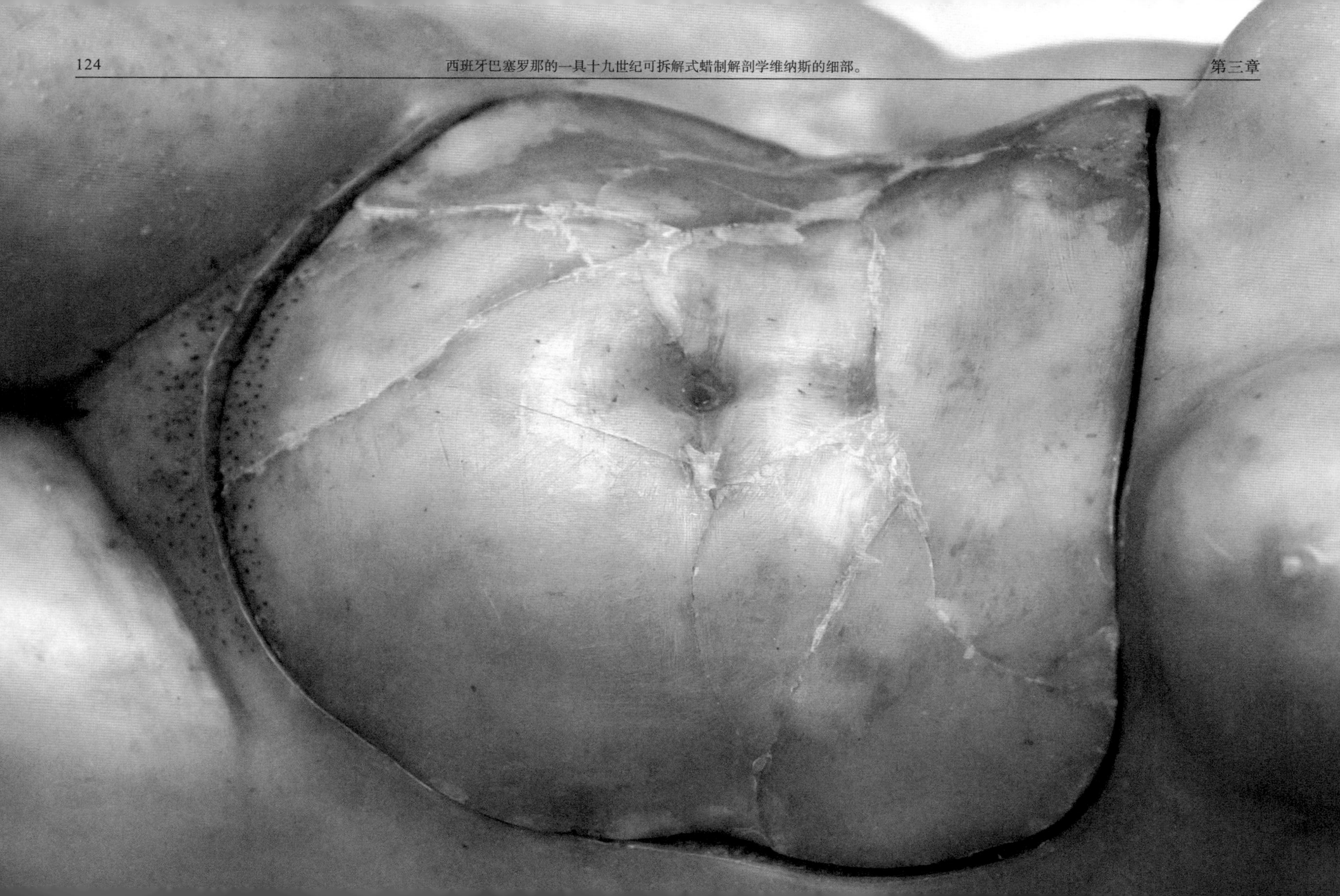

西班牙巴塞罗那的一具十九世纪可拆解式蜡制解剖学维纳斯的细部。

在传授解剖知识的借口下，

这污秽的法国蜡像……

是个庞大且令人生厌的人偶，

它的肚子就像水壶盖似的被取了下来，

露出内部器官，心、肝、肺、肾等。

就跟你在巴塞洛缪节大市集买到的

六角钱的木头娃娃一样，

这跟解剖学的精确性和实用性

相差甚远……

那玩意儿是个愚蠢的冒牌货，

既可悲又可怜。

摘自英国《文艺报》（*Literary Gazette*）中对“佛罗伦萨维纳斯”的描述，其自1825年起在伦敦多个集会场展出。

32 Internat. Handels-Panoptikum und Museum, München.

NB. In den Sälen der III. Etage befindet sich das

große anatomische Museum

mit über 700 Präparaten, dessen Besichtigung angelegentlichst empfohlen wird. Es haben in dasselbe **nur Erwachsene** Zutritt.

Jeden Freitag Nachm. 2 Uhr ab sind diese Sammlungen **nur für Damen** geöffnet.

Der Beginn der Vorstellungen auf den

Spezialitäten-Bühnen

in der I. und II. Etage, auf welchen zeitweise lebende Spezialitäten, Menschenraçentruppen, Abnormitäten, Illusionen etc. vorgestellt, und wissenschaftliche Demonstrationen gehalten werden, wird jedesmal durch Glockenzeichen in sämmtlichen Etagen bekannt gegeben.

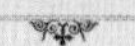

Nachdem nunmehr der Besucher des Panoptikums am Ziele seiner Wanderung angelangt ist, wird sich in ihm auch gewiß das Bedürfniß regen, eine Erfrischung zu nehmen. Es sei daher der Besuch des im Parterre gelegenen, freundlich ausgestatteten

Panoptikum-Restaurants,

in welchem **ausgezeichnetes Hackerbräubier**, vorzügliche kalte und warme Speisen aller Art, Kaffee, Weine ꝛc. ꝛc. zu civilen Preisen verabreicht werden, bestens empfohlen. In demselben finden täglich Concerte statt.

Frühschoppen-Concerte von 10—1 Uhr
Abend- „ „ 8—11 „
Sonn- und Feiertags-Concerte Nachmittags von 4—6 Uhr.

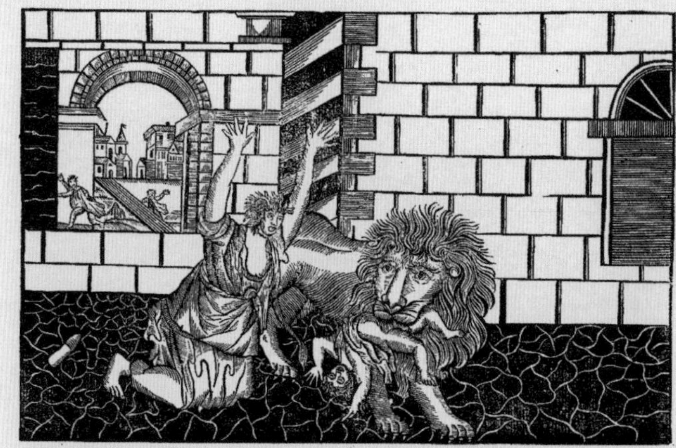

Mit Hoher Obrigkeitlicher Bewilligung.

Der Italiener F. Dominikini,

welcher mit einem zahlreichen, aus 50 Wachsfiguren bestehenden Kunst-Kabinet, welches auf seiner Reise durch ganz Deutschland, Moskau und mehreren Hauptstädten Rußlands mit großem Beifall aufgenommen werden, in Riga angekommen, ist nun Willens, dem hiesigen hochzuverehrenden Publiko seine

Wachsfiguren in Lebensgröße

MUSEO ROCA

INSTALADO EN LA FERIA

Bajo el Control de la Dirección General de Sanidad

El primer MUSEO DE CERA de España

presenta en forma real y para educación del pueblo

Los Estragos del Barrio Chino

La degeneración del hombre por el vicio.
Las grandes plagas sociales.
ESTUPEFACIENTES
Morfina - Opio - Cocaína - Éter - Alcohol.
Sus desconsoladores efectos. - El vicio al descubierto.

NOVEDAD SENSACIONAL

EL HOMBRE MONO

En tamaño natural y auténtico.
Como venimos al mundo.

El único ejemplar existente en España de la

Araña Gigante del Japón

lo presenta el MUSEO ROCA.

Más de 500 ejemplares en cera.
Fetos humanos auténticos.

Las Hermanas Siamesas

ya conocidas por la prensa española.

Galeria de curiosidades.
Galeria de hombres célebres.
Galeria de monstruos humanos.

Este Museo cuenta con personal competente para dar explicaciones científicas al público que lo visite.

Si no visita el MUSEO ROCA hágase cargo que no ha visto nada.

ADVERTENCIAS IMPORTANTES:

Solo se permitirá la entrada a los mayores de 18 años. Tiempo de permanencia ilimitado.

— Absténganse personas impresionables.

— Centros culturales, mutilados de la guerra y entidades benéficas, entrada gratis visitándolo en colectividad y de acuerdo con la Dirección.

— Fundándose la exhibición de este espectáculo en un fin científico y altamente moral, se espera de la cultura del público se abstenga de hacer cualquier manifestación que pueda distraer la atención del profundo estudio que ofrece este Museo.

— El espectador que una vez visitado el MUSEO ROCA, diese por mal empleado el importe de la entrada, tenga la bondad de reclamarlo y le será devuelto en el acto.

PROHIBIDO FUMAR.

Lea este programa y no lo tire, entréguelo a un amigo y se lo agradecera.

IMP. PALE

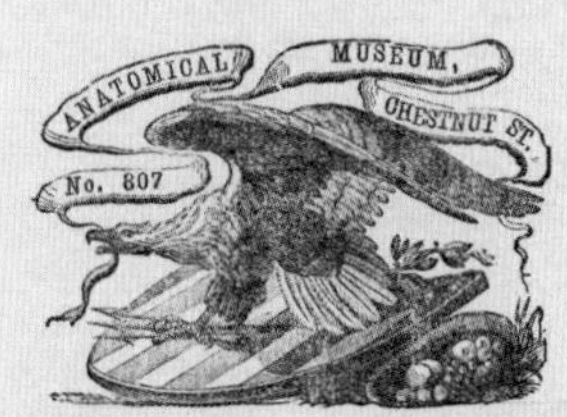

DRS. JORDAN & DAVIESON'S

MAGNIFICENT

Anatomical Museum

807 CHESTNUT ST.,

Opposite Continental Hotel, Philadelphia.

THE FINEST IN THE WORLD.

NONE TO EQUAL IT!!

SHOULD BE VISITED BY ALL.

INSTRUCTIVE,
AMUSING,
SCIENTIFIC,
AND ARTISTIC.

Acknowledged by the Medical Profession and the Press to be the Grandest Collection of Anatomy and Science ever exhibited.

The magnificent Venus, taken from life.
The Dying Soldier on the Field of Battle.

THE SLEEPING BEAUTY.

The Maniac of Sing-sing; The Guillotine Execution; Embryology, Midwifery and Pathology; Male and Female Skeletons; Birds, Beasts, Fishes and Reptiles, with skeletons of the same; The Strongest Magnet in the World.

COLLECTED AT AN ENORMOUS EXPENSE.

Thousands of Natural Preparations and Other Marvels,

ALTOGETHER FORMING A COMPLETE

PALACE OF WONDERS.

Open Daily, For Gentlemen Only.

807 Chestnut Street,

Opposite Continental Hotel, PHILADELPHIA.

Admission 50 cents.

J. MOORE & SONS, PRINTERS, 1125 & 1127 SANSOM ST.

KREUTZBERG'S

EUROPEAN ANATOMICAL

AND

HISTORICAL MUSEUM

Occupying the whole Building 729 Chestnut Street, between 7th & 8th.

I.

THE SPANISH INQUISITION

OR THE TORTURE OF THE MIDDLE AGE,

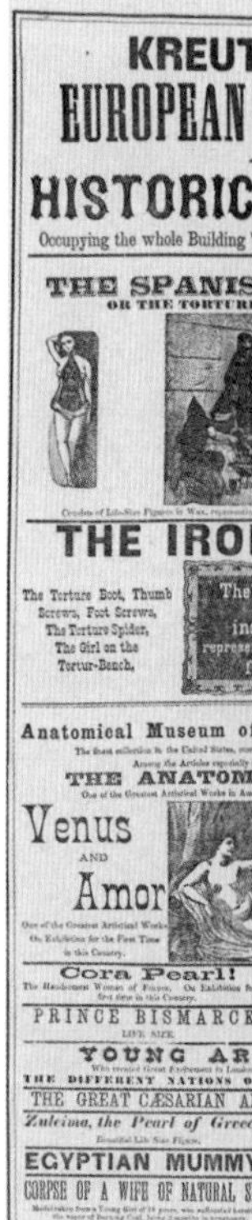

THE IRON MAIDEN.

The Torture Boot, Thumb Screws, Foot Screws, The Torture Spider, The Girl on the Tortur-Bench,

The tortures of the inquisition represented at full-length figures.

The Man on the Torture Rack, Leg Screws, and various objects too numerous to mention.

II.

Anatomical Museum of Science, Art and Nature.

THE ANATOMICAL HERCULES,

One of the Greatest Artistical Works in America. On Exhibition for the First Time in this Country.

Venus AND Amor

THE SIAMESE TWINS, LIFE SIZE.

THE TWO Nightingales!

Cora Pearl!

THE TATTOOED MAN OF BIRMAH.

PRINCE BISMARCK! LIFE SIZE.

NAPOLEON III.

YOUNG ARABIAN GIRL!

THE DIFFERENT NATIONS OF ASIA, AFRICA AND AUSTRALIA.

THE GREAT CÆSARIAN AND CIRCUMCISION OPERATIONS!

Zuleima, the Pearl of Greece!

HYDROCEPHALUS!

EGYPTIAN MUMMY!

DREADFUL EFFECTS OF TIGHT LACING!

CORPSE OF A WIFE OF NATURAL SIZE!

ANATOMY of the FOWL and the EGG. Curious and Interesting.

WONDERFUL MALFORMATION IN CHILDREN,

Two-Headed, Four-Armed & Double-Bodied

The Dying Zouave,

The Senegambian Chief

Cleopatra & her Family.

The greatest artistical work ever made in wax; there is no second one of its kind in the World.

Specially Made for the Centennial!

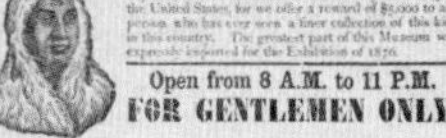

Open from 8 A.M. to 11 P.M.

FOR GENTLEMEN ONLY!

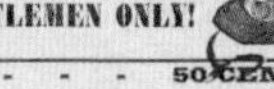

ADMISSION - - - - 50 CENTS

Open from 8 A.M. to 11 P.M.

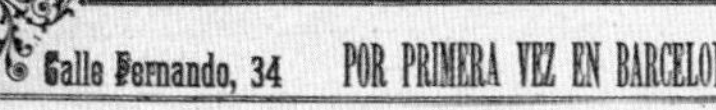

Calle Fernando, 34 POR PRIMERA VEZ EN BARCELONA Calle Fernando, 34.

EXPOSICIÓN
DEL
GRAN MUSEO ANATÓMICO
DE PARÍS

EL MÁS HERMOSO Y COMPLETO DE NUESTROS DÍAS
Antropologia, Anatomia, Etnologia é Historia natural

BARCELONESES:
A vuestra ilustración me dirijo, y en ella confío para hablaros de **La ciencia en sus relaciones con la humanidad.**
Hombre soy, y nada debo ignorar de cuanto al hombre atañe.
El hombre sufre mil dolencias; su fragilidad es grande.
Esta obra maestra de la creación se ve atacada por las más crueles enfermedades y en las más diversas formas, que llegan á convertirle en un sér de aspecto horrible.—¡Triste es confesarlo!

¡¡El hombre desconoce lo que es el hombre!!

El hombre, ávido de lo desconocido, cuyo afán se complace explorando los océanos é investigando el movimiento de los astros; el hombre que arrostrando toda clase de peligros socava las entrañas de la tierra; ignora las evoluciones que en su organismo se efectúan.

1,250 OBJETOS ESTATUARIOS
demuestran lo que es la Naturaleza Humana.

LA VENUS ANATÓMICA
Obra maestra de ceroplastia anatómica, que se descompone en 45 partes para demostrar las funciones de los órganos exteriores é interiores del mecanismo humano.—Demostración científica cada hora.

LA PESTE NEGRA EN RUSIA
Primer período, primer día. Segundo período, segundo día. Tercer día, la muerte.

DESARROLLO DEL FETO EN EL SENO MATERNO
Formación del embrión desde la concepción hasta el nacimiento.
PARTOS, desde el parto normal hasta
LA OPERACION CESÁREA
OPERACIONES QUIRÚRGICAS
OPERACIONES OFTALMOLÓGICAS
EL CRUP
Su curación por la traqueotomía.
Operaciones de la catarata, del Estrabismo y del Cristalino
OPERACION DE LA PIEDRA
ó LITOTRICIA

LA TRIQUINOSIS
observada en los músculos de una mujer (tamaño natural). Las triquinas aumentadas 400 veces.
LA LEPRA ORIENTAL
LOS PARÁSITOS INTESTINALES
Lombrices-Tenias, en un niño (tamaño natural).
GALERÍA
DE LAS ENFERMEDADES SIFILÍTICAS
ESTUDIOS GINECOLÓGICOS
EL DESPELLEJADO
Hombre de tamaño natural, cuyo dermis y epidermis han sido quitados para poner á descubierto los músculos, nervios, venas, arterias y fibras superficiales.

Galería reservada de PATOLOGÍA ESPECIAL según el Museo Dupuytren y el Hospital de San Luís de París.

LA INQUISICIÓN
Desde su creación en 1181, hasta su supresión en 1806.
Grupos de objetos, tamaño natural, mostrando en todo su horror los terribles suplicios infligidos á sus víctimas por los inquisidores.—Exhibición de instrumentos auténticos de tormento.

El Museo estará visible todos los días, desde las 9 de la mañana hasta las 11 de la noche, para las personas que tengan 18 años cumplidos.

Entrada 50 céntimos.

Dr. F. Sestacq.

7379.—Imp. Suc. Ramírez

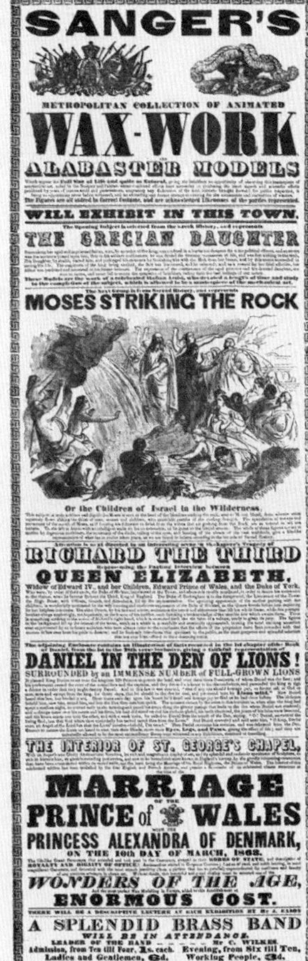

精选数个在博物馆以及巡回展览中展示的蜡像广告。这些展览彼此相距甚远，诸如拉脱维亚（对页右上）、美国费城（对页右下）、西班牙巴塞罗那（本页左上）以及俄罗斯圣彼得堡（本页右下）。科学博物馆与游乐园娱乐之间的界线往往十分模糊，巴塞罗那的罗卡博物馆（Roca | 对页左下）据说是“设在卫生署监管下的展场”，既有“人因败德而堕落”的展示，又有“最新轰动话题”：野人展（The Ape Man）。乔丹医师（Jordan）和戴维森医师（Davieson）设在费城橡树街 807 号的机构，广告主打“壮观的解剖学博物馆”以及“仅限男士”（对页中下），还是个“解剖学艺廊暨科学与艺术馆”（本页左下）。1894 年，前往德国慕尼黑参观亨德尔的全景展示场暨博物馆（Handel’s Panopticon and Museum | 左页左上）的访客，可在三楼欣赏解剖学展览，又可到楼下餐厅用餐，在那里甚至还有音乐会演出。很多博物馆经营者具有演艺界的背景；桑格的可动蜡像及雪花石膏模型之大都会收藏展（Sanger’s Metropolitan Collection of Animated Wax-Works and Alabaster Models | 本页右上）即是由桑格“爵士”（George Sanger, 1825—1911）主持，他是一位极为成功的马戏团老板，也在英国伦敦设立了“阿斯特利剧场”（Astley’s Amphitheatre）。

807 CHESTNUT STREET.
STARTLING ADDITIONS AT
DRS. JORDAN & DAVIESON'S
GALLERY OF ANATOMY
AND
MUSEUM OF SCIENCE AND ART.

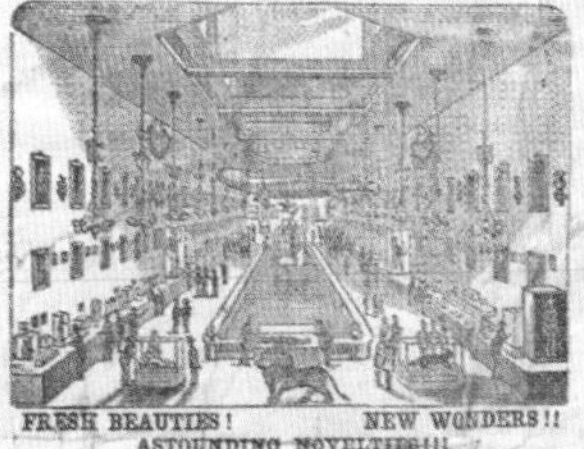

FRESH BEAUTIES! NEW WONDERS!!
ASTOUNDING NOVELTIES!!!
WONDERS OF THE WORLD AND BEAUTIES OF NATURE!
Hitherto hidden, now revealed.
WONDERS OF THE FIVE SENSES;—Seeing, Hearing, Smelling, Taste and Touch.
EXTRAORDINARY FREAKS OF NATURE,
Together with Wonders from Paris, Florence, Munich & England
THE SLEEPING BEAUTY!
An Exquisite Model of the Perfection of Female Form.
THE MANIAC OF SING-SING—(Taken from Life.)
EXECUTION OF MARIE ANTOINETTE.
WONDERFUL ADIPOCERIED CHILD!

Es ist Jedermann zu empfehlen, genauere Kenntniss von seinem Körper zu besitzen, um sich vor Krankheiten zu schützen.

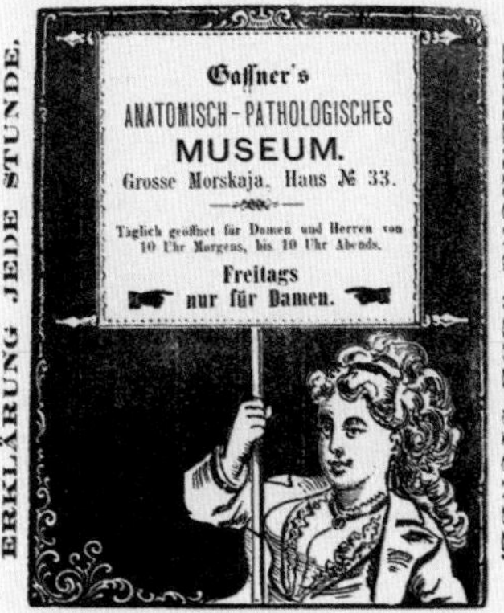

Interessante anatomische Präparate werden gekauft.

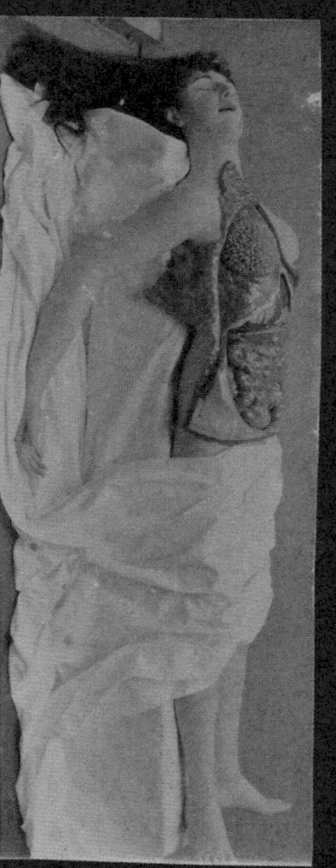

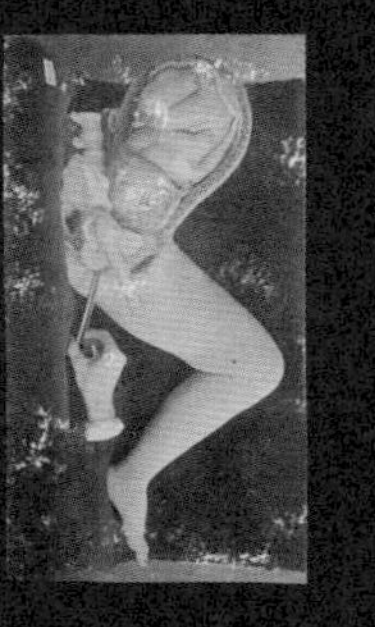

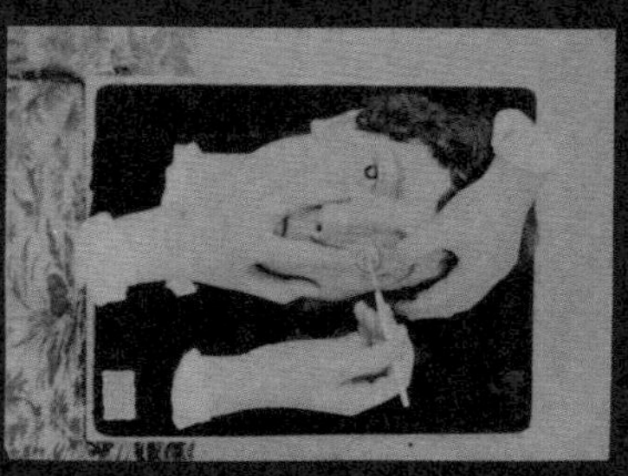

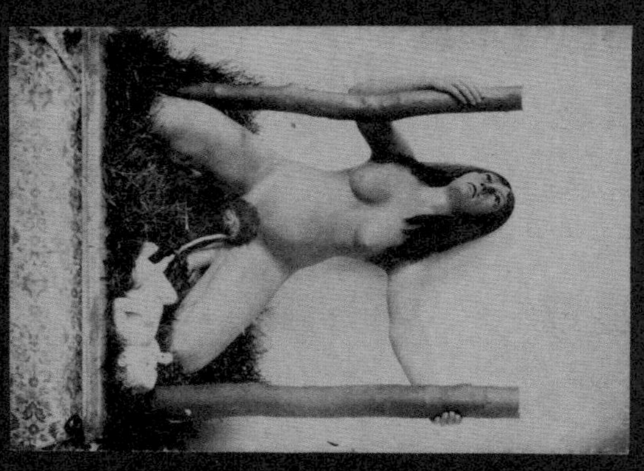

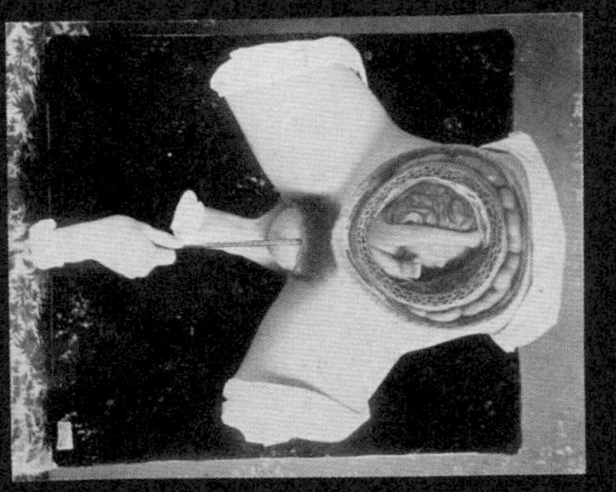

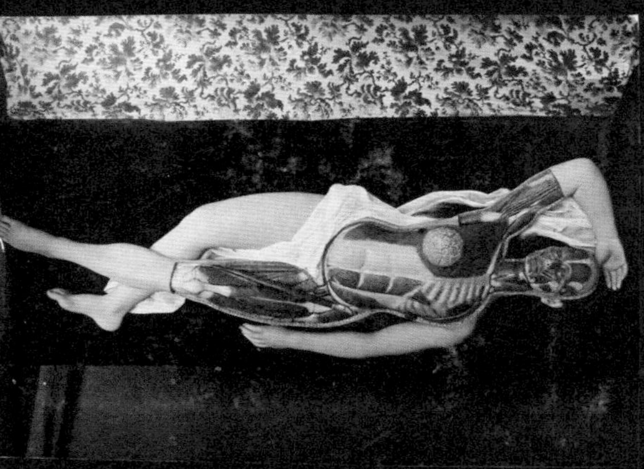

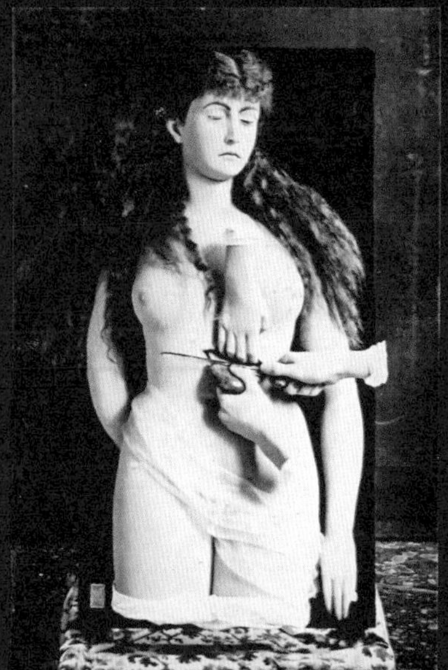

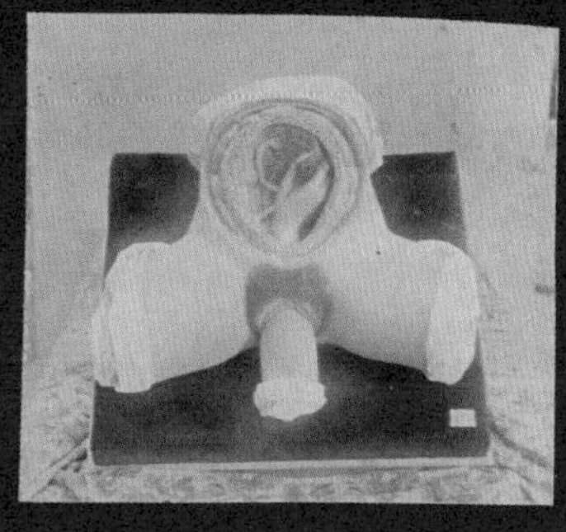

波尔作坊制作的蜡制解剖模型的早期相片。这些模型是为了用在全景展示场当中而制作的，包括“一名印第安妇女自然生产”（对页左上）；以及此类博物馆常见的展品：束腹的影响（本页文字下方）；还有可拆解的解剖学维纳斯，分别为已经拆开（对页右上）以及未拆开（本页左中）状态；一具折叠式解剖学维纳斯（对页最下）；胃癌的手术（本页左上）；臀位分娩和正常胎位生产；以及白内障手术（对页中左上）。

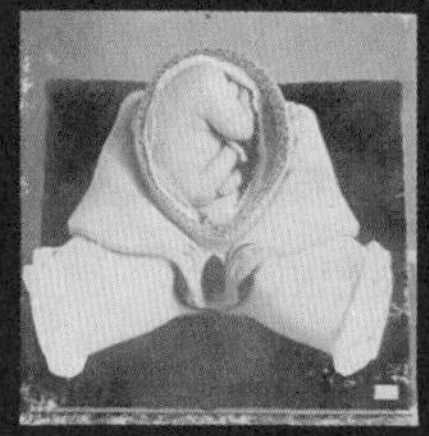

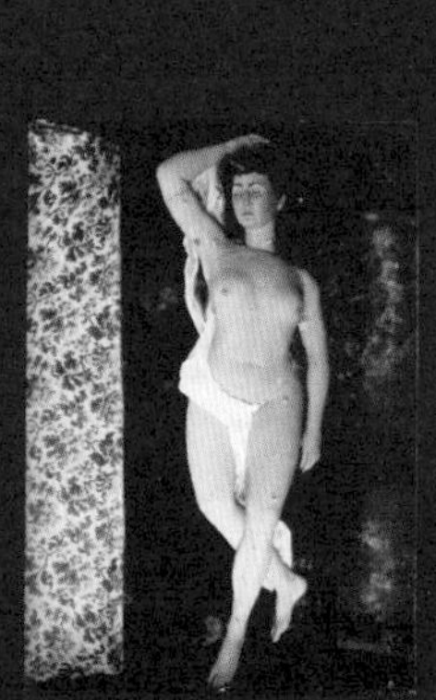

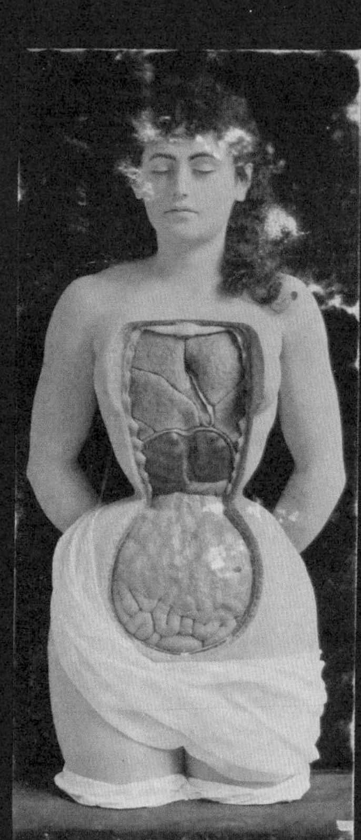

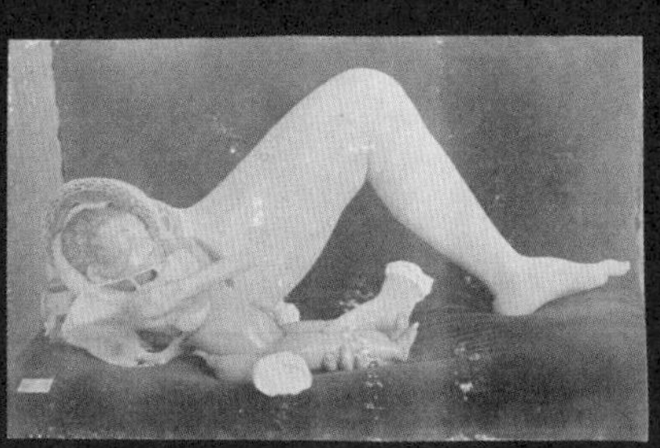

品包含了据称是各个杀人犯的真实记述，除了庭审笔录或杀人犯受刑前写下的自白之外，往往还含有情节描述。

不过说到模仿死者或已解剖尸体，最受欢迎且持久的景观，当属解剖学维纳斯；它小心翼翼地远离真正解剖的血污和恶臭。十九世纪盗墓者以及窃取遗体的“偷尸贼”十分猖獗。他们往往都是偷穷人或社会边缘人的尸体，将之卖给医学院，以赚取丰厚利润，因为医学院需要有持续不断的尸体供应用于学生解剖，而解剖学蜡像则是一个可行的替代方案。对尸体如此巨大的需求导致 1828 年在爱丁堡发生了一件丑闻，爱尔兰人威廉 · 伯克（William Burke）和威廉 · 黑尔（William Hare）谋杀了十六个人，还把遗体卖给苏格兰的解剖学家罗伯特 · 诺克斯医师（Dr Robert Knox）。1832 年，《解剖法案》（Anatomy Act）更宽松地允许解剖捐赠的尸体，但此类丑闻已经使得大众对解剖愈来愈厌恶。藉由其安然熟睡、无可挑剔的完美外表，解剖学维纳斯、夏娃和阿多尼斯避开了大众解剖学教育的主要障碍：尸体带来的嫌恶感。

图 56 哈默的作品《噩梦》，主角是一名陷入昏迷、真人尺寸的蜡制艳丽妇人，灵感来源是富塞利的同名画作（参见图 57），展示于哈默的慕尼黑全景展示馆（Hammer's popular Munich panopticon）。

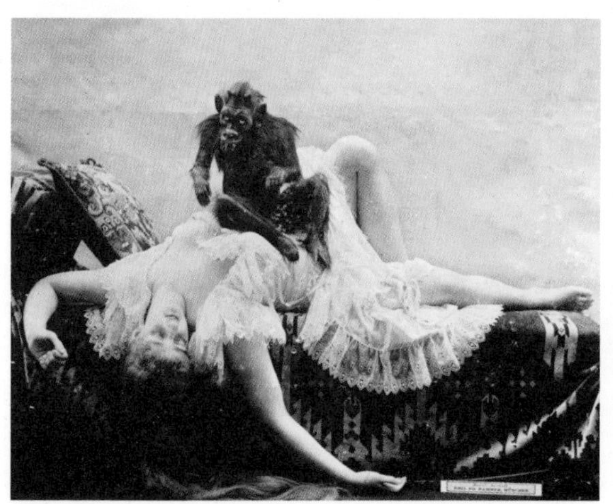

图 56

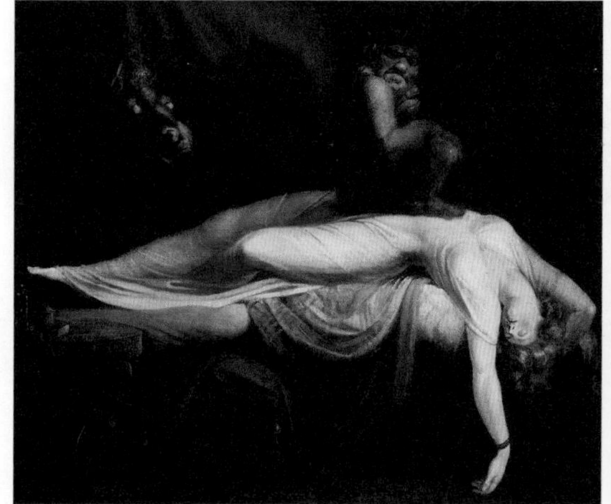

图 57

图 57 亨利 · 富塞利的《噩梦》（1781 年）。此画作在富塞利一生之中大量再制。

1825 年开始一直到 1900 年，至少都会有一具解剖学维纳斯以伦敦为家。她往往被称为“佛罗伦萨的”或“巴黎的”维纳斯，以此来暗示她的欧陆出身。她古典美的外表和可怕的内在形成一股强烈的冲突感，使她成为高人气的要角，以及各种娱乐场合的特色景点。解剖学维纳斯的解剖展示提供了一个合法框架，可以大方观看裸体。若非如此，裸体多半是个禁忌。

十九世纪初期至中期，世界风云变幻。在欧洲和美国，前所未见的大量人口从乡间移往城市，离开紧密扣连的农业社群，转而投入崭新的都市工业化劳动人口。劳工阶级以及蓬勃发展的中产阶级拥有比较多闲暇时间及更高的消费力，可以去追求各种娱乐。具教化意义而体面的娱乐——有时被称为“理性的娱乐”——特别受欢迎，尤其是那些原本就属科学、人类学或解剖学的主题。这些人对机械方面也有极大兴趣，因为人与机器世界有了新的亲密关系，把身体看成机器的隐喻随处可见。同时也有许多景点和新产品出现，以响应此类娱乐需求，例如：动物园和植物园、动物标本展示、投影式显微镜展示，还有水族馆；以及自动机和其他机械奇观的公开展示；催眠术现场演出，示范安东·梅斯莫（Anton Mesmer）的动物磁性理论；在巴黎，“法国神经学之父”让–马丁·夏科（Jean–Martin Charcot）那间著名的萨尔佩特里埃医院（Salpetriere）癔症诊所，每周开放参观时都会表演性展示被催眠的癔症患者。为通俗大众所设的博物馆和展览，组成了此类崭新娱乐景象的一大部分，也是最有活力的部分。

其中还有一种是“全景展示场”（panopticon）。全景展示场，正如评论家瓦尔特·本雅明（Walter Benjamin, 1892—1940）所写的那样：“不但看到一切，还以一切方式观看。”有趣而吓人，但也令人心痒、耸动，又富教育性。全景展示场就像美国的一角钱博物馆——如P.T. 巴纳姆（P. T. Barnum）的美国博物馆——是个将各路珍奇聚集于一堂的秀场，焦点是各具异国风味而貌

图 58　斯德哥尔摩的瑞典全景展示场 1903 年的导览，以描绘皇室家族、探险家以及罪犯的展览为主打。瑞典全景展示场有三层楼，从 1889 年创立一直营业到 1924 年。

图 59　德国柏林的卡斯坦全景展示场（蜡像博物馆）1879 年的导览。从 1869 年营业到 1922 年，卡斯坦（Castan）是当时最受欢迎的展场之一。

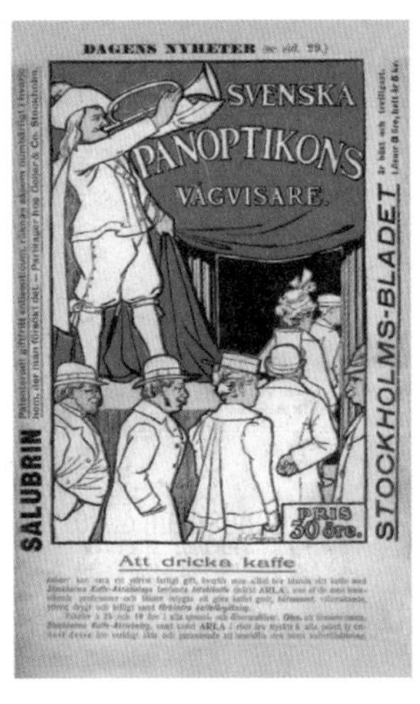

图 58

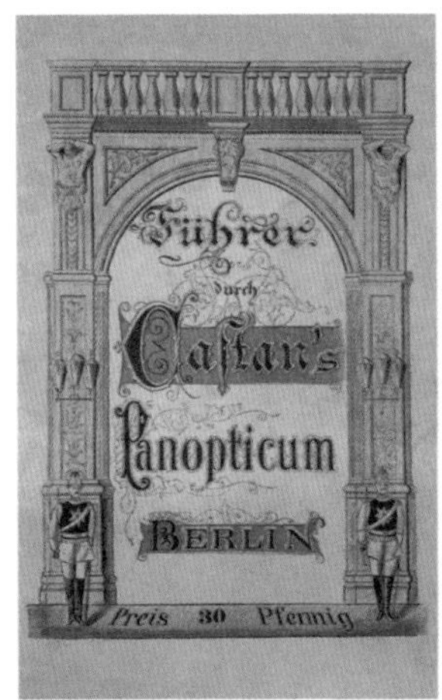

图 59

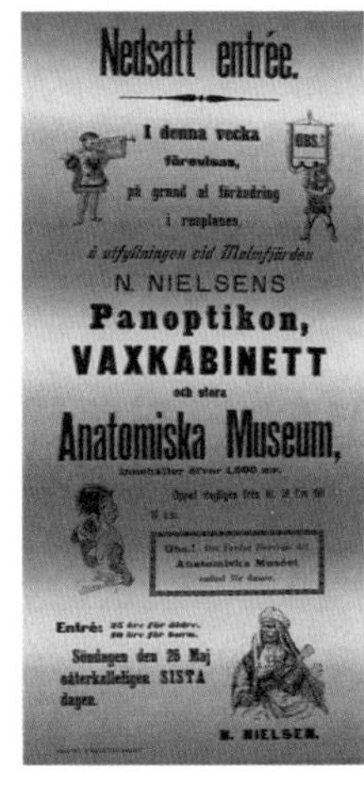

图 60

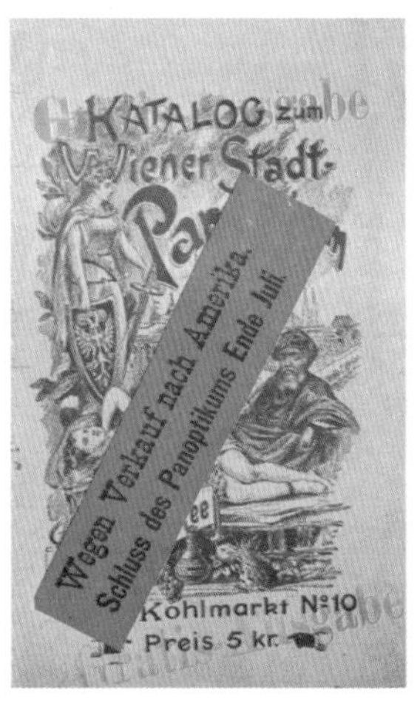

图 61

似科学的客观物件。这类展览介于贵族的珍奇屋与现代博物馆之间，为大众展示解剖学及病理学的蜡像、人体标本、名人或杀人犯的死亡脸模，以及描写“人类各种族”的民族志胸像，还有各色珍奇，包括象牙、木乃伊、鳄鱼标本、猿猴的骨架。全景展示场也有现场表演，譬如歌手、舞者、腹语术士、饥饿艺术家（为取悦观众而“挨饿”的家伙）、活生生的“怪胎”以及“稀有人种”。

大众解剖博物馆与全景展示场有许多共通之处，但更集中于人类解剖学以及病理学的展示。这些追求利润的博物馆，同伦敦的皇家外科医师学会（Royal College of Surgeons）博物馆等医师及医学生用的体制内医学博物馆如同表亲。大众医学博物馆打着公共卫生、娱乐和自我教育的名号，展出真正的人体标本，以及用蜡和其他材质制成的各种塑像。有些在固定地点展出，

图 60　尼尔森的全景展示场、蜡像展以及大型解剖博物馆的入场折扣广告。展出超过 1000 具蜡像，只在每个星期五开放给女性观众入场。

图 61　路易·魏尔忒经营的维也纳全景展示场的指南。1896 年，魏尔忒开始在他的机构里放映影片，因而成为“奥地利电影院之父”。

本页与对页　两具女子蜡像，展示紧身束腹对身体内外的影响。出自德国柏林的卡斯坦蜡像博物馆（Castan’s Panopticon）。

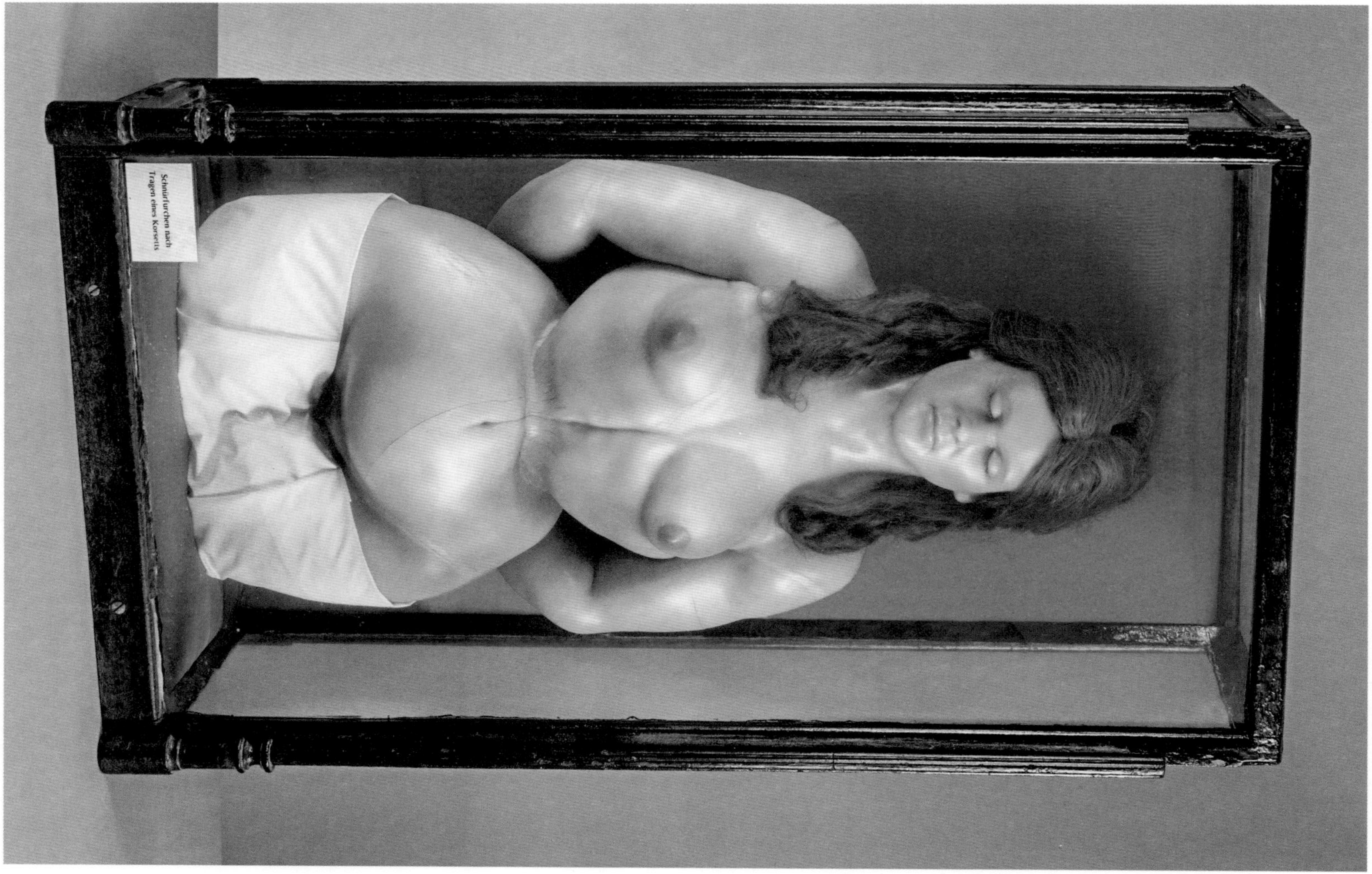

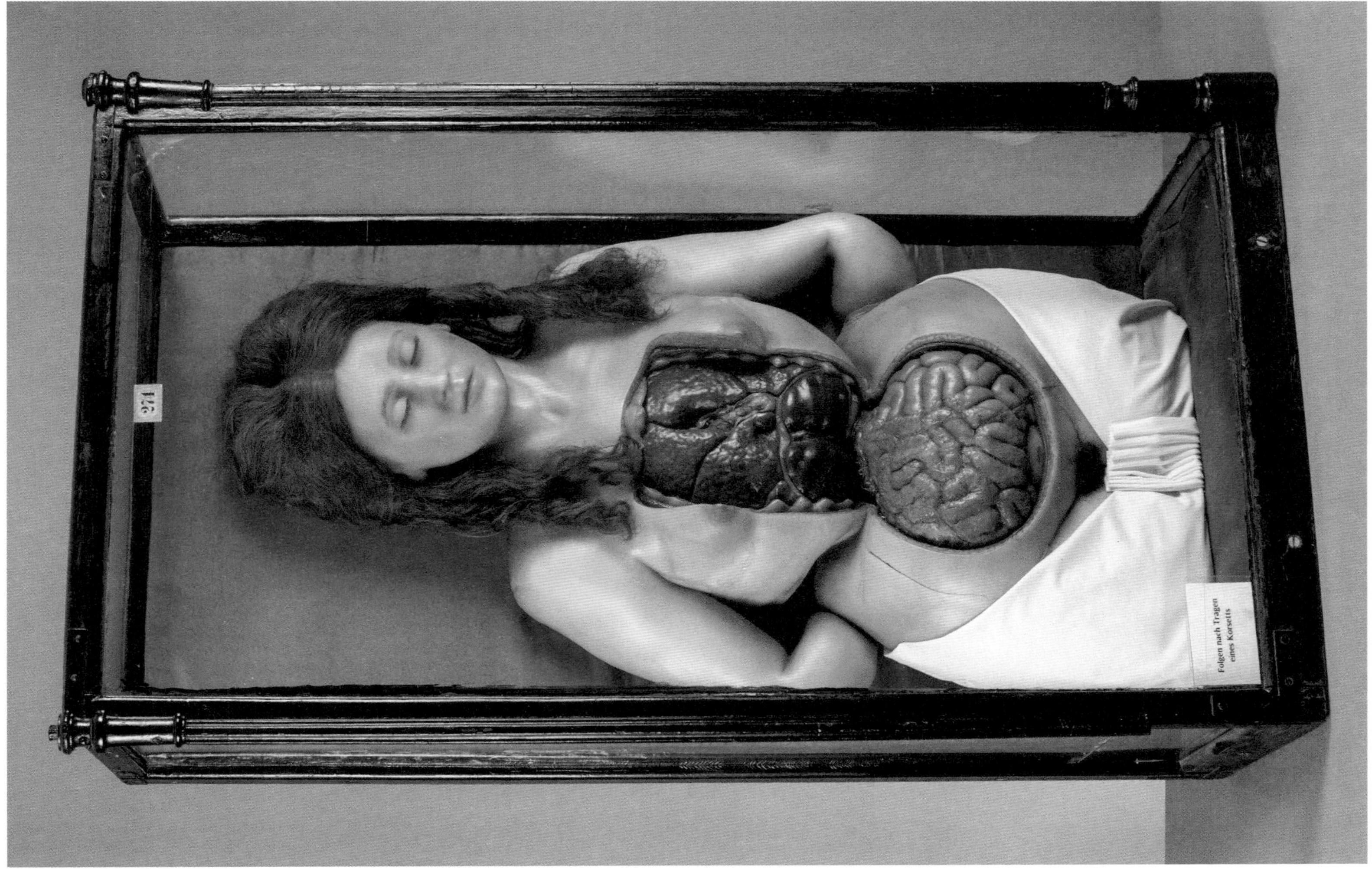
271
Folgen nach Tragen
eines Korsetts

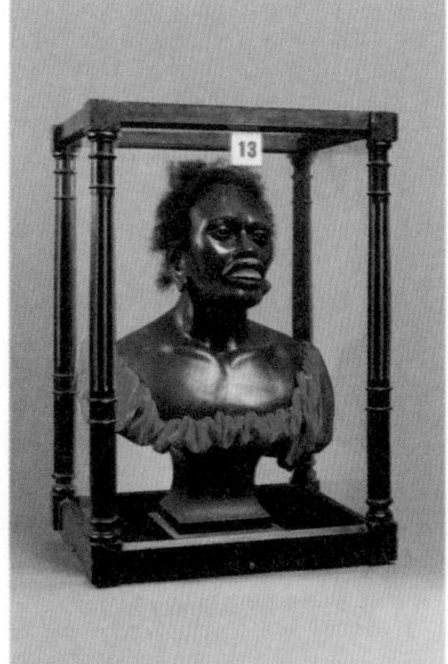
13

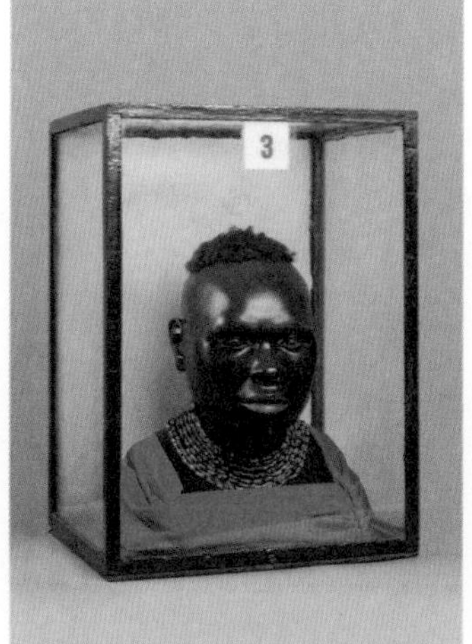
3

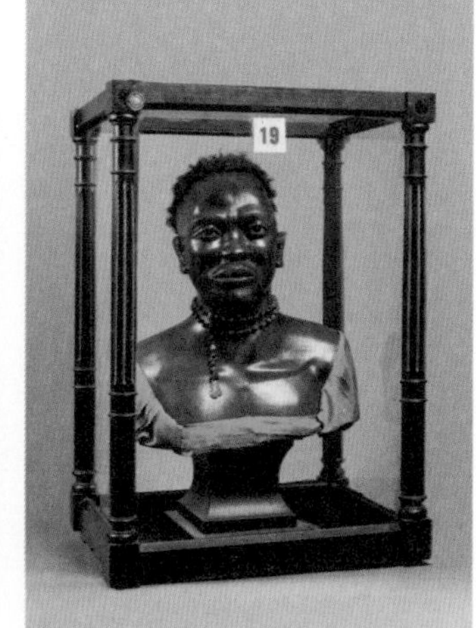
19

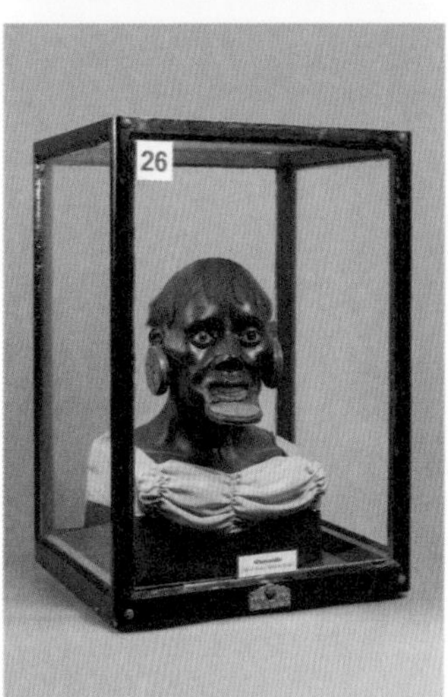
26

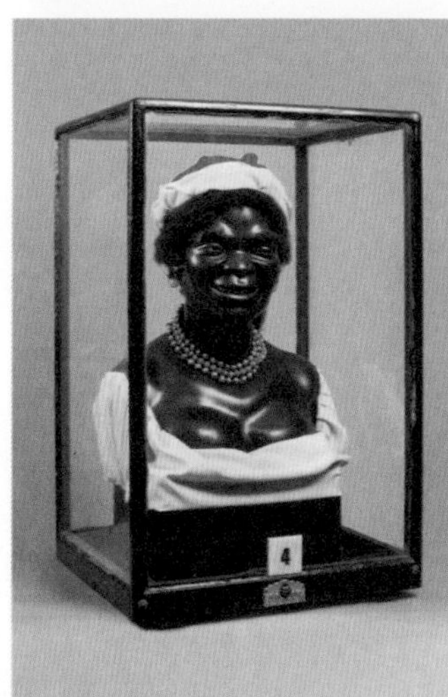
4

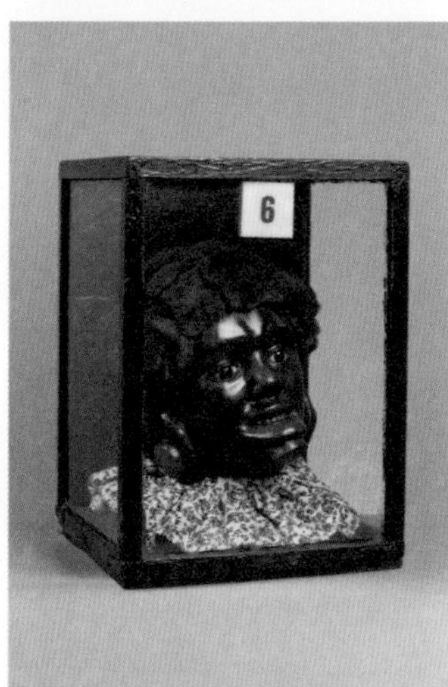
6

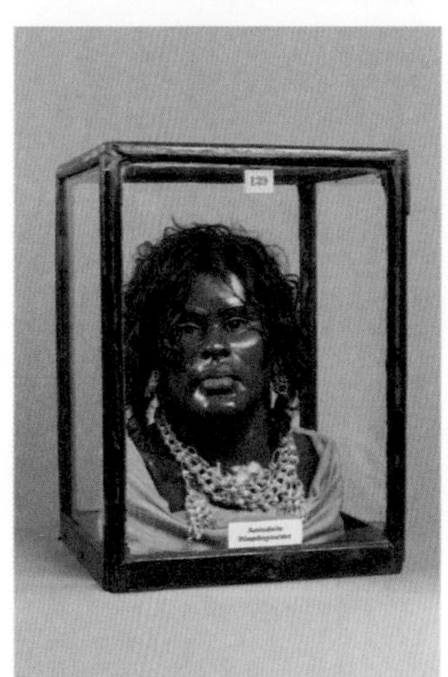

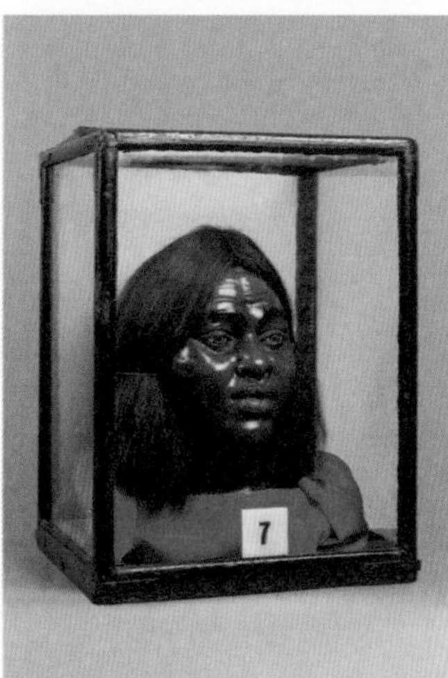
7

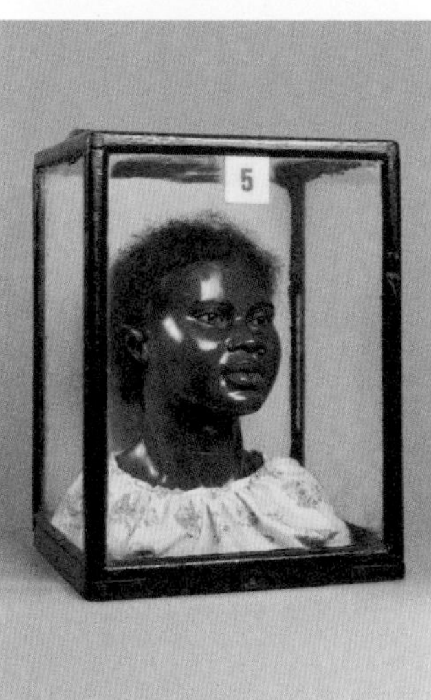
5

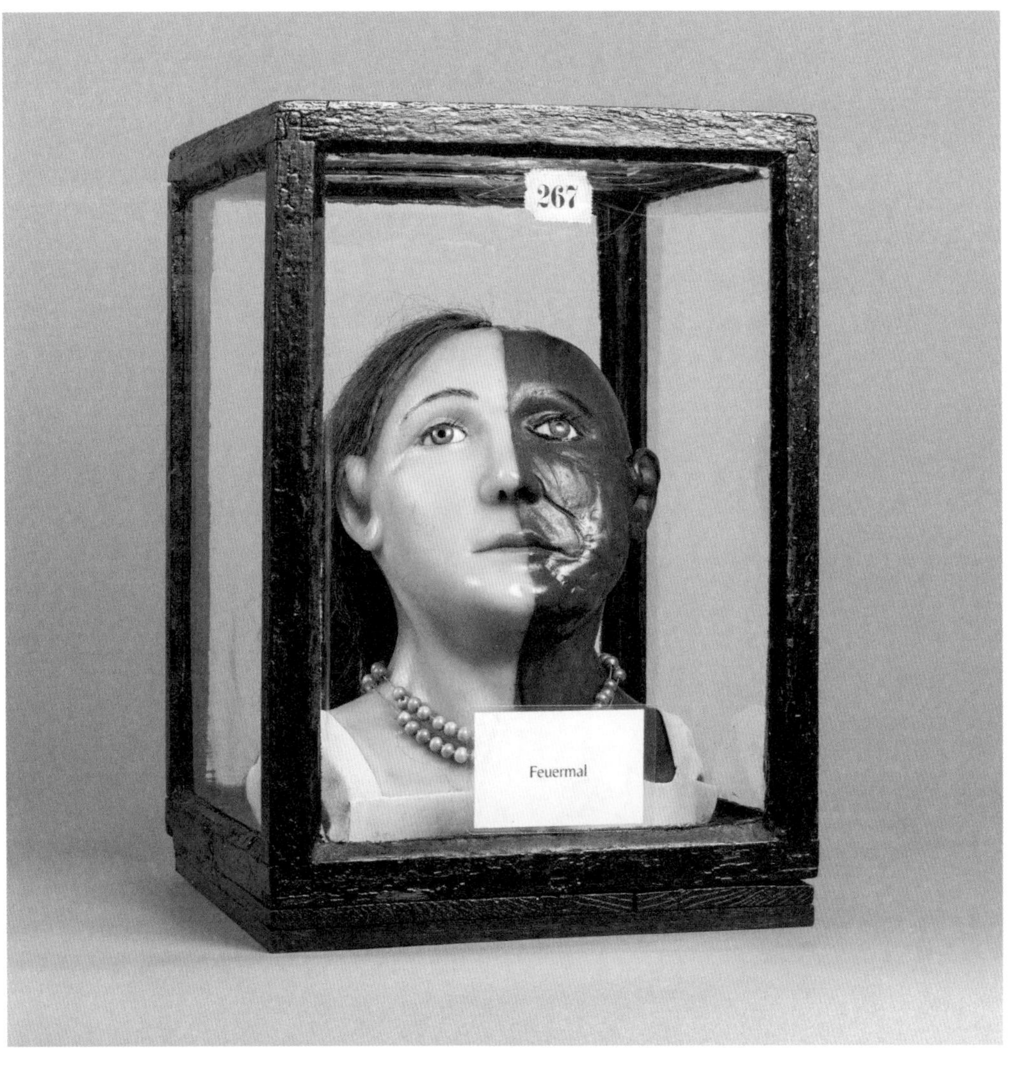

左页
一系列蜡制民族志胸像，出自柏林的卡斯坦蜡像博物馆。此类胸像，以及“异域”民族活人展示，是全景展示场常见的题材。风潮正盛的时候，卡斯坦的展场单单一个星期天，就能吸引多达5000名访客。

上图
一具蜡制胸像，描绘患有“鲜红斑痣”（naevus flammeus）的女子，此症又称“波特酒色痣”胎记，扩张的血管造成皮肤上的红紫色斑块。此种半患病、半健全的呈现方式，让人想到早期警世绘的传统，而她所戴的项链则会令人联想到美第奇维纳斯配戴的那一副。

后页 各式各样十九世纪及二十世纪初的博物馆导览封面，显示出当时的大众对较好的女性裸体图像、外来民族，以及“怪胎”特别有兴趣。

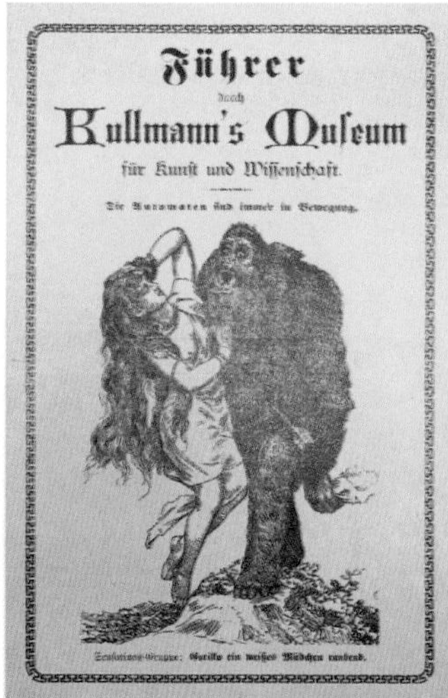
Führer
durch
Kullmann's Museum
für Kunst und Wissenschaft.
Die Automaten sind immer in Bewegung.

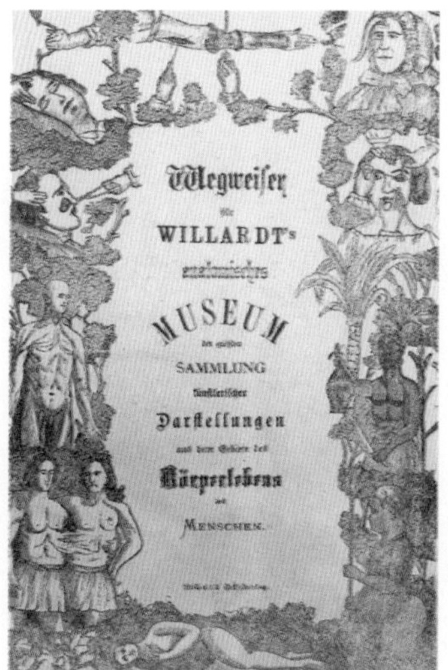
Wegweiser
für
WILLARDT's
anatomisches
MUSEUM
der größten
SAMMLUNG
künstlerischer
Darstellungen
aus dem Gebiete des
Körperlebens
des
MENSCHEN.

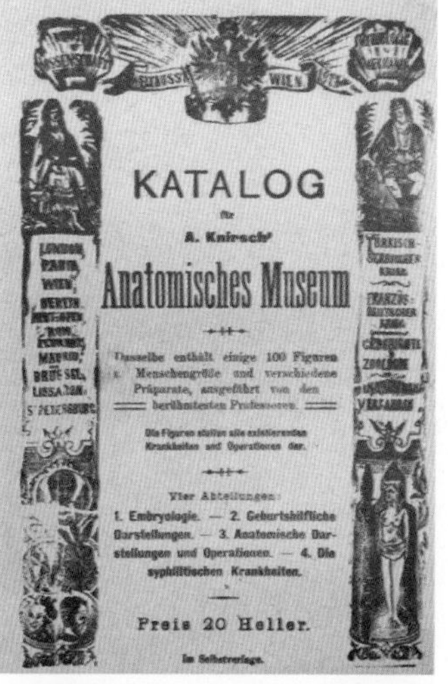
KATALOG
für
A. Knirsch'
Anatomisches Museum
Dasselbe enthält einige 100 Figuren i. Menschengröße und verschiedene Präparate, ausgeführt von den berühmtesten Professoren.
Die Figuren stellen alle existierenden Krankheiten und Operationen dar.
Vier Abteilungen:
1. Embryologie. — 2. Geburtshilfliche Darstellungen. — 3. Anatomische Darstellungen und Operationen. — 4. Die syphilitischen Krankheiten.
Preis 20 Heller.
Im Selbstverlage.

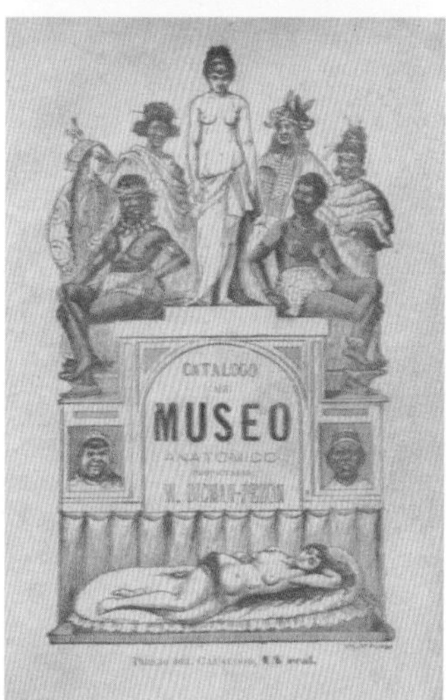
CATALOGO
MUSEO
ANATOMICO

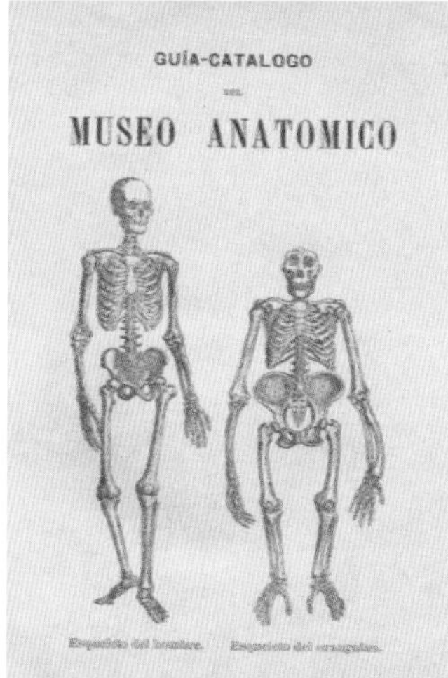
GUÍA-CATALOGO
DEL
MUSEO ANATOMICO
Esqueleto del hombre.
Esqueleto del orangután.

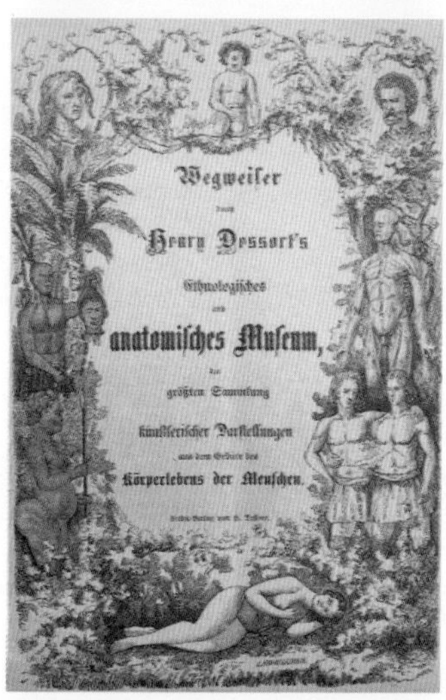
Wegweiser
durch
Henry Dessort's
Ethnologisches
und
anatomisches Museum,
der
größten Sammlung
künstlerischer Darstellungen
aus dem Gebiete des
Körperlebens der Menschen.

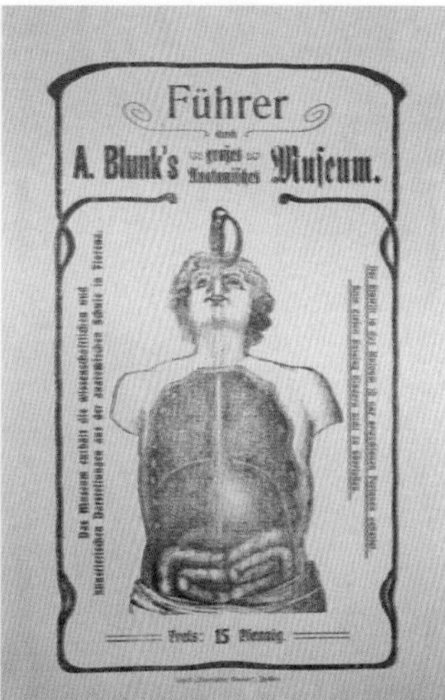
Führer
durch
A. Blunk's großes Anatomisches Museum.
Preis: 15 Pfennig.

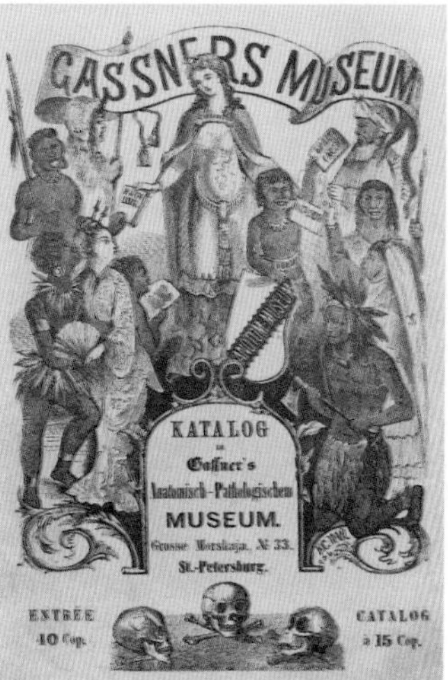
CASSNERS MUSEUM
KATALOG
des
Cassner's
Anatomisch-Pathologischen
MUSEUM.
Grosse Morskaja, № 33.
St.-Petersburg.
ENTRÉE
40 Cop.
CATALOG
à 15 Cop.

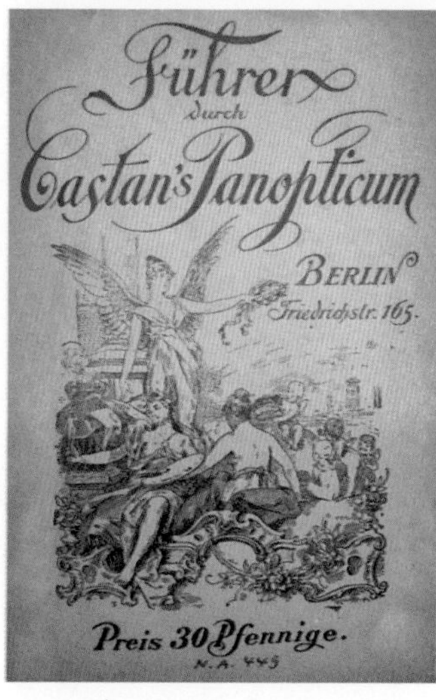
Führer
durch
Castan's Panopticum
BERLIN
Friedrichstr. 165.
Preis 30 Pfennige.
N.A. 445

展览品

是一批解剖学模型和解剖样本，

呈现出皮肤病与性病学，

这本不适合公开展览，

而是刻意要激起年轻人

对病态的好奇心，

并引发特殊形式的虑病症。

人手一本低劣的小册子，

诱导罹患或害怕疾病的人

去找开业者问药。

仅这样一个机构所造成的伤害

就难以估计。

摘自《波士顿医学和外科杂志》在1873年7月24日所刊出的社评文章。其中宣称玫尔丹医师的“巴黎解剖馆”之所以关闭是“出于公序良俗的考虑”。

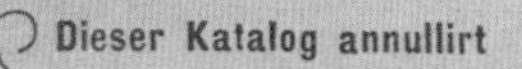

Dieser Katalog annullirt alle vorhergehenden

ILLUSTRIRTER KATALOG

der

KUNSTANSTALT u. KUNSTHANDLUNG

EMIL ED. HAMMER, MÜNCHEN.

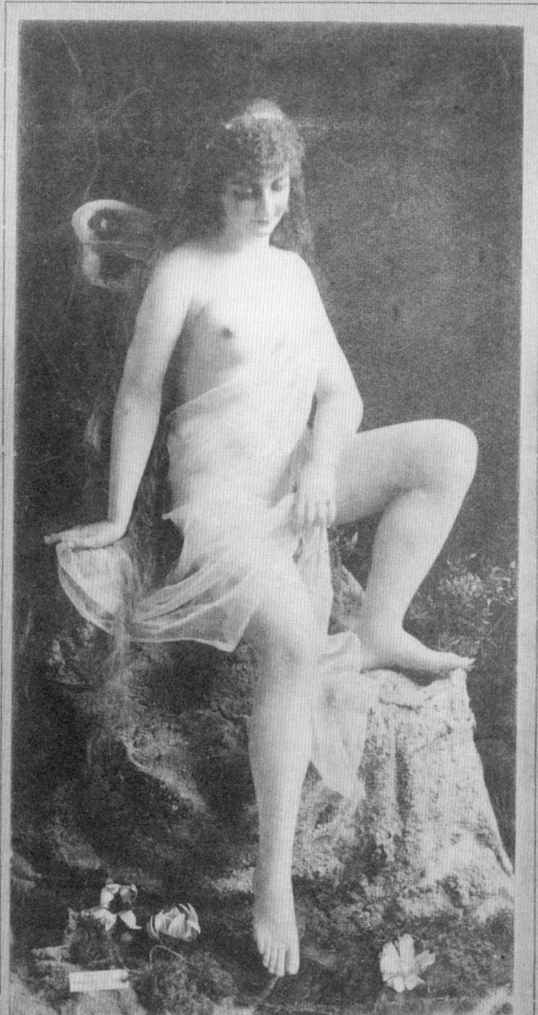

Nr. 54. Badende Nymphe, von Emil Ed. Hammer.

Preis dieses Kataloges Mk. 2.—. An Kunden gratis.

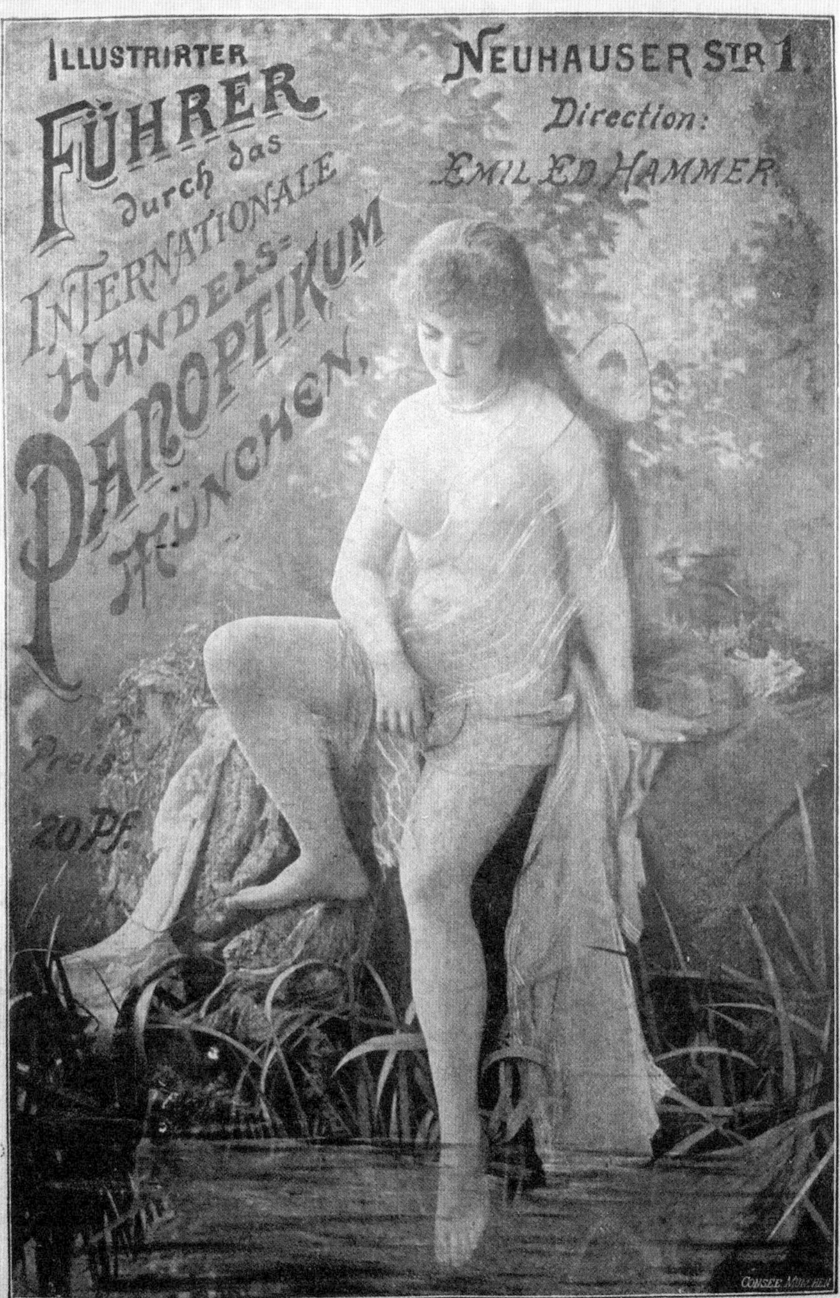

G. Franz'sche Hof-Buch- u. Kunstdruckerei (G. Emil Mayer) München

本页与对页　帮蜡模师哈默打广告的目录，他是德国慕尼黑“国际亨德尔蜡像博物馆”（Internationale Handels-Panoptikum）的经营者。

有些则是在各地的游乐园之间巡展，和其他诱人展览比邻。欧洲和美国的主要大城市都号称至少拥有一座这种博物馆，说不定还有更多，而且访客遍及社会各个阶层。馆方经常会举办教育讲座；有的时候讲座只对男性开放，但也会有特别谢绝男士的“女士专场”，让女性了解解剖学的奥妙——由于她们身为家中的主要照顾者，这点至为重要。生殖科学特别受到关注，包括性器官解剖、胚胎学，还有性病理学。

此类设施的展览本质是兼容并蓄，从导览手册就能看得出来：利物浦的解剖学博物馆 1885 年巡回到布莱克浦（Blackpool），展品清单包括一具“露易丝 · 拉朵（Louise Lateau）的全尺寸佛罗伦萨蜡像”，身具圣痕正进入神魂超拔状态；与英国作战而遇害的新西兰酋长的头；毒蛇的骨架；木乃伊的头；侧卧着的佛罗伦萨维纳斯；“一名光棍的脸，货真价实的自渎者”；一个“头部和颈部的模型，显示出女子若违背神的戒律，会落入怎样糟糕而悲惨的境地”；以及一个展示“束腹太紧所导致的子宫移位”的

图 62　为萨尔蒂先生著名的解剖学维纳斯打广告的小册子，发行于 1847—1854 年间。其中特别劝告妇女，身为“护士、训练员以及全体人类家庭的教师”，应该要去参观展览。

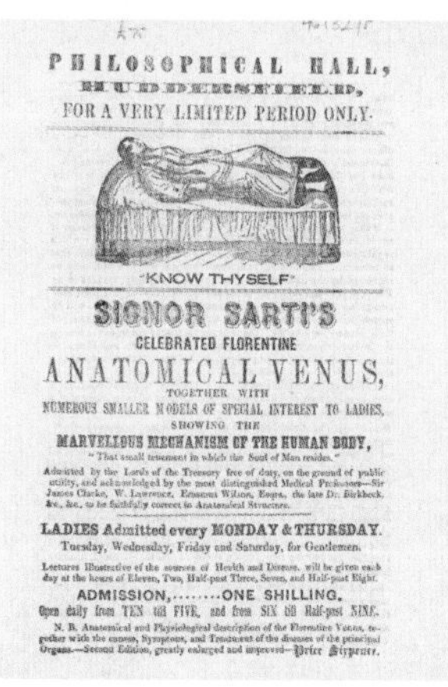

图 62

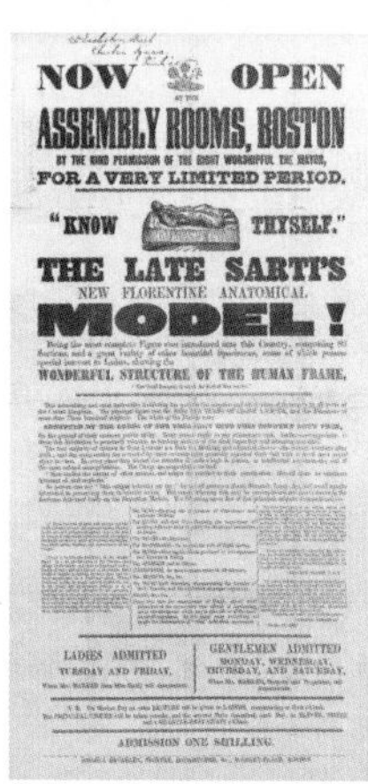

图 63

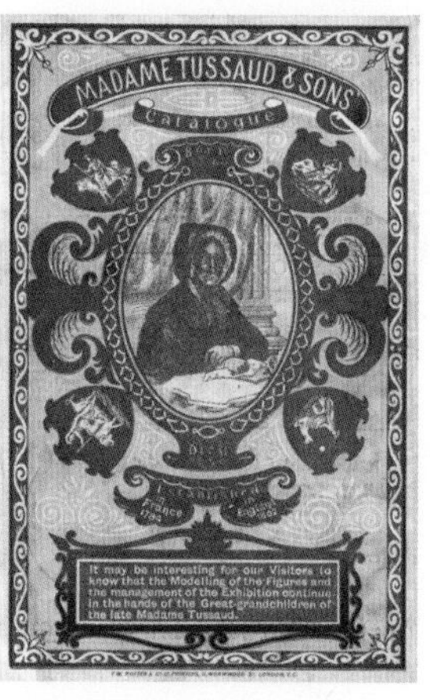

图 64

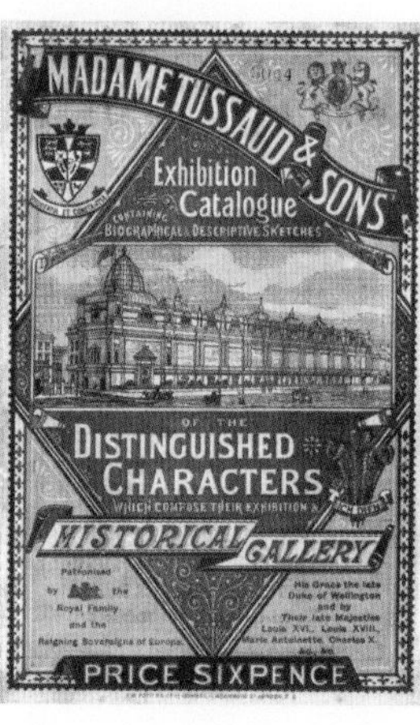

图 65

图 63　为萨尔蒂先生的“佛罗伦萨维纳斯”即将前往英国波士顿展出所做的广告。模特儿的内脏和肌肉皆可拆解，而且经过仔细制作以呈现不同的病理征状，比如其中一个肝脏模型显示“暴饮暴食所造成的影响”。蜡制模型展览通常会搭配一句话：“认识你自己。”

模型；还有一个描绘“犹太人实施的割礼”的模型。同一时间，克鲁兹伯格教授（Professor Charles Kreutzberg）在 1875 年的“欧洲解剖学、病理学及民族志博物馆”目录中吹嘘展品包含：“一名霍屯督人（Hottentot）的特长阴蒂”；眼疾和子宫病症的模型；展示梅毒以及淋病病症的模型；展示“自慰对一名少妇的影响”的其他模型；“一名妇女的尸体，所有部分都能拆解”；“一名匈牙利人的头……（具有）特别大的前额”；维纳斯与小爱神的塑像；花名珍珠（Cora Pearl）的著名英国交际花的胸像；以及一具解剖学阿多尼斯。

生理卫生以及生殖器官是这些展览的焦点，情色题材与异国文物亦然。在那个时代，除非是“套上道德训诫的框架”，否则裸体并不适合展示，而用解剖学研究的伪装正好合乎要求。除了有蜡像描写男性和女性的性器官之外，可能还有造景描绘黑猩猩强暴美女、包厢里的女奴，以及怪兽踞于一名

昏迷、袒露胸脯的女子身上；灵感来自富塞利（Henry Fuseli）的名画《噩梦》（*The Nightmare*, 1781，参见 130 页）。

大众解剖博物馆还因其令人恐惧的展品：被“道德病”摧残过的身体——尤其是生殖器官——而恶名昭彰。在那个时代，梅毒仍然致命、神秘而且几乎无所不在。在此时“梦遗”也是一个极为常见的诊断，被视作健康大敌。人们认为这是纵欲以及自慰过度所致。《白话大众医疗顾问，或，简明医学》（*People's Common Sense Medical Adviser in Plain English; or, Medicine Simplified,* 1895）如此描写梦遗的症状：

> ……萎靡不振，心智能力钝化，喜好淫秽文章……脸部浮肿苍白，而且性情焦躁易怒；食欲时好时坏……胸痛、失眠，夜里会有淫荡的想法和欲求。

图 64、65　1883 年在英国伦敦举办的“杜莎夫人及儿子展览”目录。杜莎从柯蒂斯那里学会蜡像制作技术，这位瑞士医师暨蜡像大师自称是她的叔叔，但有些人认为杜莎是他的私生女。

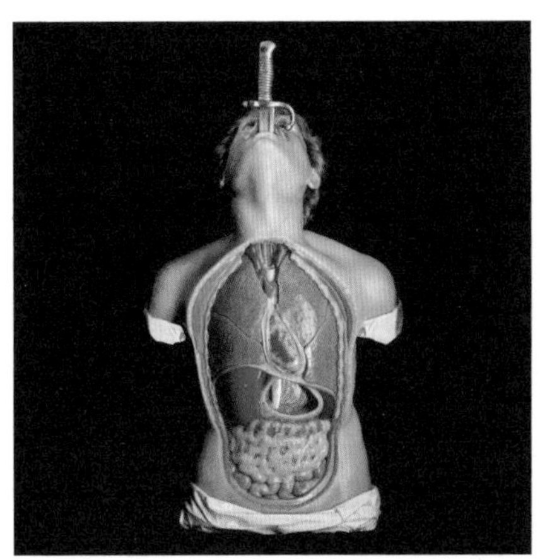

图 66

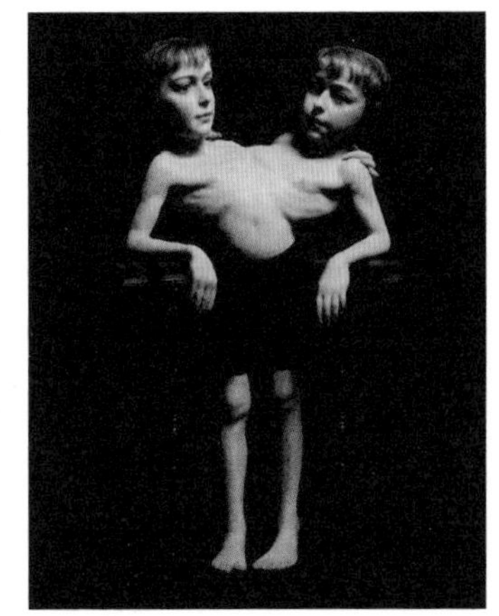

图 67

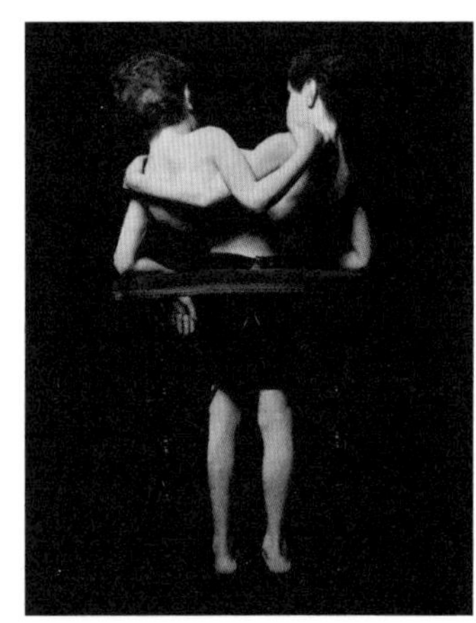

图 68

虽然这些展示品很容易被当作是纯粹的窥淫癖而遭斥责或妖魔化，但它们除了刺激挑逗也还带有教育性质。玛丽莎·热内·勃麦斯特（Maritha Rene Burmeister）曾指出，多年来大众医学博物馆享有良好名声，甚至还由有声誉的医学期刊撰写文章推荐，例如：《柳叶刀》（*Lancet*）、《医学时事和公报》（*Medical Times and Gazette*）。萨尔蒂先生（Signor Sarti）的展览会（以一具解剖学维纳斯和一具解剖学阿多尼斯为主角的解剖学蜡像收藏）1839 年在伦敦开幕的时候，著名的文艺杂志《书阁》（*Athenaeum*）将之推荐给“较年轻的男性读者”，如果想要得到“一些解剖学方面的常识，这是一个不费力气，也不会感到恶心的途径”。萨尔蒂声称，研究他的模型可让访客拥有“与医疗顾问有条理沟通的能力”并且可以“教育他绝对信任那些以解剖学和生理学研究为毕生志向的人”。英国外科医师伊拉斯谟·威尔逊爵士（Sir Erasmus Wilson, 1809－1884）甚至在 1847 年写到，萨尔蒂的展览提供了“对

图 66　蜡制模型，约制作于 1900 年，呈现出一名吞剑男子的内脏；出自德国德累斯顿，波尔的作坊。

图 67、68　十九世纪的真人尺寸蜡像，连体人托奇兄弟（Tocci）。出自法国巴黎施皮茨纳的解剖学暨人种学博物馆。

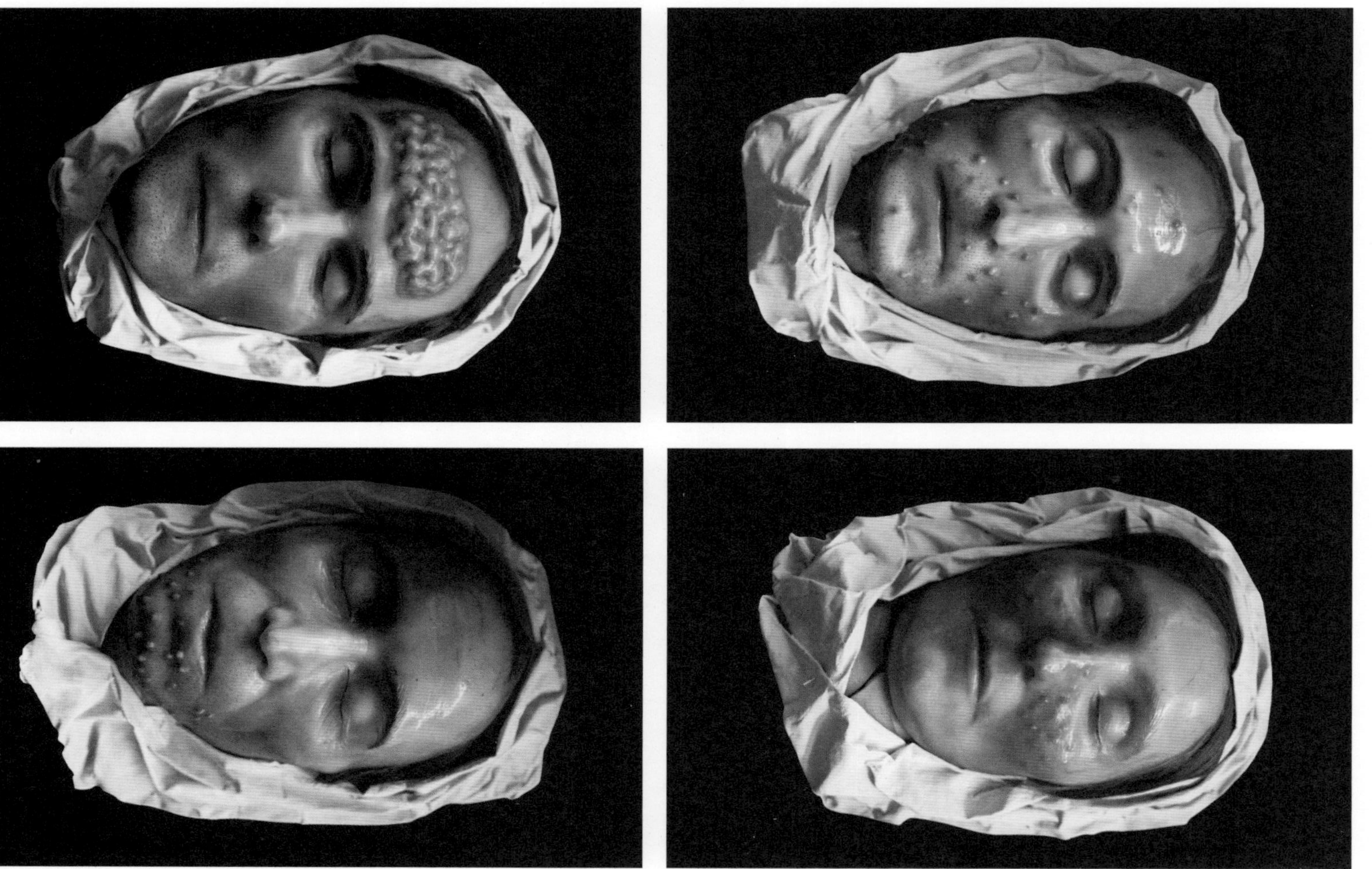

十九世纪晚期的皮肤病患印模，出自墨西哥市的“墨西哥医学博物馆”（Museo de la Medicina Mexicana）。如此惟妙惟肖，这些印模也等于是患者的肖像。

柏林的卡斯坦蜡像博物馆，于 1873 年陈列的一组病理性器官，呈现梅毒以及其他性传染病。

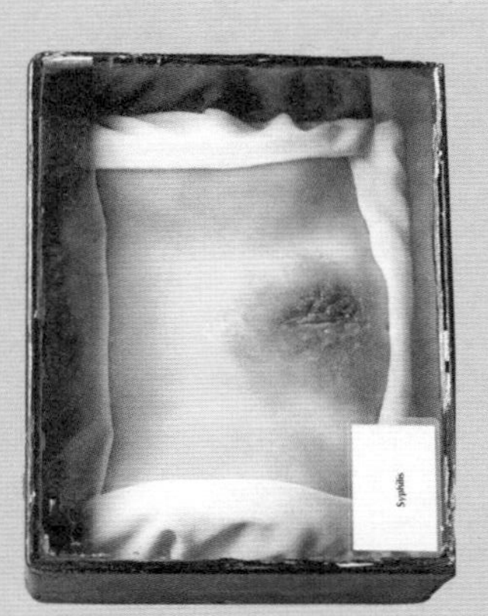

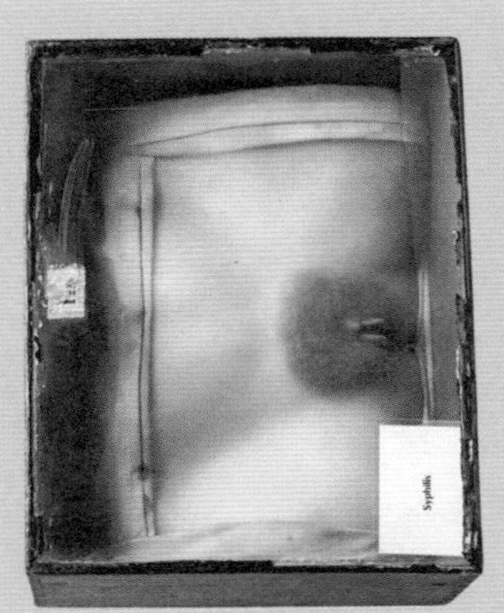

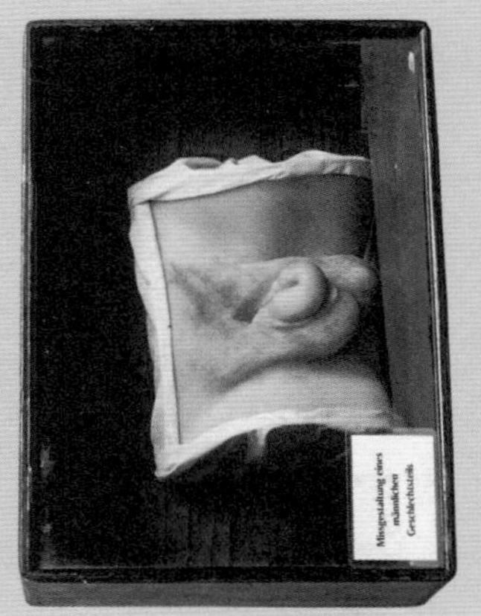

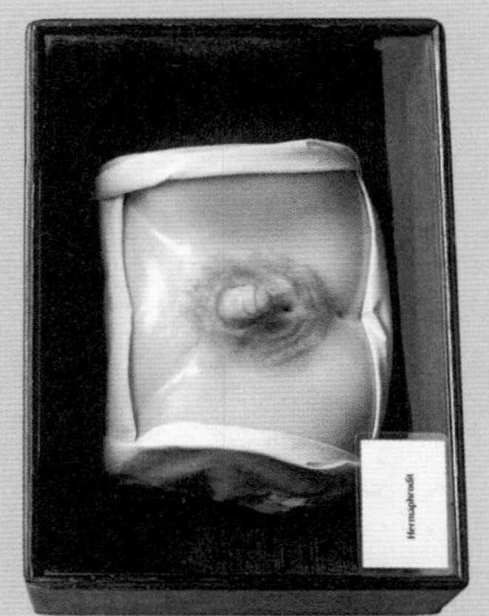

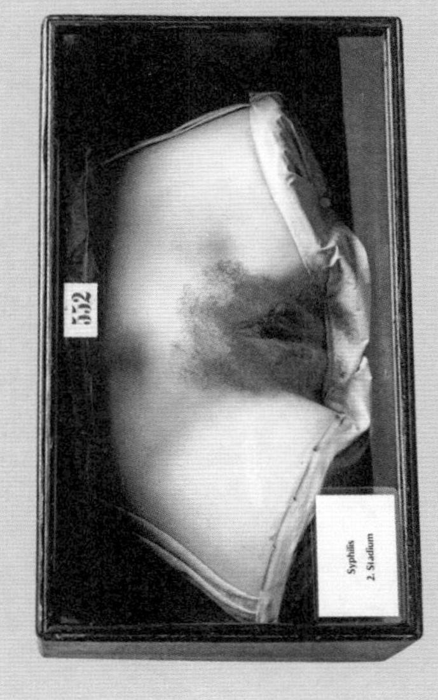

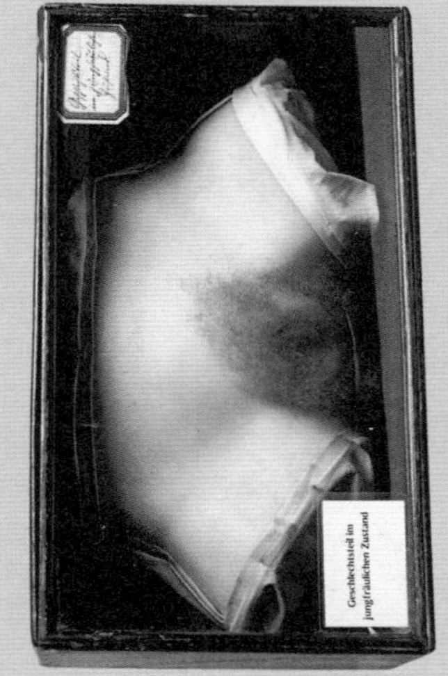

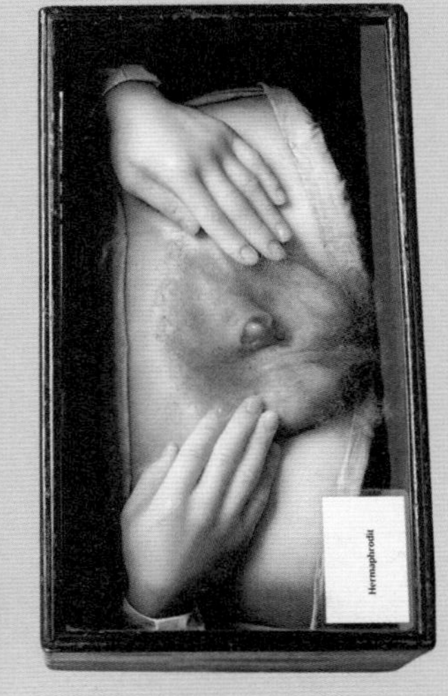

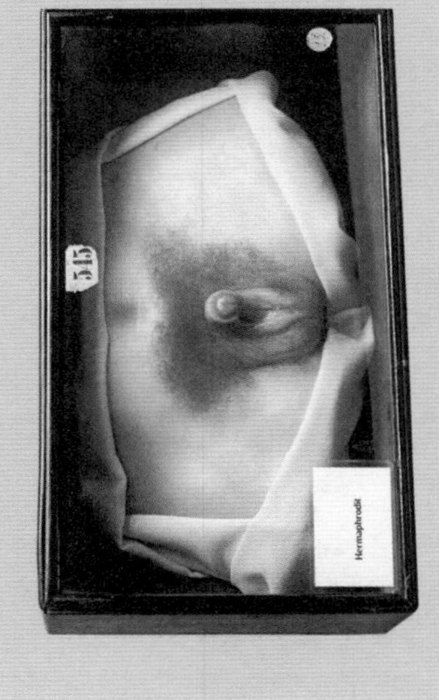

本页与对页　解剖学维纳斯，曾在柏林的卡斯坦蜡像博物馆展出，以模型手协助示范剖宫产以及难产。

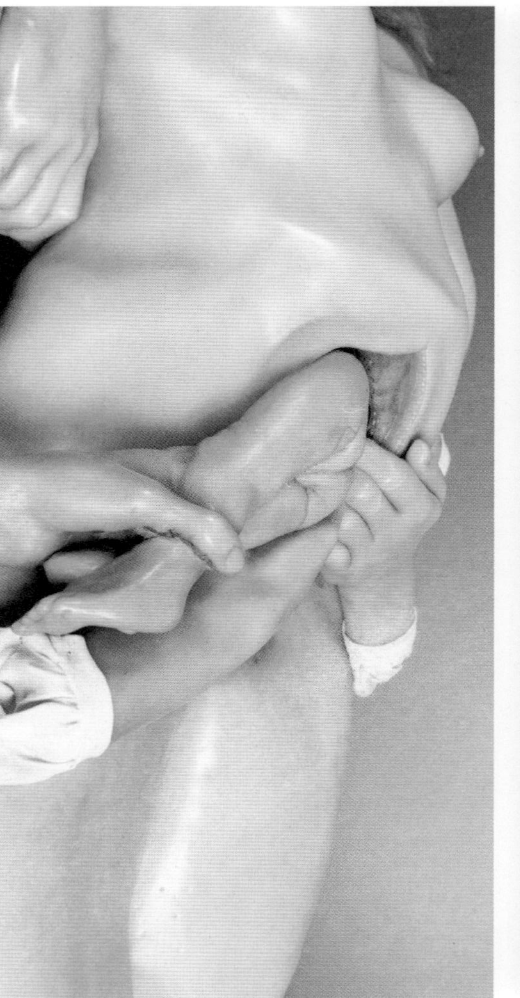

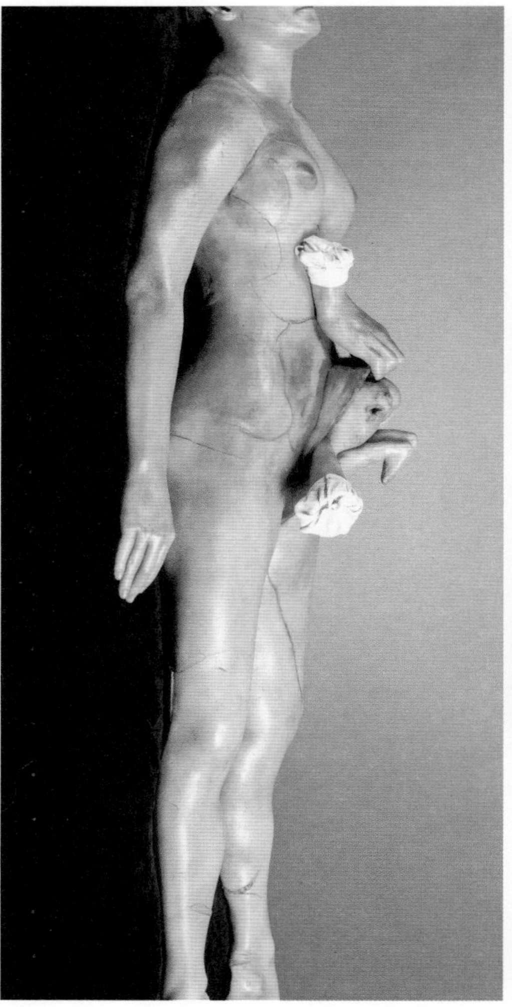

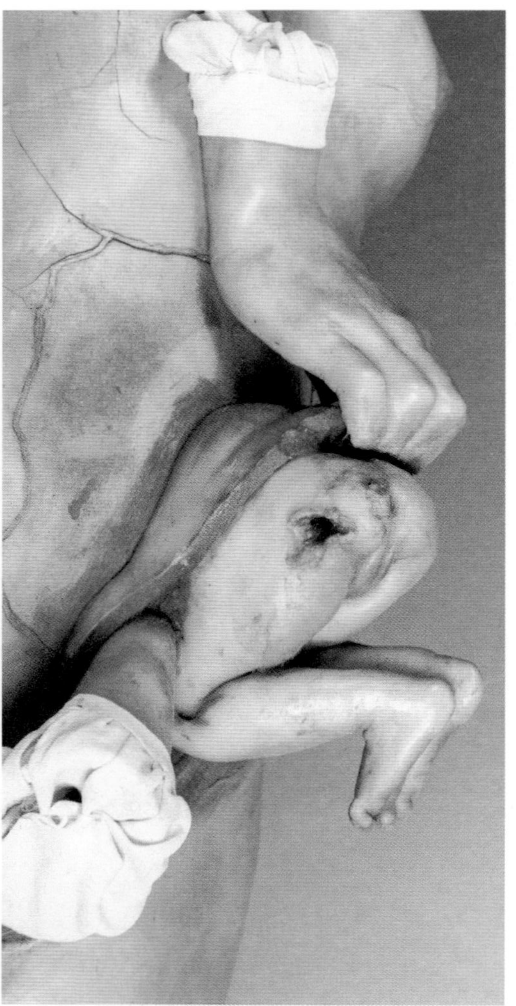

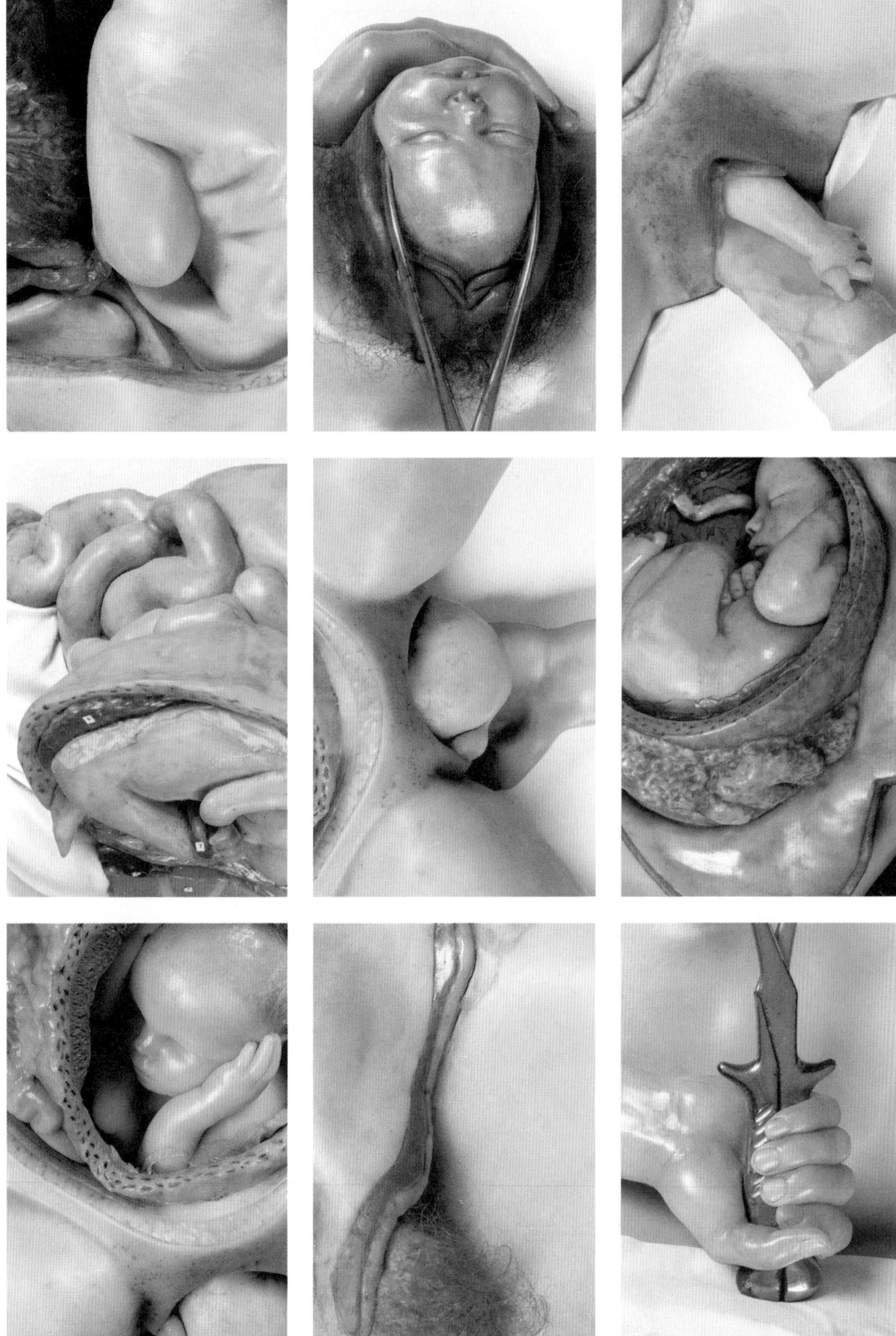

取出胎盘，属于一系列展示分娩阶段的石膏浮雕之一，约制作于 1900 年，出自巴塞罗那的罗卡博物馆。

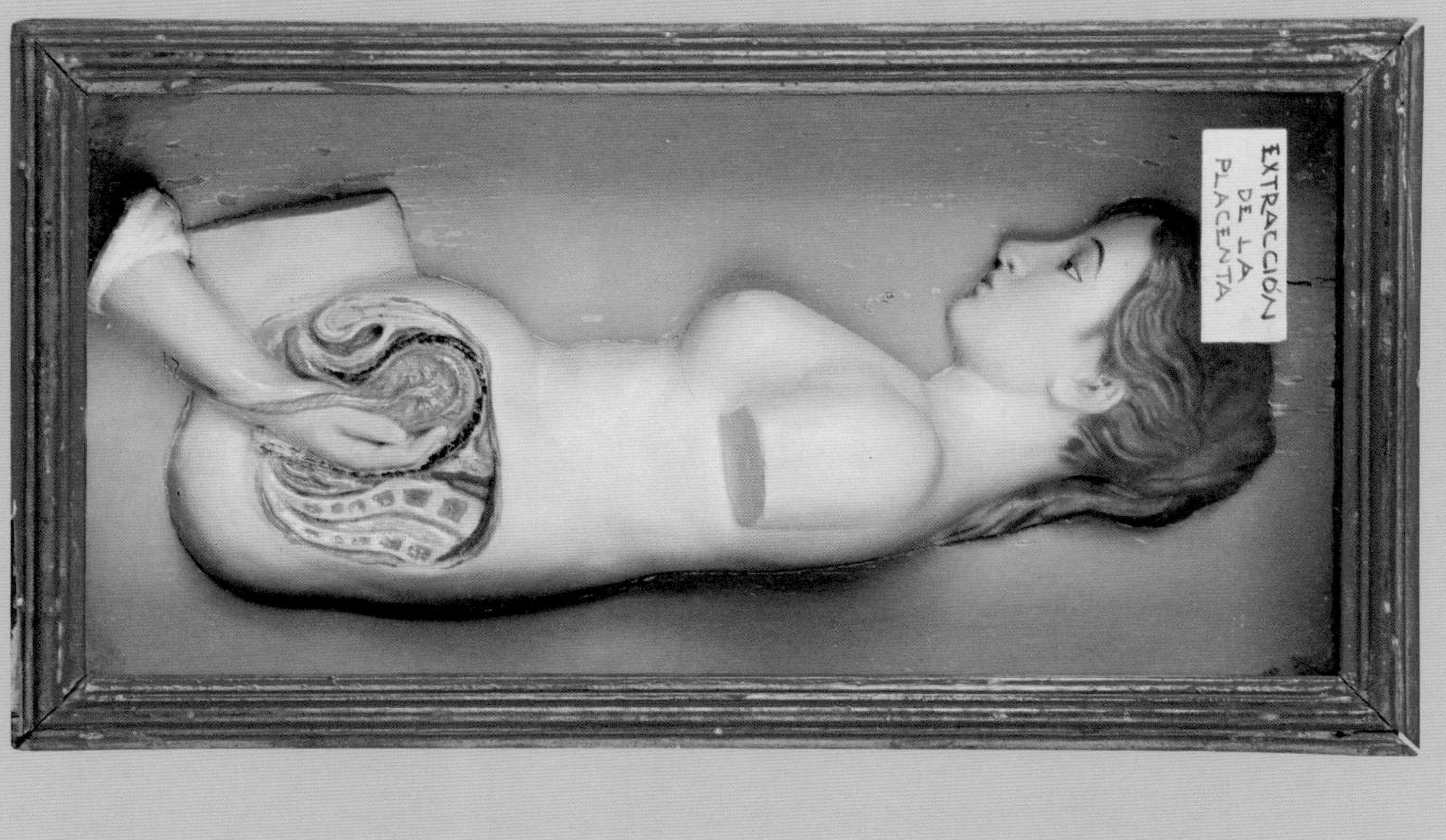

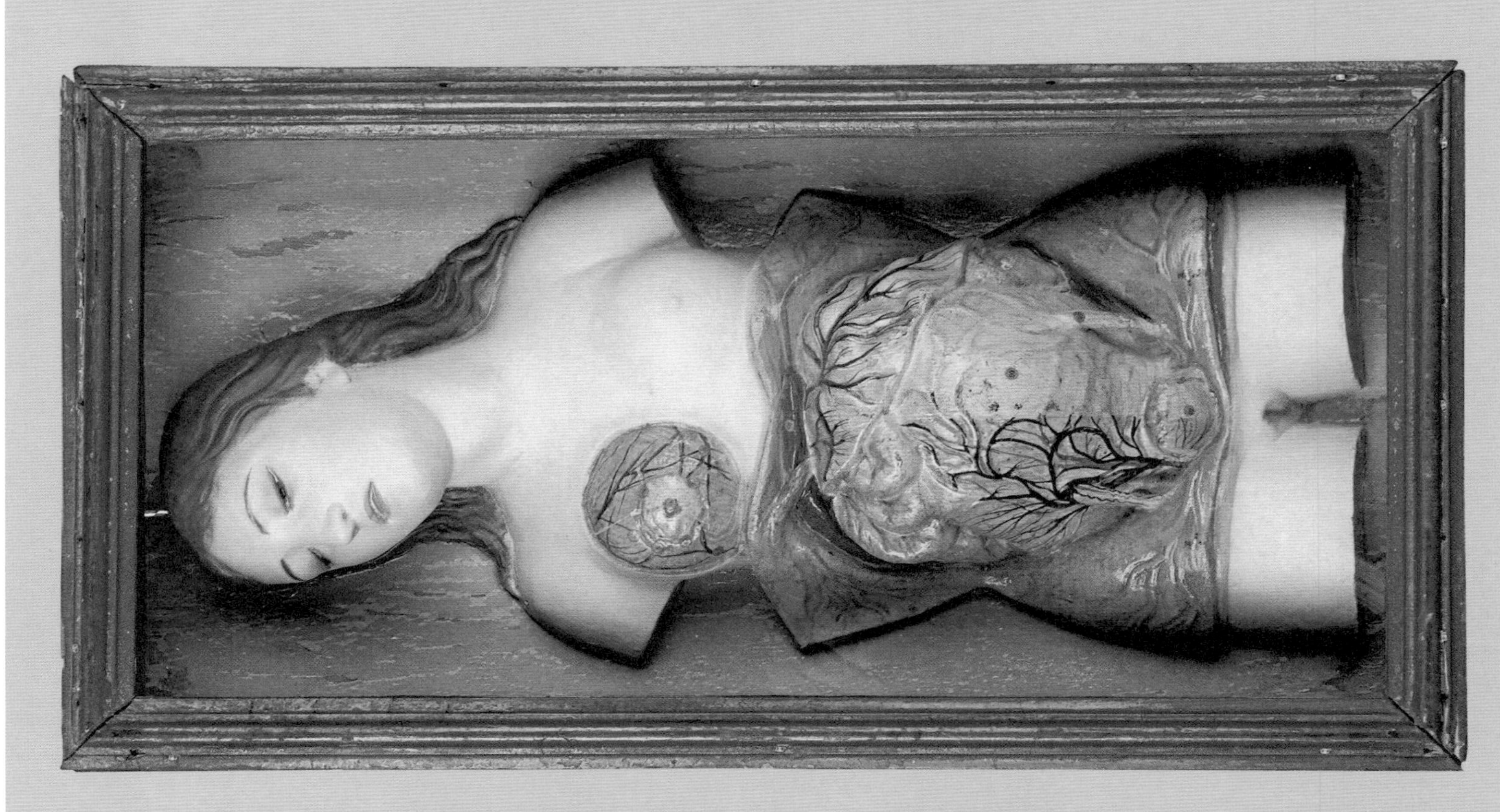

展示孕妇局部剖面的石膏浮雕模型，与对页属于同一个系列。

抗无神论的完美论证”。

后来这类博物馆渐渐和招摇撞骗的江湖郎中扯上关系，有时他们会利用展示品的惊悚效果来勾引生意上门，导致其名声日益败坏。大众医学博物馆往往会在一个独立的房间里放一些只供男性观赏的生动逼真的展品，同时会有一位“医师”在场提供医疗咨询（当然，另外计费），并且开具各种专利药剂。这些专利药剂通常是以汞为基底，提供给那些担心自己“和女神春宵一夜”可能会导致“与水银白头偕老”的男子，就如同俗谚所警告的那样（One night with Venus, a lifetime with Mercury）。

到了 1857 年，过去曾称赞这类展览的《柳叶刀》，也将卡恩的解剖学博物馆（Kahn’s Anatomical Museum）——伦敦规模最大且营运最久的一座——描述为想要“用淫秽的印刷品、图片和书刊等隐秘展示品，激起青年人的情色想象”。在这里，“机灵的青年、萎靡的疑病患者，或累坏的浪荡子……一见到‘由最杰出的古代大师所做的华丽全身尺寸维纳斯像’就会激动不已”，接着再移步到一个“装满吓人物品的密室”，其中都是描绘性病的模型，在此他“既恐惧又好奇地”盯着“让人讨厌、肮脏又恶心的一堆模型展品”。在离开那间密室的时候，他会拿到一本小册子供“闲暇时研读，并渐渐相信自己是那可怕疾病的猎物，而‘中招后是难以形容的恐怖’，如果不靠药师的神奇科学，别指望能安全度过”。

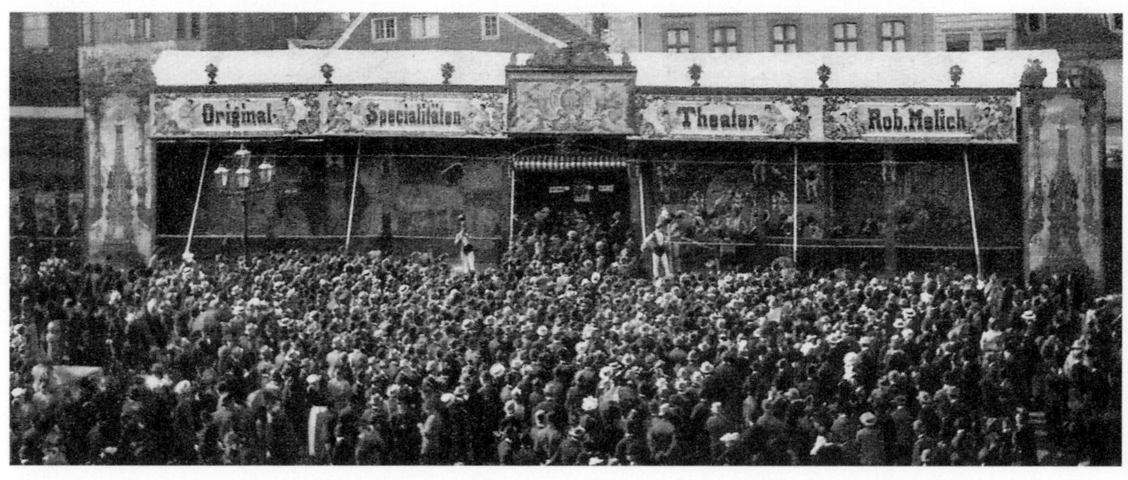

图 69

图 69　1889 年，为了参观“梅利奇剧场”（Theatre Rob Melich）而聚集在德国城市埃森公共广场（Kopstadtplatz, Essen）的群众。这是一个巡回展，在公共游乐园举办户外博览会以及各式各样的剧场演出。梅利奇最后把自己的设施转变成一间电影院。

所有的大众医学博物馆中，最为人熟知的要属 1856 年自封为医师的法国人皮埃尔·施皮茨纳（Pierre Spitzner）打着“艺术、科学、进步”的旗号在巴黎开设的那家。展馆原本固定在巴黎市区，直到十九世纪八十年代一场毁灭性的大火之后，改成在法国、英国、德国、荷兰和比利时等地的大型游乐场巡回展出，最后在“二战”期间关门大吉。1908 年，施皮茨纳办的一场名为“解剖学大博物馆”（Grand Museum d’Anatomie）展览的海报上如此宣称：

> 女士们、先生们，从出生到死亡是条漫漫长路。生物从有生命的那一刻起，一直到成长为最终样貌之前，这之间有许多令人惊讶的问题待解。解剖科学即是要在死亡当中寻求生命的奥秘！从受损的器官探究病因以缓和痛苦，这正是科学家的责任！至于平民大众，解剖学又是另外一回事。对你们来说，解剖学是个事实，你必须要有所认识。解剖蜡像会教你了解自己的身体，如此你就能够衡量自己的力量和弱点。它会在你心中形成敬畏。

施皮茨纳带着蜡制印模、蜡像四处巡回，为的是要展示酒精成瘾和性病摧残的后果，尤其是在欧洲各地蔓延肆虐的梅毒。这套收藏品十分独特，因为长久以来它一直受到市场青睐，而且存留至今——如今陈列在法国的蒙彼利埃大学——保存状态算是完整无损，而且重要的几具模型在专家修复后都焕然一新。

图 70　罗卡博物馆的内景。这座广受欢迎的解剖博物馆位于巴塞罗那的红灯区。罗卡先生是二十世纪初成功的游乐园经营者。

图 71　2012 年西班牙默片《白雪公主》的剧照。付了钱的客人排队等着一亲芳泽，试试看能否吻醒展览会场陈列在玻璃柜里的睡美人。

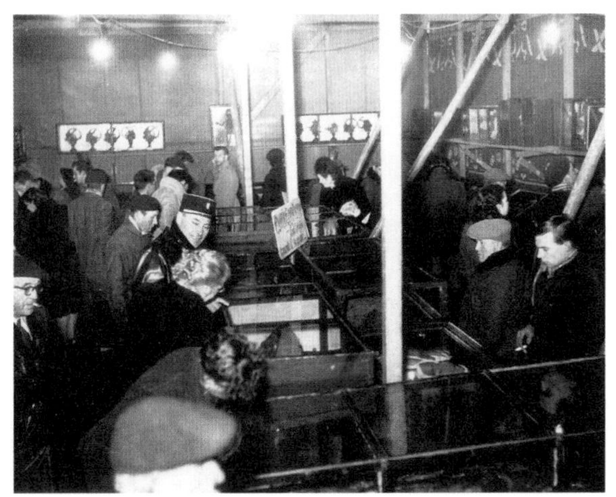

图 70

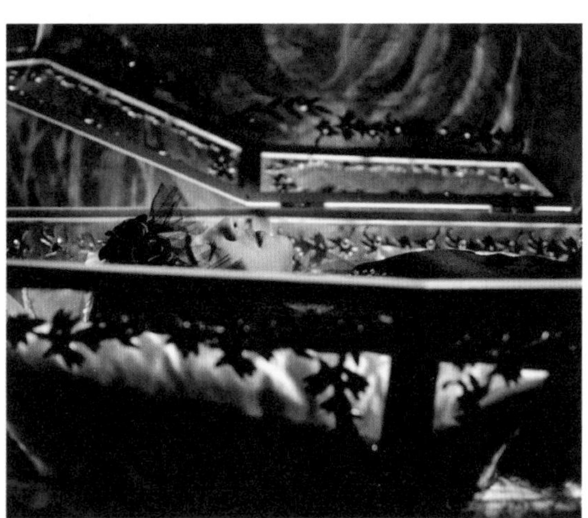

图 71

施皮茨纳的收藏包含各式真人尺寸、躺着的女性塑像，比如一个可被拆解成四十个部件的解剖学维纳斯，还有一个展示的是由看不见的手在一个被绑着的女人身上实施剖宫手术。这些蜡像当中最壮观也最让人难忘的是美丽的《沉睡的维纳斯》（参见 168 页），让人联想起菲利普 · 柯蒂斯所做的《睡美人》（参见 175 页），一个自动化的蜡制品，她的胸部微微起伏，就好像活着而且还在呼吸。这件会呼吸的维纳斯曾被凯瑟琳 · 霍夫曼（Kathryn A. Hoffmann）描述为不过是“数十年来发展成娱乐项目的关于死亡与困倦之想象”。的确，如她所解释，放在玻璃柜里的女子是游乐园常出现的景象，而且观赏这些展示品的部分乐趣就来自于分辨那女孩是蜡像，还是自动化

卡尔维诺对于施皮茨纳医师制作的真人尺寸剖宫产蜡制模型所做的评论（对页）。摘自 1984 年《收藏沙子的旅人》（*Collection of Sand*）中的文章“怪物蜡像博物馆”。

超现实主义的虐待狂

最不可思议的幻想，

于分娩的各个阶段，

以及产科手术的作品之中得到具现。

一具展示剖宫产手术的完整蜡像，

双眼圆睁地躺着，

面部因疼痛而扭曲，

头发完美无缺，

小腿被绑缚，

身上穿着长款蕾丝睡衣，

只露出被手术刀剖开的身体部位，

从中可以看到婴儿。

四只男性的手出现在她身上

（两只在手术，另两只扶住她的腰）。

精巧的蜡制手模上

有修剪整齐的指甲，

却没有臂膀支撑，

如鬼魂一样，

仅以白色袖口及黑色外套衣袖装饰，

就好像整套仪式

是由穿着晚礼服的人举行。

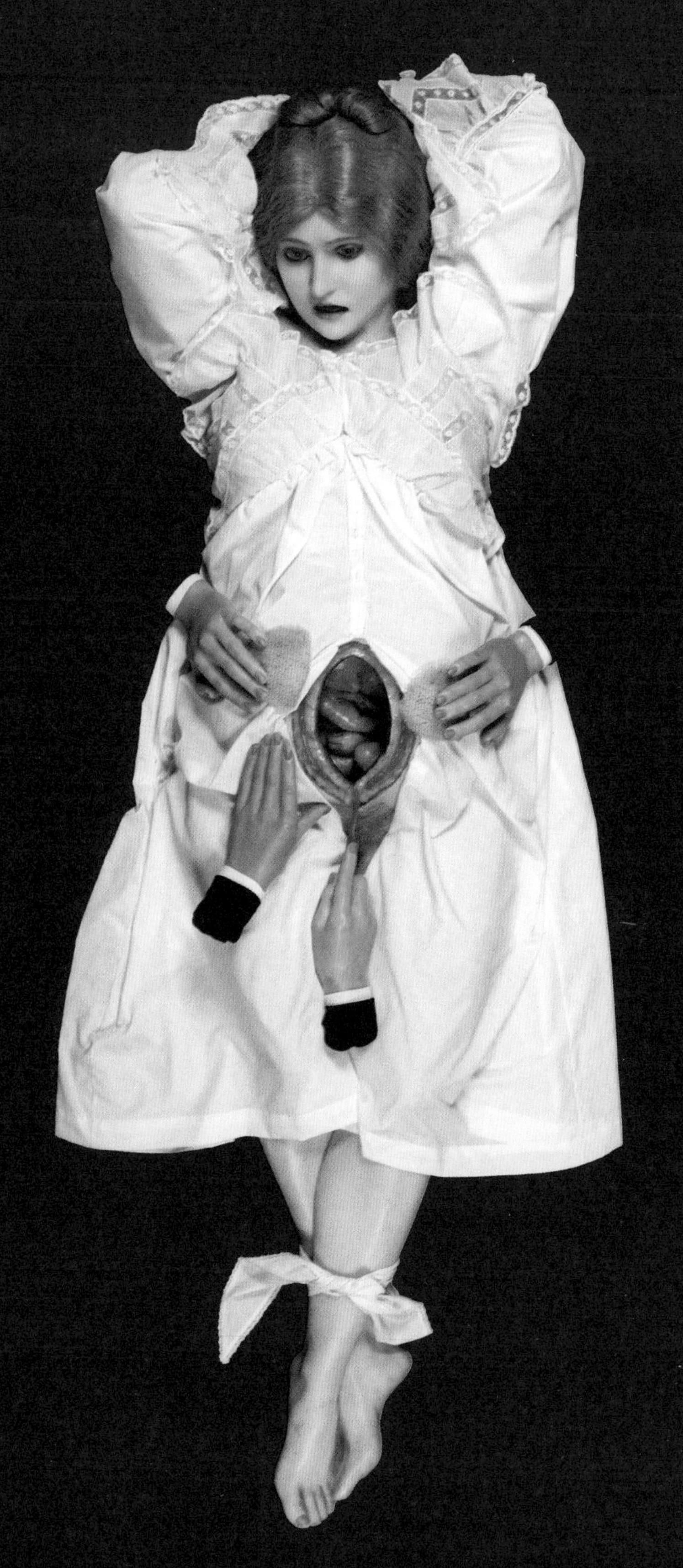

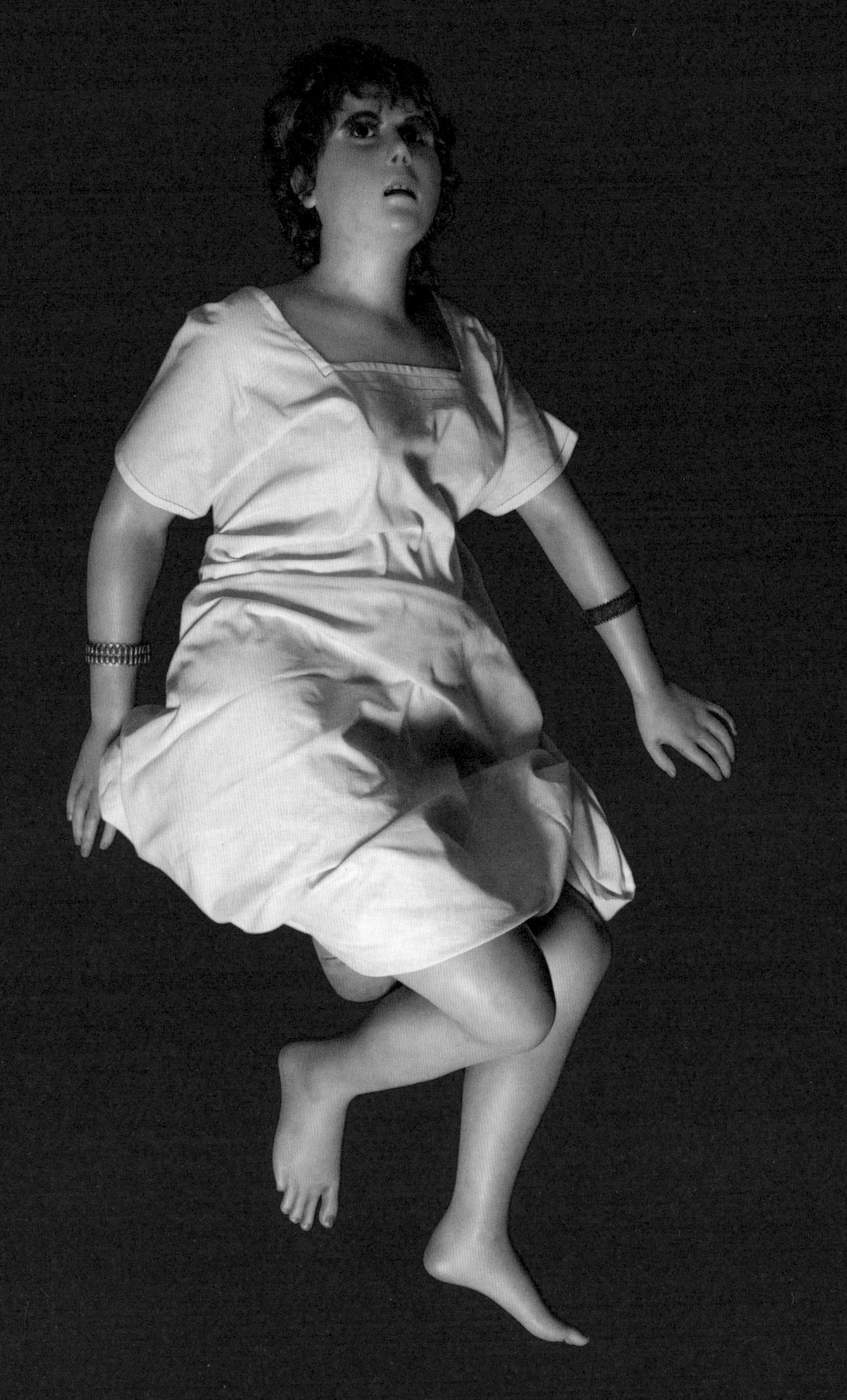

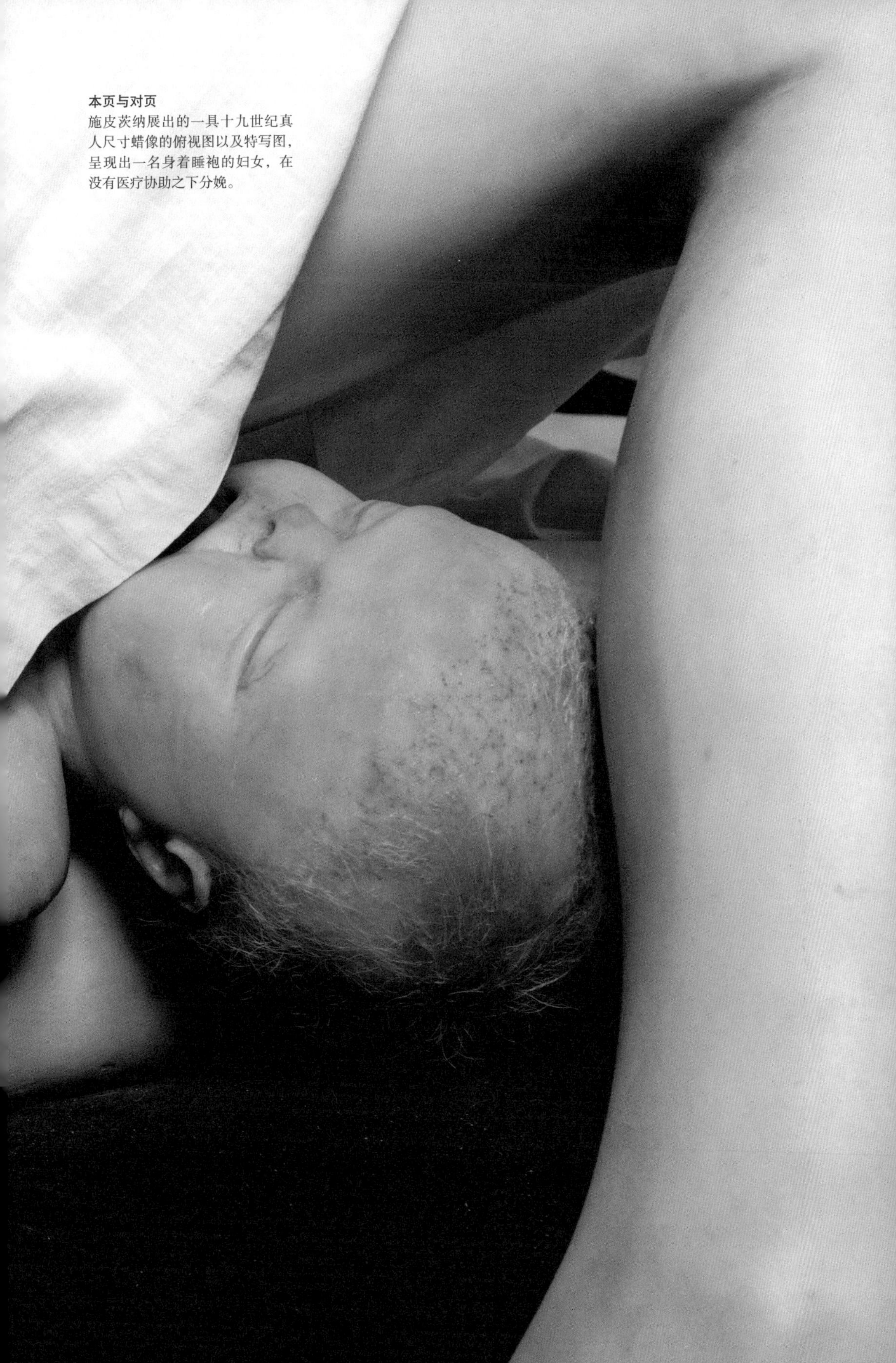

本页与对页

施皮茨纳展出的一具十九世纪真人尺寸蜡像的俯视图以及特写图，呈现出一名身着睡袍的妇女，在没有医疗协助之下分娩。

本页与对页　施皮茨纳展出的一具真人尺寸蜡像，呈现出一名发型完美的妇女，正因难产而接受由模型手进行的人工助产。

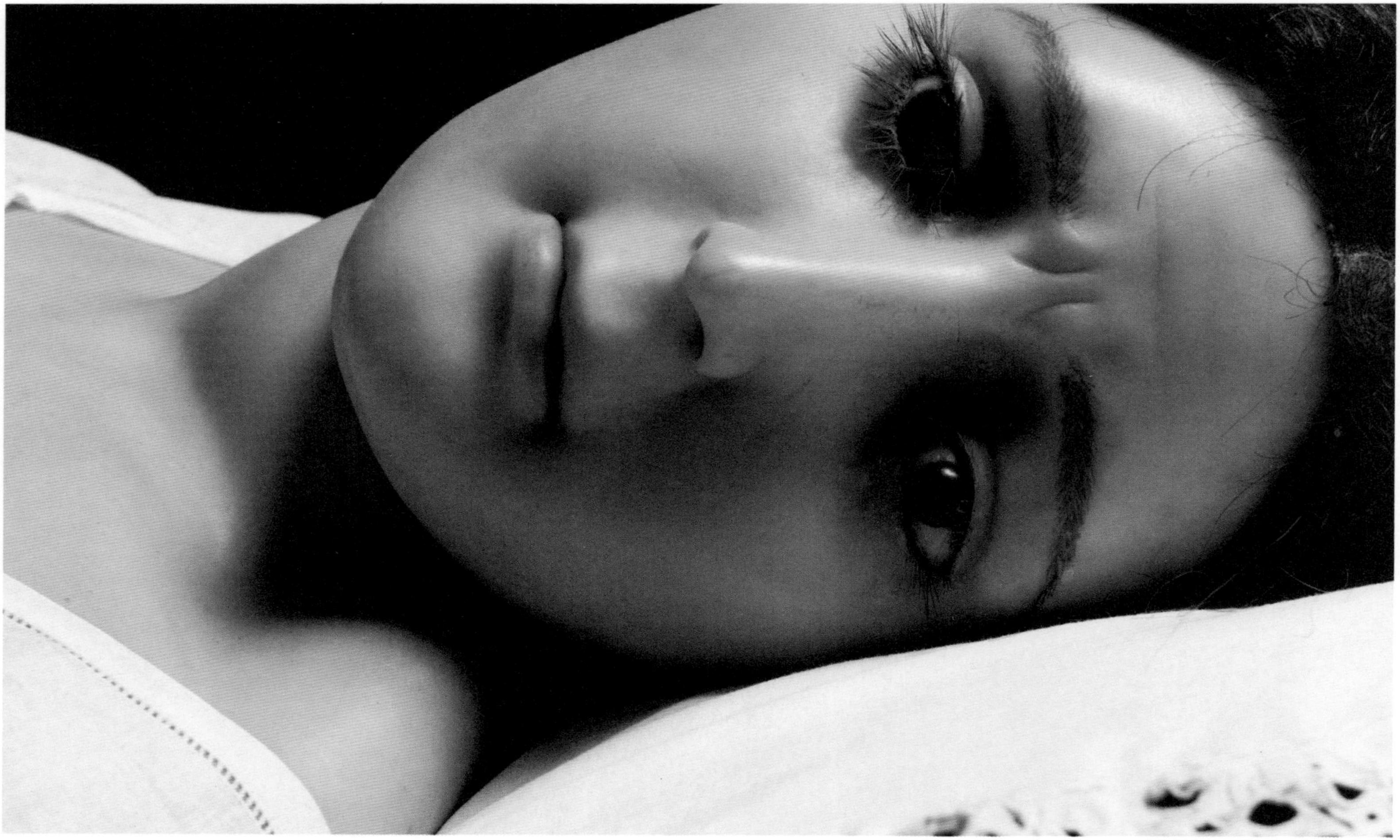

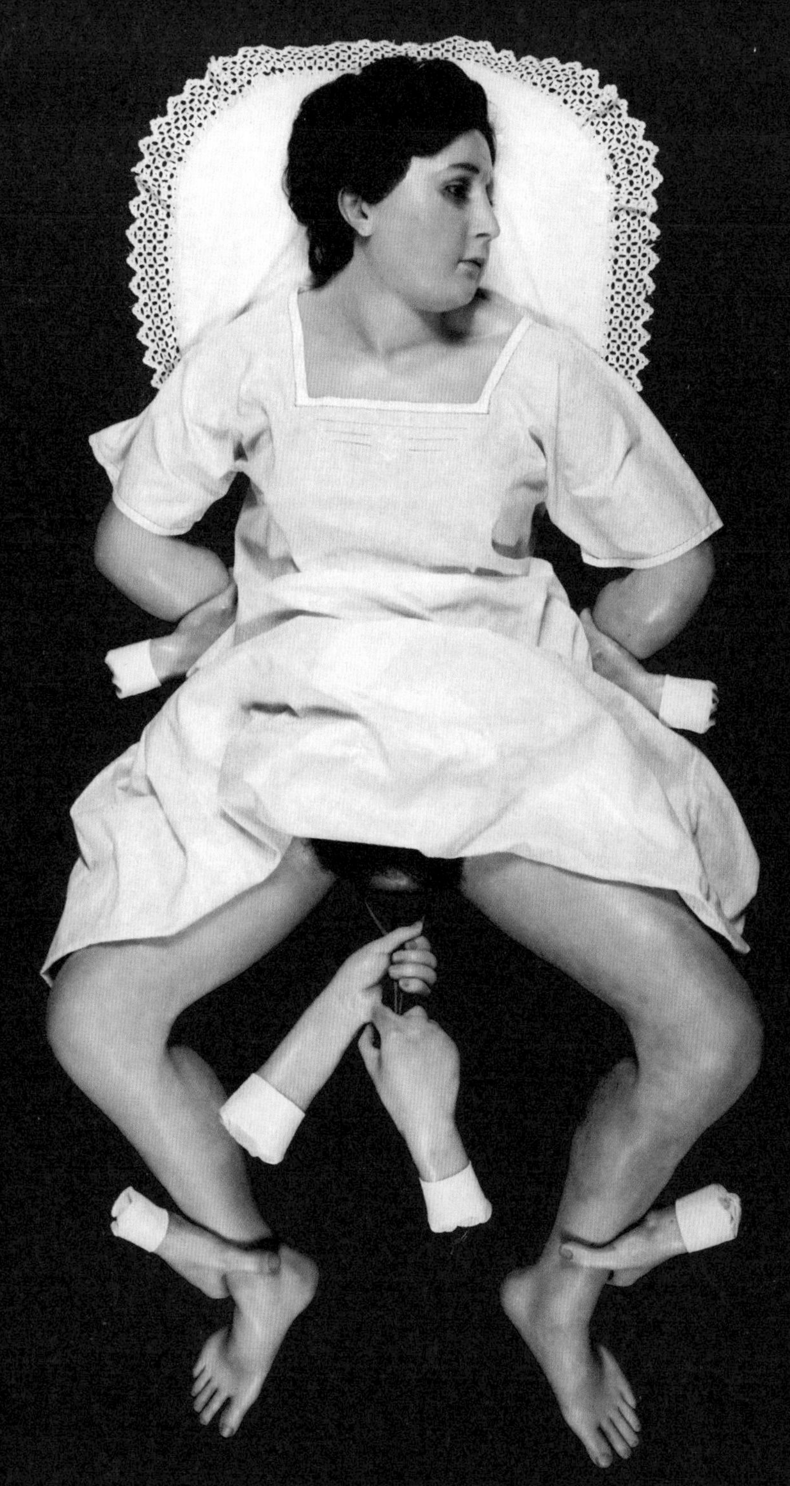

的纯蜡像。这些玻璃柜里的女孩一直持续展示到至少二十世纪六十年代，就像是睡美人活造景，或者是“即将出发前往位于苍茫之中遥远国度的被催眠女孩，下一次呼吸时就会离开躺椅的梦游者，病态的神经过敏患者，或是一位陷入神游状态的超感官异人”。在西班牙的黑白默片《白雪公主》（*Blancanieves,* 2012）当中，她是陈列在闪亮美丽的玻璃棺内无瑕的白雪公主，一列旁观者排队想要试试运气，看他们能不能吻醒这位公主（参见149页）。

在十九世纪拍摄死后肖像照的流行时尚中，睡美人是个常见的主题，死者会被设计摆放成以美好姿仪入睡。法国的舞台剧及电影演员莎拉·伯恩哈

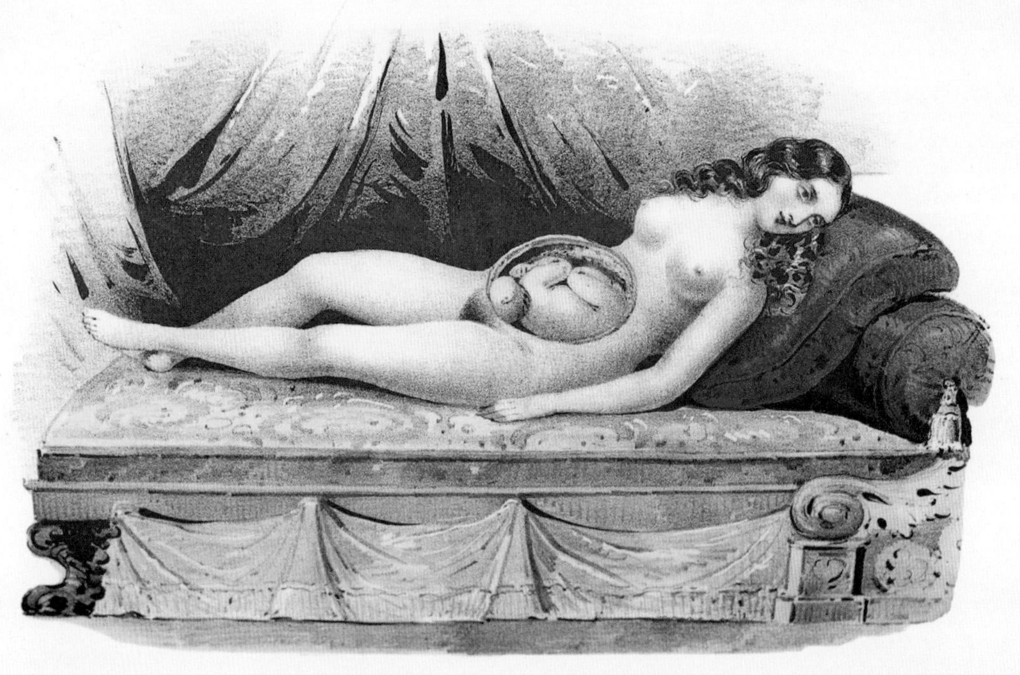

图72

图72　出自比奇（Beach）所著《改良接生法》（*An Improved System of Midwifery,* 1851）的插图，描绘一名腹部剖开的孕妇靠在躺椅上。

特（Sarah Bernhardt, 1844—1923）曾经在1864年扮成睡美人拍照，1880年又拍了一次，躺在她拥有的一副棺材里。据报道她经常躺在那里面，以帮助自己融入许许多多悲剧角色；这个习惯从她体弱多病的童年时期就开始了。她算得上是同时代最负盛名的女演员，尤其是在《茶花女》《埃及艳后》和《哈姆雷特》等剧的浪漫死亡场面特别受到爱戴。依照欧克曼（Ockman）和席尔凡（Silver）在《莎拉·伯恩哈特传》（*Sarah Bernhardt: The Art of High Drama*, 2005）中所写，伯恩哈特是病态欲望的女王：

> 到了十九世纪八十年代早期，（莎拉·伯恩哈特）表演垂死的本领实在天赋出众，所以每逢表演绝对少不了最终垂死挣扎的痛苦桥段。狂热

的评论家坚称她从来不会重复同样的死法。接下来四十年，她每晚都要“死”一次，有时一日两场……

在巴黎停尸房（Paris Morgue），真正的人类尸体是大众流行的娱乐项目。从十九世纪一直到 1907 年“出于公众道德考虑”而被迫关闭之前，这里都是吸引观光客的主要景点。尸体被摊在大理石板上，性器官用东西盖着，衣物则是吊挂在旁边，表面上是为了辨识死者身份。当报纸上报道有尸体展展出的时候，停尸房每天都能吸引多达四万人，女人或小孩儿的尸体引来的人潮最为众多。停尸房被当时的旅游指南列为必看的“现实博物馆”。法国日报

Gruss
Chamberlain
Cecil Rhodes
Carl Schenk
Schneo
die schöne Schläferin
Alpdrücken
Dies Bild ist wirklich wunderschön,
Man kañ sich gar nicht satt dran sehn,
Man möchte glauben daß es lebt,
Und weñ sich sanft sein Busen hebt,
Dañ hebt sich auch der meine mit,
So steht im Bañe mein Gemüt.

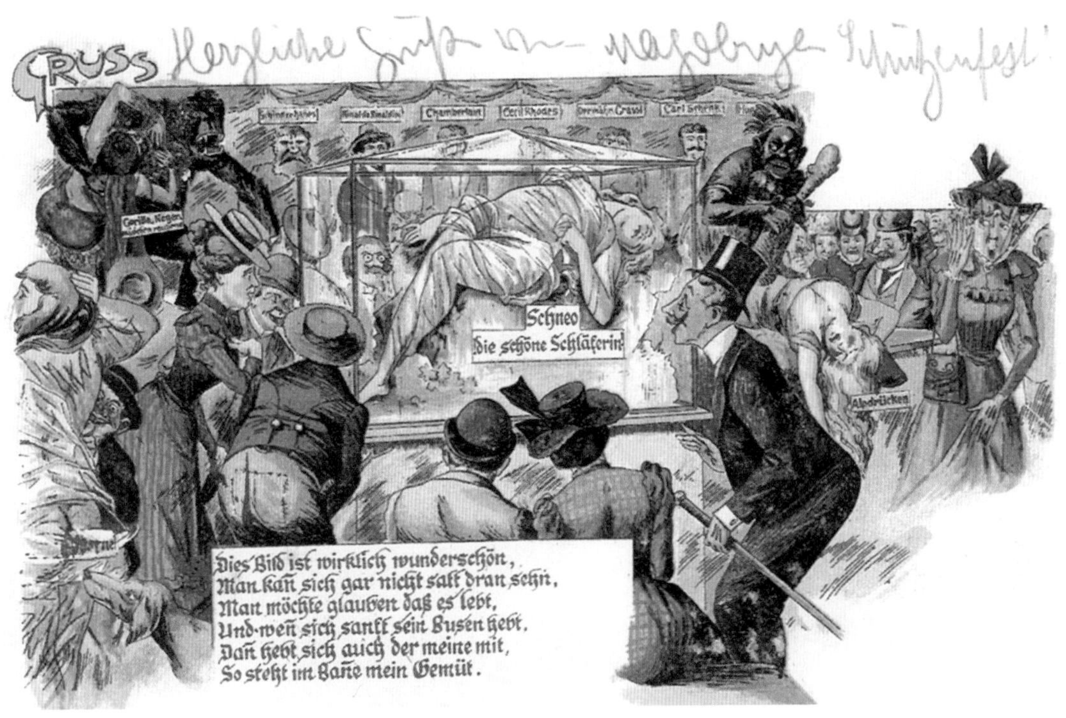

图 73

图 73　二十世纪初的明信片，显示某个游乐园的展览里，有一具玻璃柜里的睡美人。睡美人右侧有一组造景，可能是依据富塞利 1781 年的画作《噩梦》（参见图 56、第 130 页）。

《快报》（*La Presse*）在 1907 年的报道中说：

停尸房在巴黎被视为跟博物馆一样，甚至比蜡像馆还更加有趣，因为那里展示的人是真实的血肉之躯。

人们甚至能为了私人用途在停尸房购买若干身体部位，像西奥多·热里科（Theodore Gericault, 1791—1824）为《梅杜莎之筏》（*The Raft of the Medusa*, 1819）做预备习作时，就曾干过这种事。停尸房也成为多部通俗小说的亮点，例如：乔治·杜·莫里耶（George du Maurier）写的《特丽尔比》（*Trilby*, 1894）。而左拉（Emile Zola）的小说《红杏出墙》（*Therese Raquin*,

我的卧室相当狭小，

大大的竹床占满整个空间。

灵柩就摆在窗前，

我经常躺在里面研究剧本。

因此，

妹妹到我家来的时候，

我自然而然

每晚都睡在这个

衬着缎子的小床里，

而让妹妹睡在

挂着蕾丝窗帘的大竹床上。

摘自莎拉·伯恩哈特自传，《我的双面人生：莎拉·伯恩哈特回忆录》（*My Double Life: The Memoirs of Sarah Bernhardt*, 1907）。

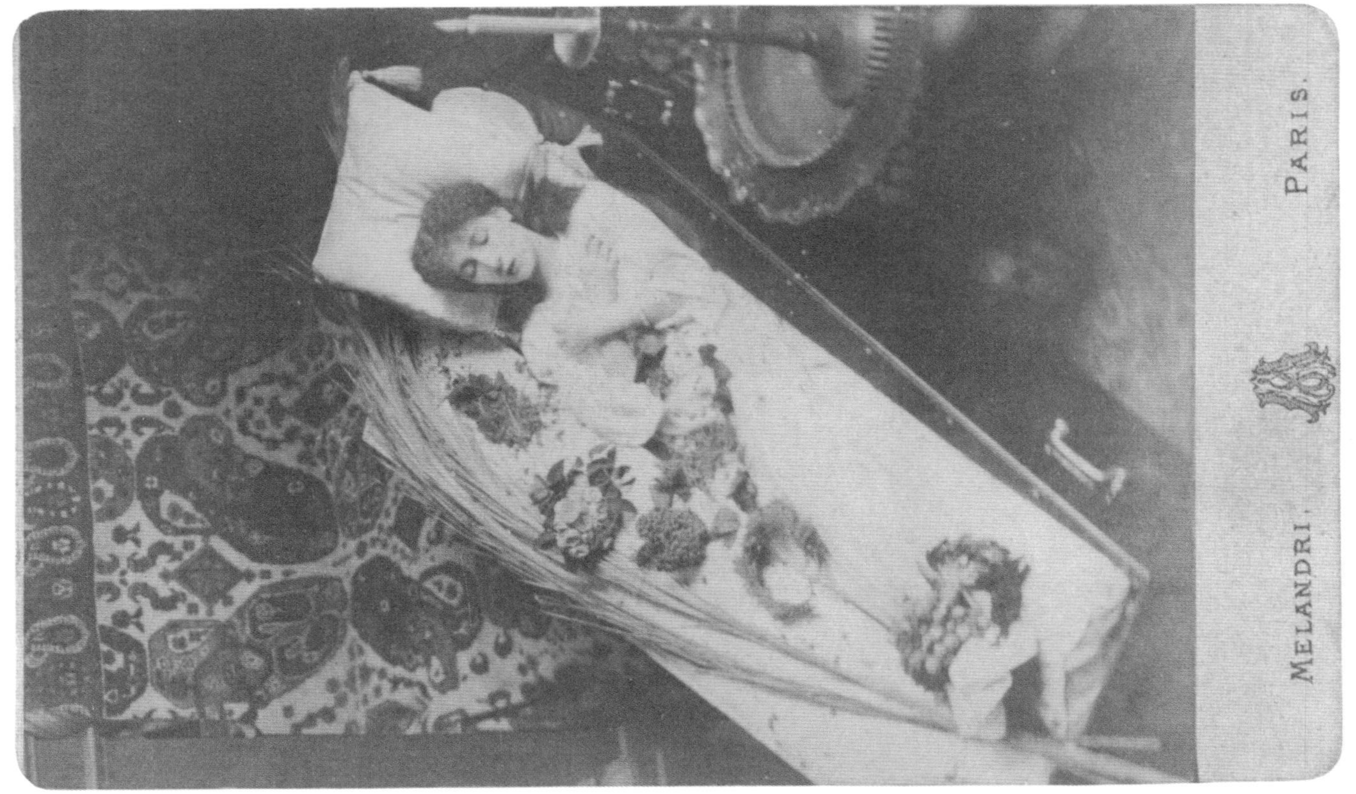

阿须尔·梅兰德里的蛋白印相术照片（约 1880 年）。伯恩哈特躺在自己的棺材里，姿势就像死了一般。据报道，她从体弱多病的童年时期开始就经常睡在里面。

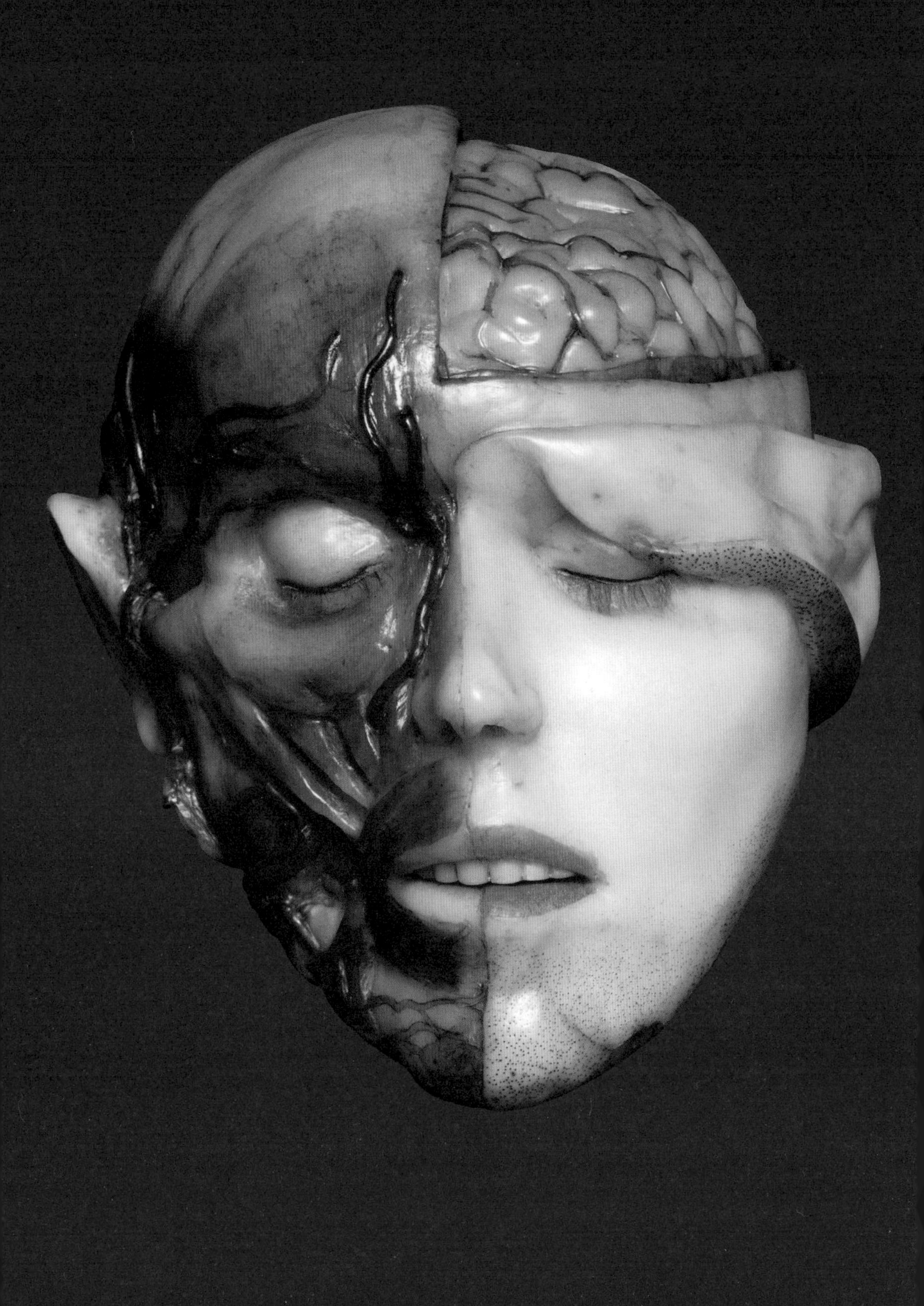

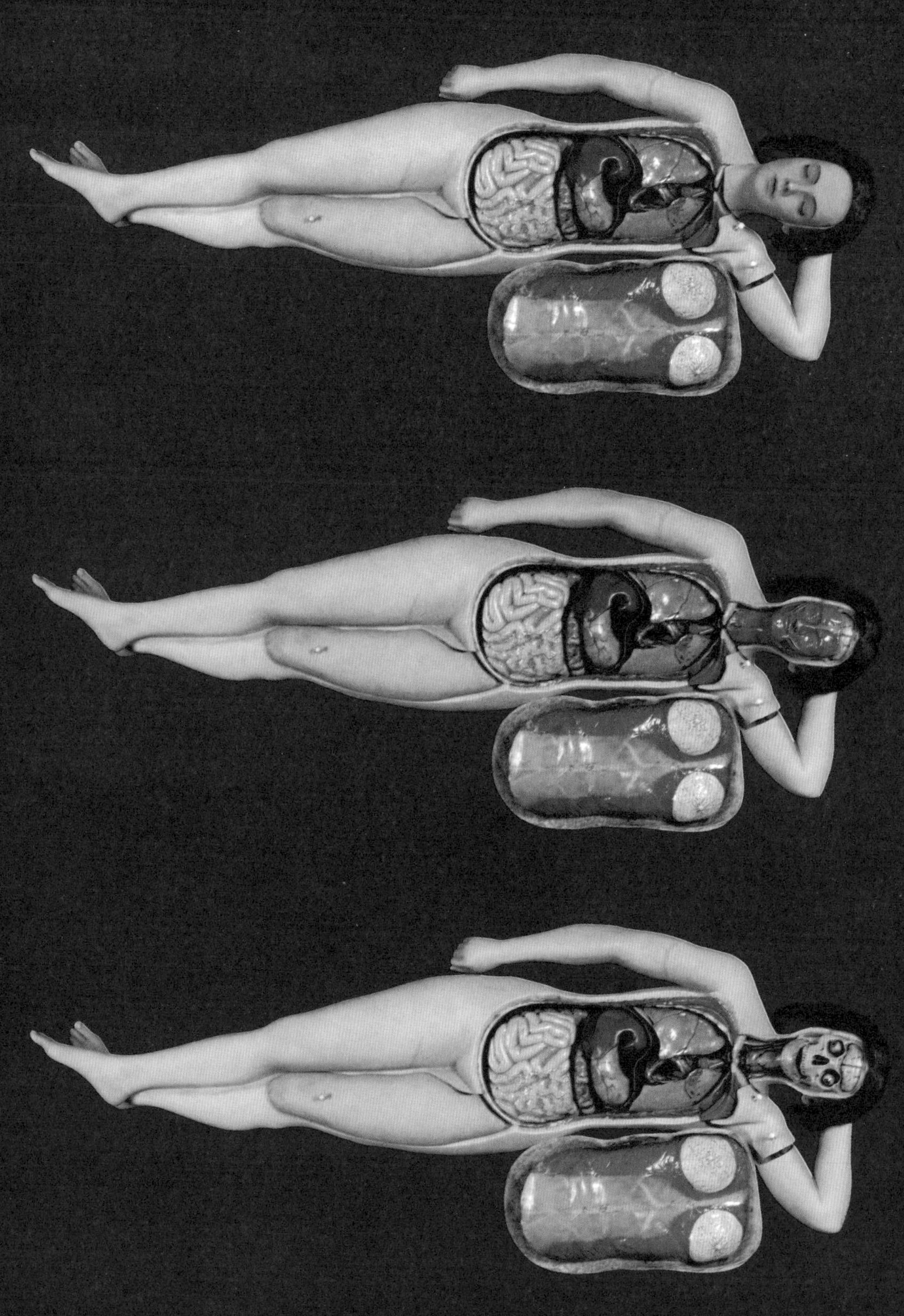

前页　施皮茨纳十九世纪的展品，包括脑袋被剖开的蜡制模型（左图）、真人尺寸、可拆解成四十件的解剖学维纳斯（右图），照片显示其三个解剖层面。

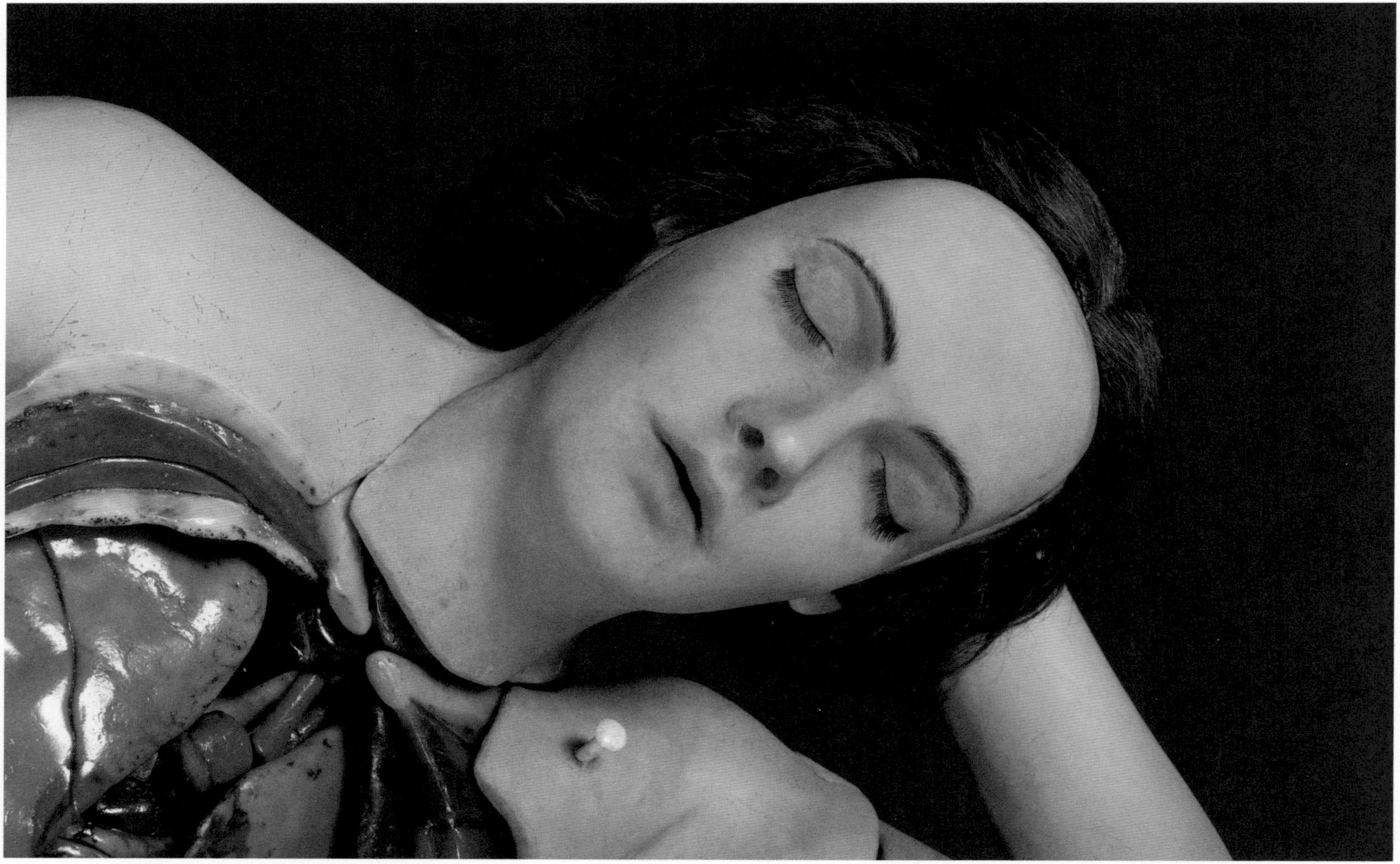

本页与对页　施皮茨纳展出的真人尺寸、可拆解成四十件的解剖学维纳斯（参见 161 页），照片分别显示外观完好以及被剖开的状态。

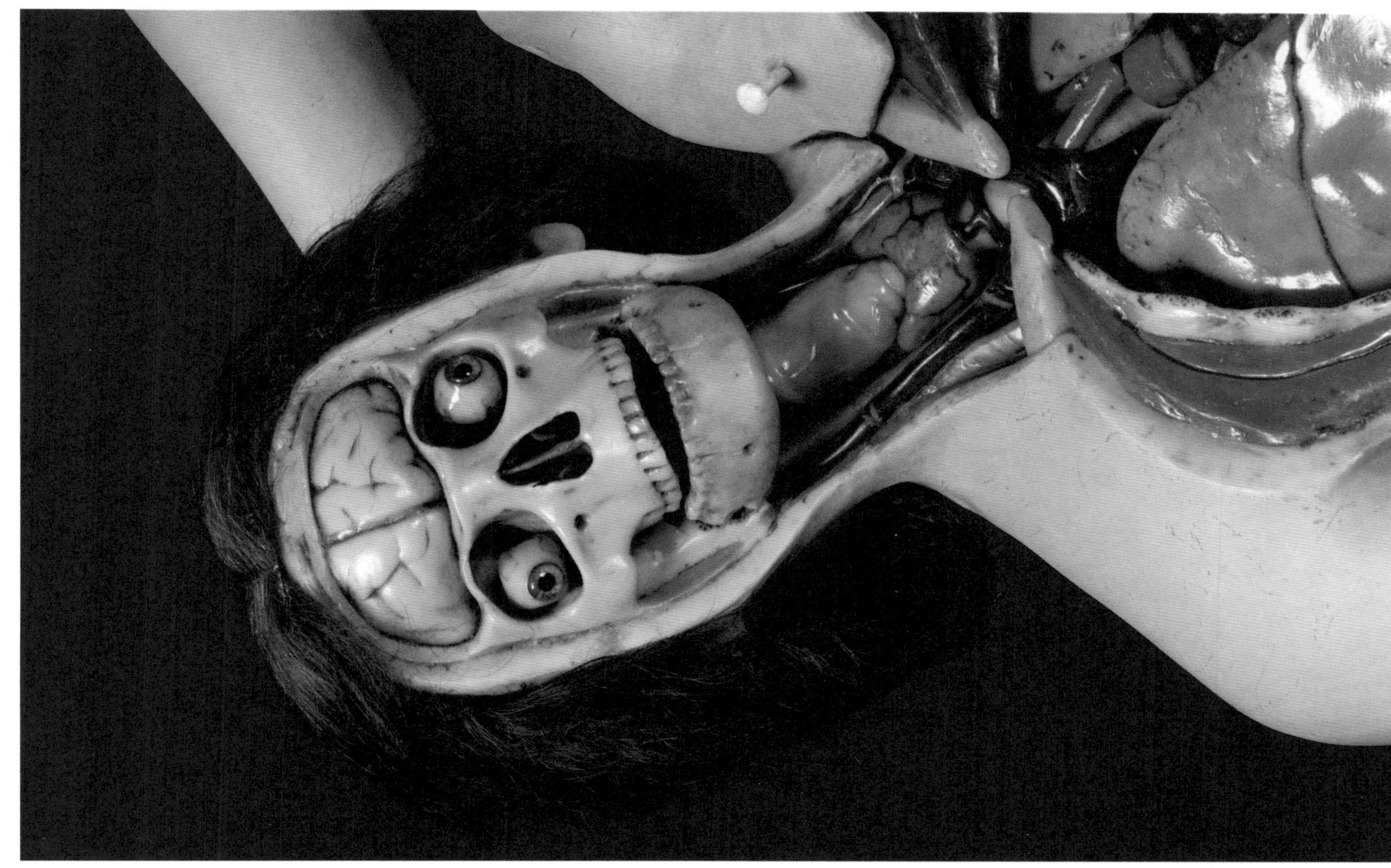

博物馆入口正中
是个负责收钱的女人，
一侧摆着一副男性骨架和一副猴子骨架，
一侧是描绘暹罗连体双胞胎的图像。
而进入室内
就能见到一系列生动而可怕的
蜡制解剖学铸件，
表现出梅毒的刺激和恐怖。
所有这一切，
不论戏剧性或是畸形的，
都沉浸在秀场的
造作的欢悦气氛之中，
对比实在太过震撼，
给我留下强烈印象。
我创作的所有“沉睡的维纳斯”
灵感都来自那里，
包括伦敦泰特美术馆的那一具；
它根本就是施皮茨纳博物馆里
沉睡维纳斯的翻版，
却配上了希腊神庙或裁缝店用的假人，
诸如此类。
当然，
它外表有所不同，
但蕴含的情感并无二致……

1973年超现实派画家德尔沃（Paul Delvaux）接受雷尼尔德·哈马赫尔的访谈，描述了大约1930年，在比利时的布鲁塞尔展览会见到施皮茨纳的睡美人时的印象。

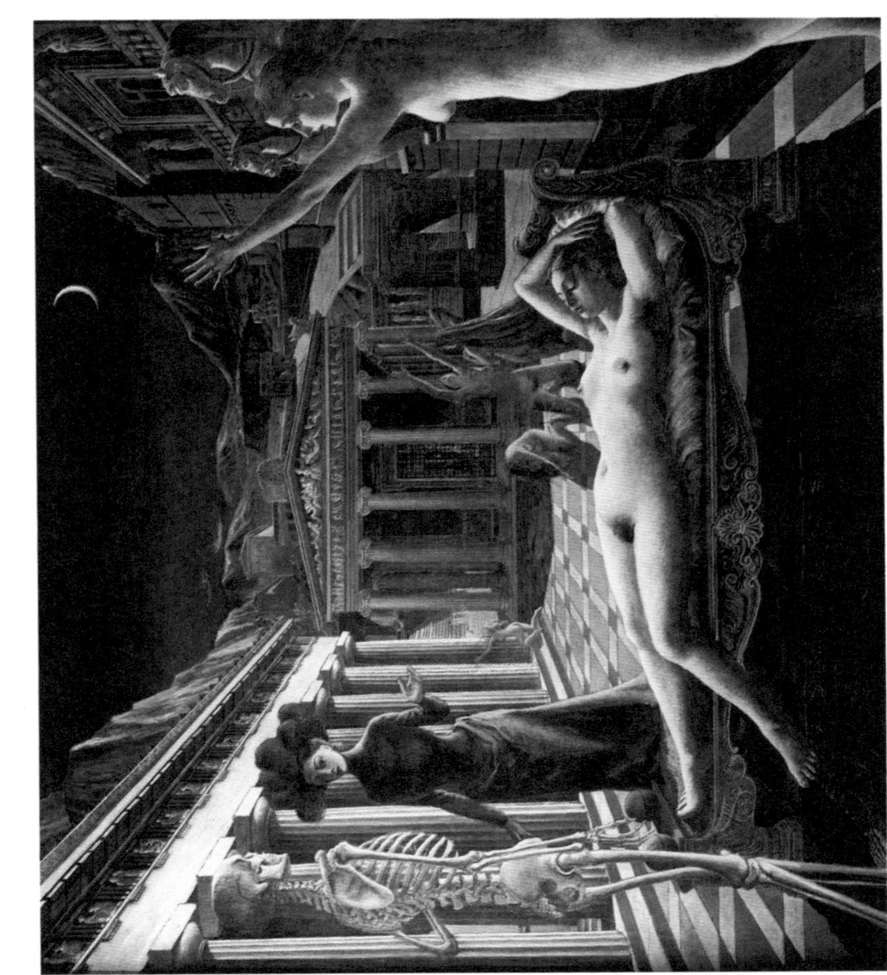

《沉睡的维纳斯》(*La Venus endormie*)，德尔沃于 1944 年绘制。德尔沃有不少画作的灵感来自施皮茨纳展品里的《沉睡的维纳斯》。

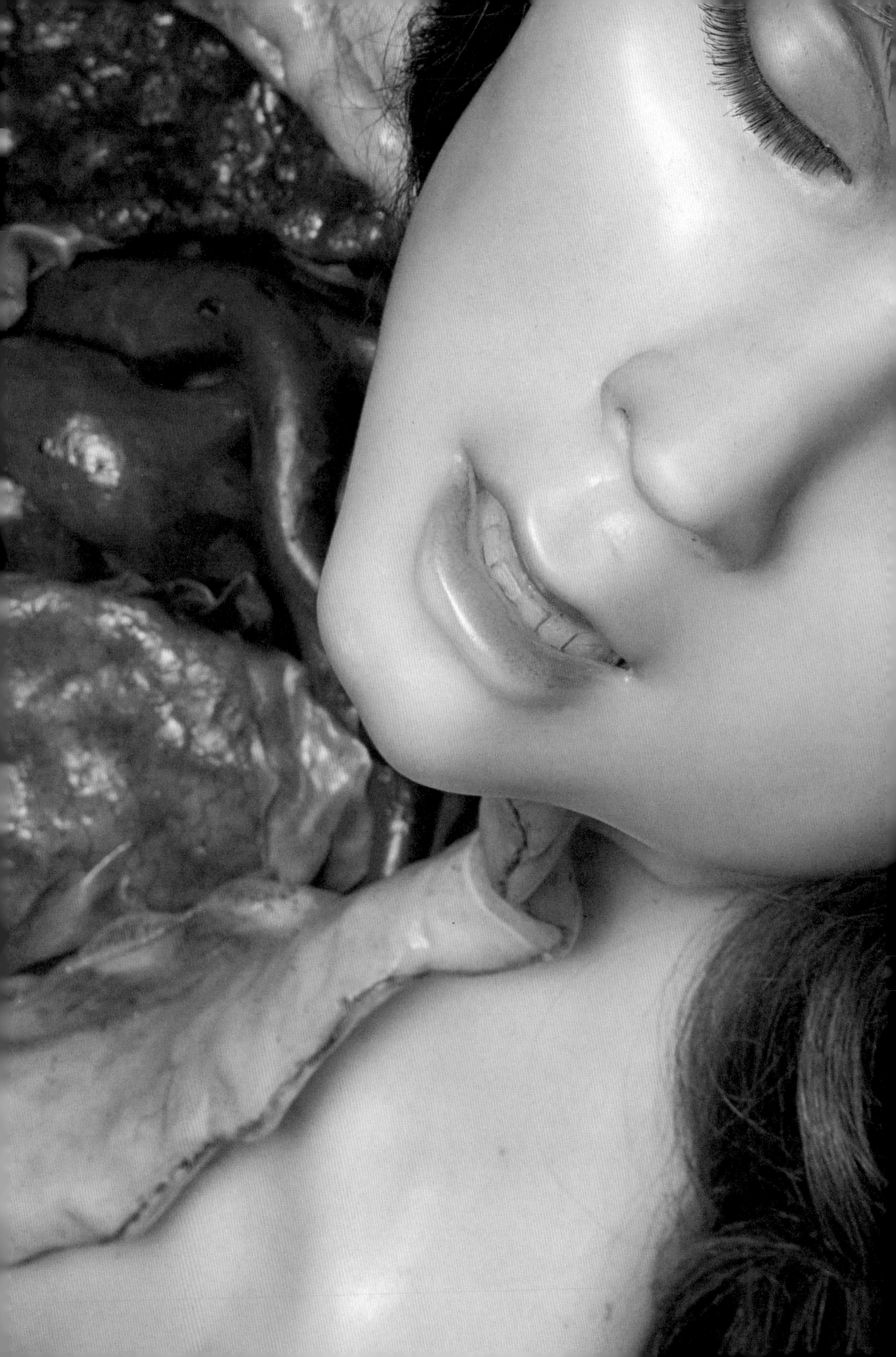

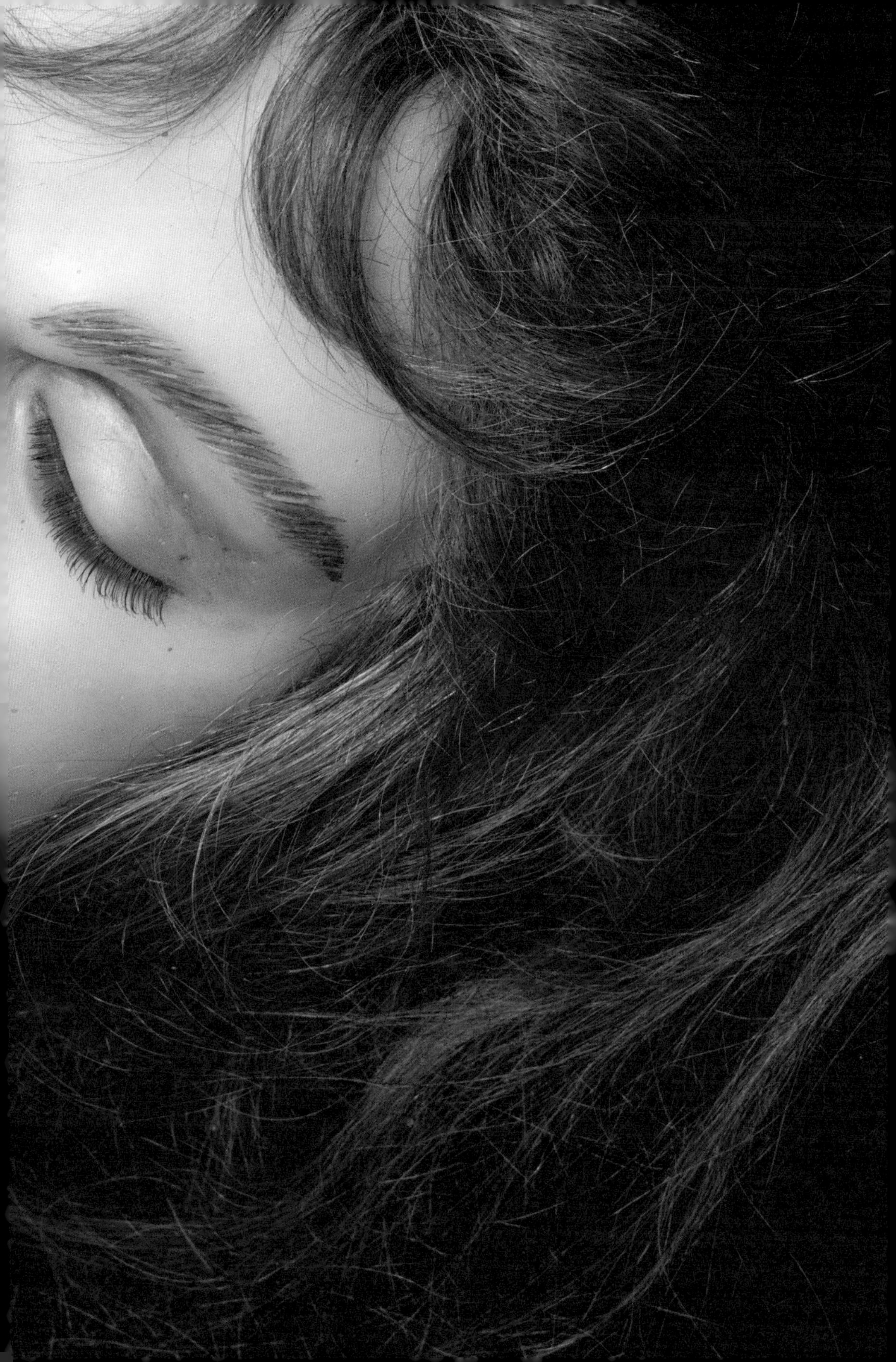

前页　一具十九世纪晚期、罹患结核病的妇女可拆式真人尺寸的蜡像的细部。属于施皮茨纳的展品。

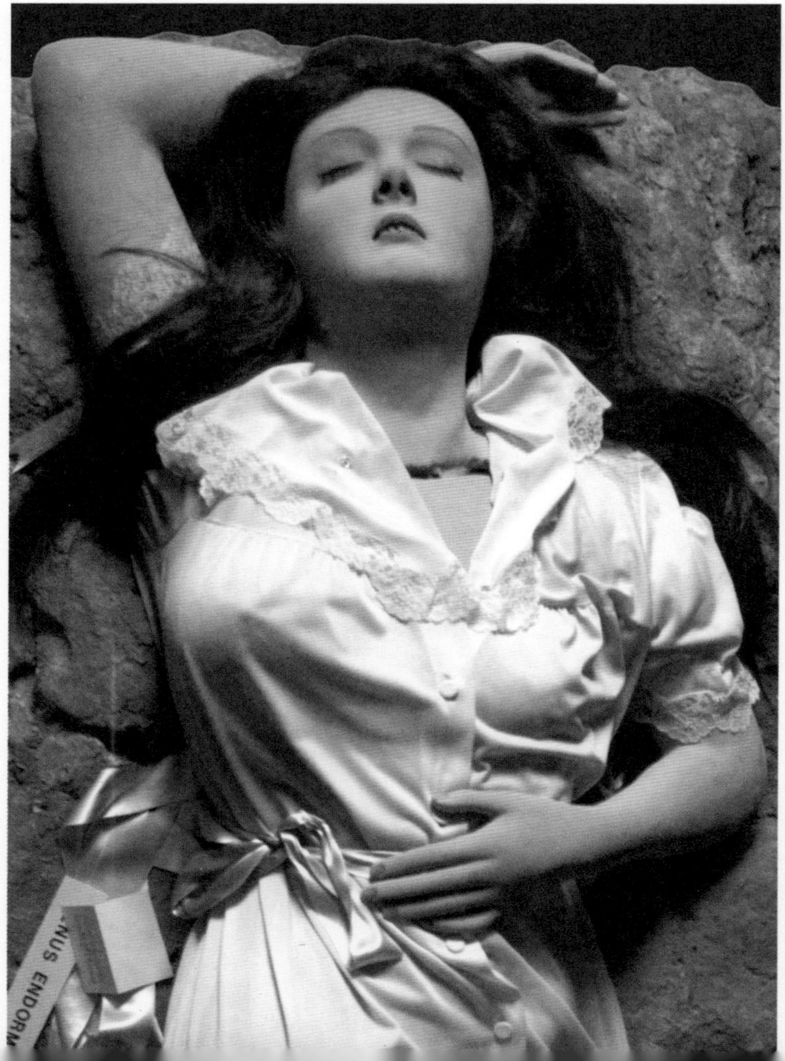

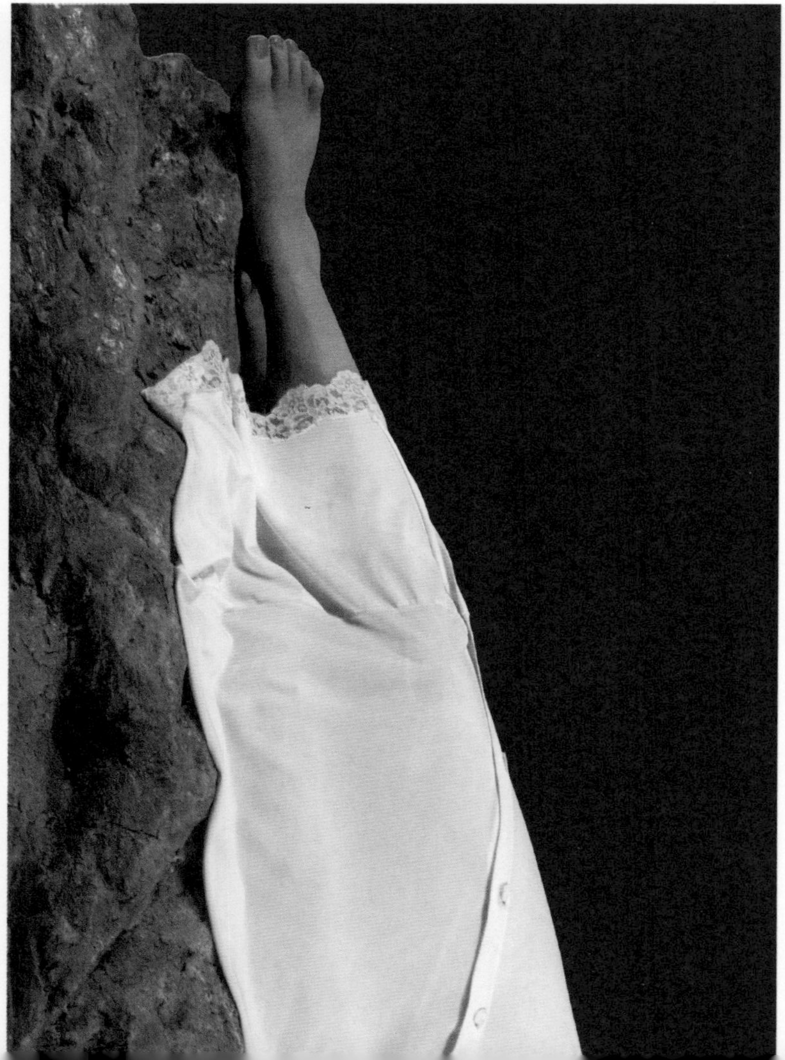

施皮茨纳的展品《沉睡的维纳斯》。施皮茨纳声称 1874 年曾因机械可动蜡像赢得奖章；蜡像的胸部会微微起伏，就好像在呼吸一般。

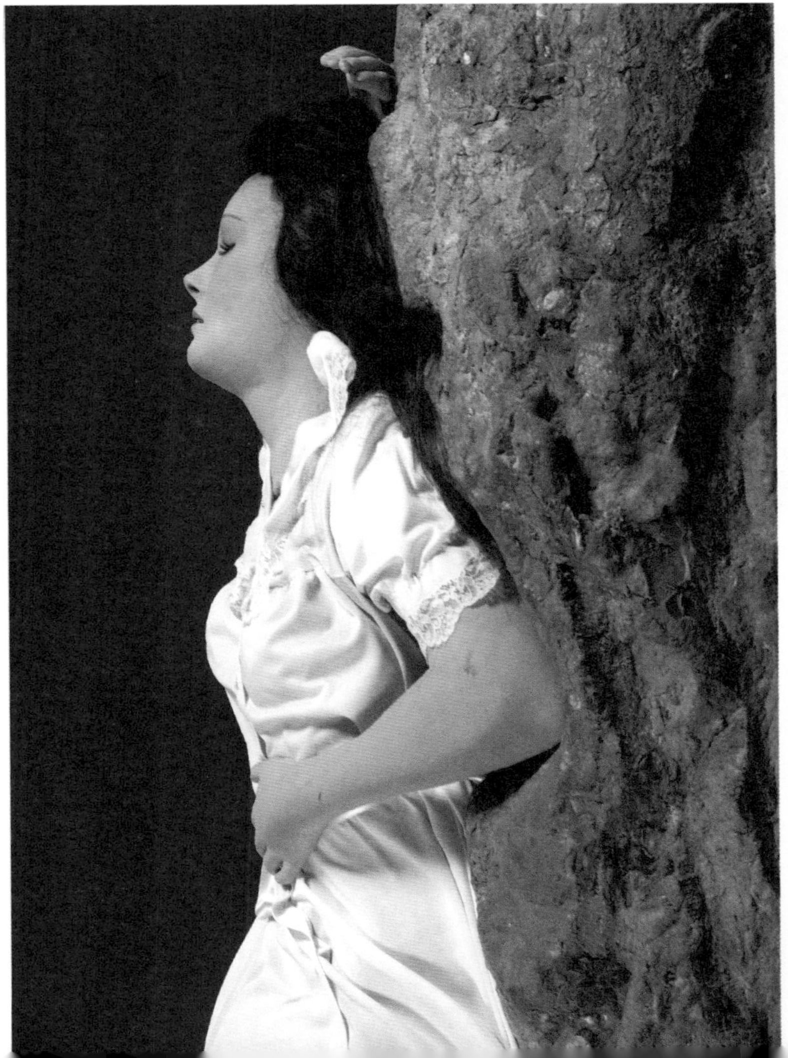

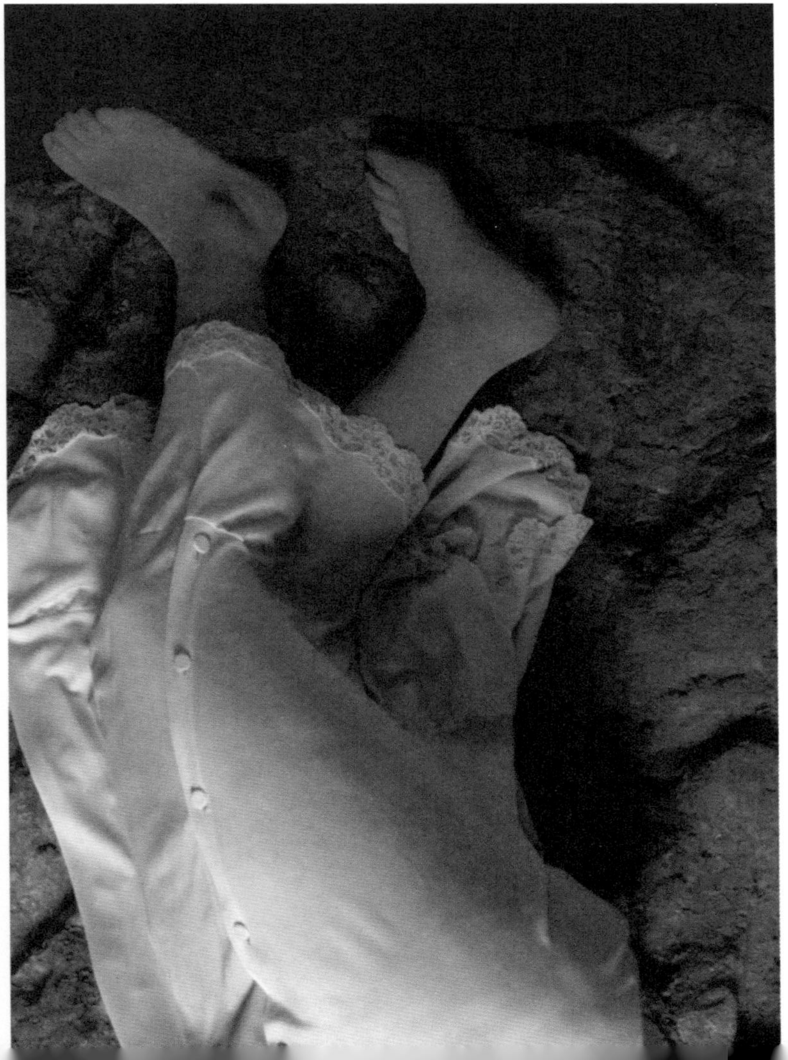

1867）中，描述杀人犯洛朗（Laurent）经常造访巴黎停尸房，试图寻找受害者尸体的段落，就隐含着情色成分：

> 每当他察看完最后一行石板，没能再发现溺死的人，他便松了一口气，也不再那么厌恶了。这时，他就是一个好奇的普通人，带着莫名的兴奋看着面前这些暴卒的人，他们的姿态各异，但都显得很凄惨、粗俗。他对这些尸体十分感兴趣，特别是那些上身裸露的女尸。这些裸体女尸胡乱躺着，有的血迹斑斑，有的身上被刺了好几个洞，这每每引起他的注意，使他流连忘返。
>
> 有一次，他看见一个二十岁左右的女子，看上去像是出生在普通人家，肩宽体壮，仿佛是躺在石板上睡着了。她那既鲜嫩又丰满的身体通体雪白，显得非常柔和、娴雅。她笑容微露，头微微侧向一旁，挑衅性地挺着胸脯。她的脖子上有一条青痕，好像是套着一根暗色的项链。要是没这一圈青痕，人们或许会说她是一个耽于淫乐的荡妇。实际上，这是一个因失恋而上吊自尽的姑娘。洛朗观察了她很久，目光在她的肉体上移动着，他被一种情欲困扰着。

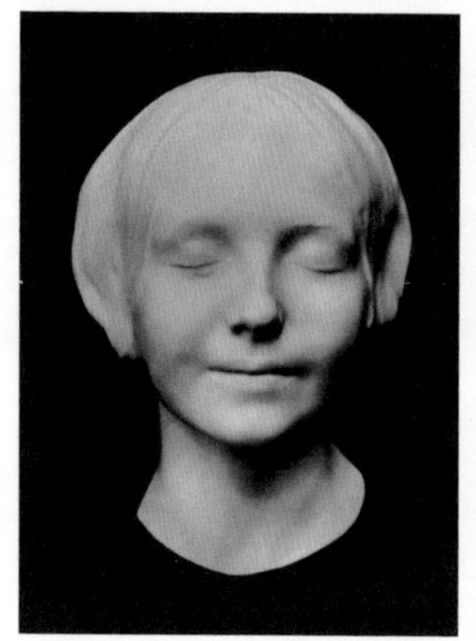
图 74

图 74 《塞纳河的无名少女》的石膏死亡脸模，约制作于 1880 年。

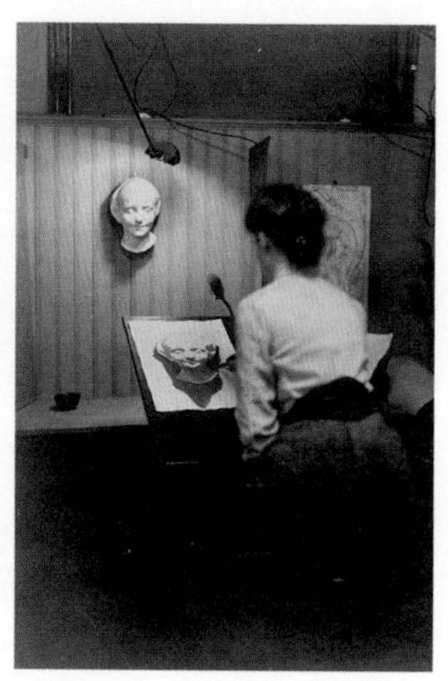
图 75

图 75 一名学生以《塞纳河的无名少女》作为素描主题，约拍摄于 1890 年。

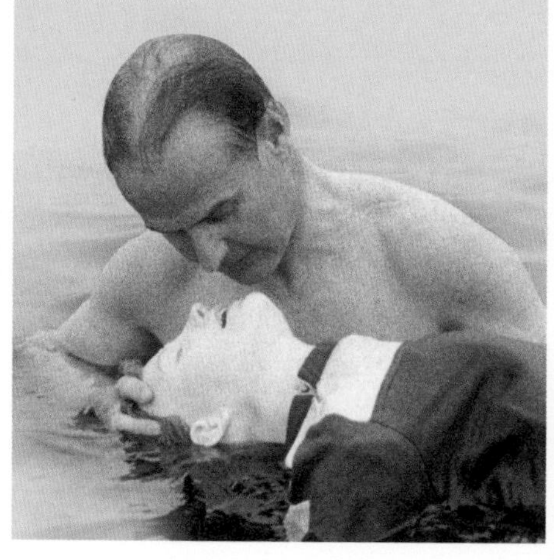
图 76

图 76 玩具制造商拉达尔以“复苏安妮”练习心肺复苏（CPR），这可能是自古以来被亲吻最多次的脸。

和巴黎停尸房有关的故事中，流传最久的要属《塞纳河的无名少女》（*L'Inconnue de la Seine*）。这个故事说的是——说不定是以讹传讹——塞纳河里捞起了一位大约十六岁的美丽年少轻生者。她的遗体被放在巴黎停尸房展示，有位病理学家被她那谜一般的“蒙娜丽莎微笑”所吸引，而替她做了一个死亡脸模。整整一代的文艺青年都在家里挂着“无名少女”死亡脸模的石膏复制品，甚至有人宣称她的脸就等于那个时代的“情欲典范”。

“塞纳河无名少女”的后续故事一直延续至今；她安详的面容被用来当

作“复苏安妮”的脸部模本，也就是用来教 CPR（心肺复苏术）的人偶。1955 年，挪威的玩具制造商拉达尔（Asmund Laerdal）在自己的小儿子溺水获救之后，设法制造出一种仿真的橡胶人偶，可用来模拟新的救生法。他认定“无名少女”石膏脸模的那副安详而不带威胁的外观，是最适合给学生急救练习的模特。“复苏安妮”于 1960 年开始启用，成为“自古以来被亲吻最多次的脸庞”。

虽然 1857 年英国的《淫秽出版物法》（*Obscene Publications Act*）以及 1873 年美国的《康斯托克法案》（*Comstock Laws*）在十九世纪末关闭了许多大众解剖博物馆，但是借由浪漫时期的艺术，尤其是拉斐尔前派的作品；以及维多利亚女王因夫婿艾伯特亲王去世而开始的服丧狂热；还有当时流行的情节夸张的哥特小说（Gothic novels），都使得与女性相关的死亡、疾病和柔弱这些特质一直流行。超级性感的劳拉 · 帕尔默 [Laura Palmer，大卫 · 林奇（David Lynch）的电视剧《双峰》（*Twin Peaks*, 1990－1991）里的主要角色]；以及艺术家科妮莉亚 · 帕克（Cornelia Parker）的装置艺术作品《也许》（*The Maybe*, 1995）中，一连七天蒂尔达 · 斯温顿（Tilda Swinton）在一个架高的玻璃柜里睡觉，都足以证明这种现象是如此持久。阴森可怕的蜡像仍是美国恐怖电影的常见题材，还在雷 · 布雷德伯里（Ray Bradbury）开创性的小说《魔法当家》（*Something Wicked This Way Comes,* 1962）中真的活了过来。巩特尔 · 冯 · 哈根斯（Gunther Von Hagens）的“人体世界”国际展览更是用姿势媚俗的“塑化”真人尸体以及解剖标本再现了当年受欢迎的人体解剖展的精神；显然，对人类必死命运的着迷，也就是解剖学维纳斯诞生的内在原因，依然延续至今。

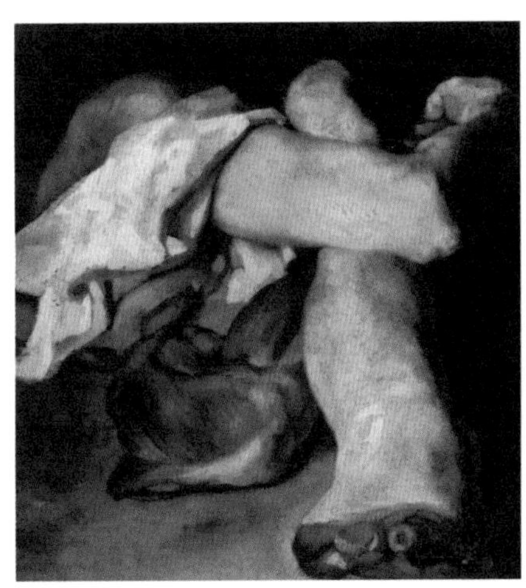

图 77

图 77 描绘从巴黎停尸房借来的身体部位的油画，热里科画《梅杜莎之筏》的习作。

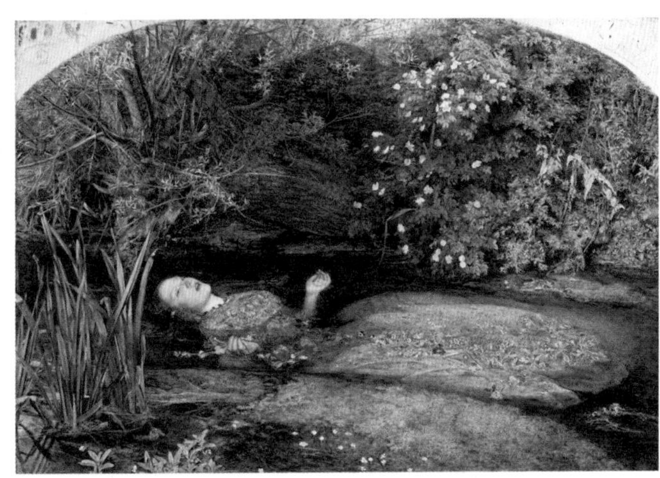

图 78

图 78《奥菲莉亚》（*Ophelia*, 1851－1852），约翰 · 米莱斯（Sir John Everett Millais）所绘。扮演奥菲莉亚的模特儿伊丽莎白 · 西德尔（Elizabeth Siddal），连续四个月都泡在装满温水的浴缸里摆姿势，因此得了重病。

上图为 1962 年睡美人展的入口，于英格兰伯明翰佳能山公园的郁金香节举办。下图为二十世纪五十年代普莱斯（Price）的作品《睡美人》，是一名真人女子在玻璃柜里摆姿。

SLEEPING BEAUTY
ALIVE
A REAL GIRL
A FAIRY STORY COME TRUE
6d

DO NOT TOUCH GLASS

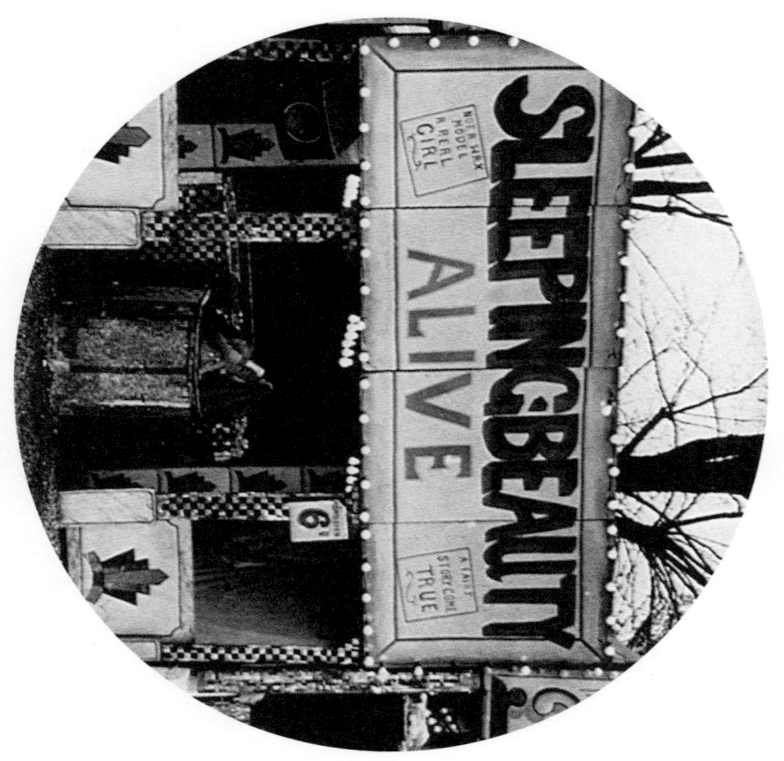

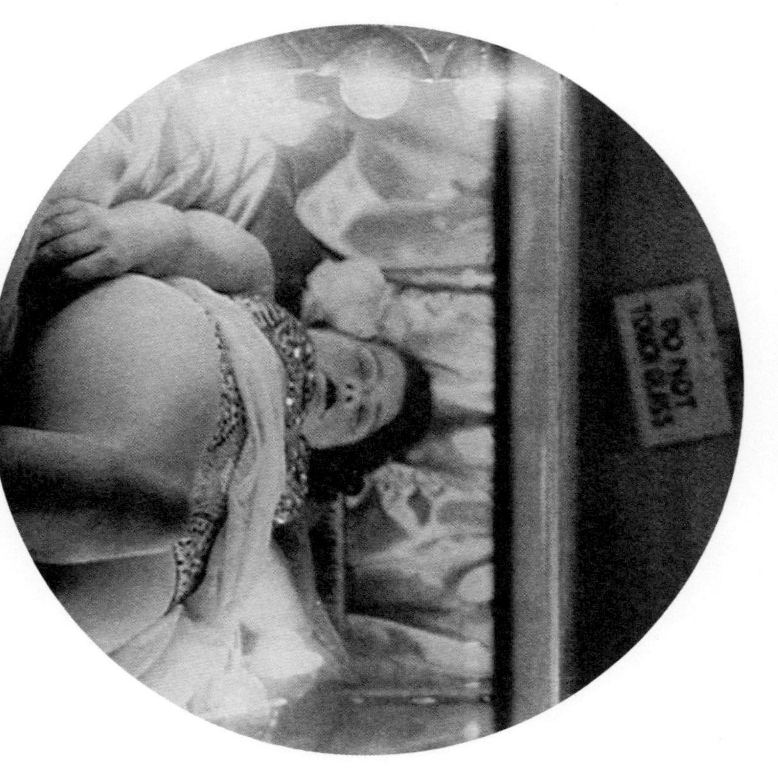

那种类型的秀，

女子仰卧棺中，

模仿出临死前遗照中的样子……

有些把死去的少女

扮成睡美人一般展出，

包裹在白缎、真丝与薄纱中，

花朵放在死者手里

或撒满棺椁，

面庞在深色发丝映衬下，

更显苍白。

2006年收录于《早期大众视觉艺术》第四期的文章《游乐园里的睡美人》，其中霍夫曼将游乐园的《睡美人》比拟为十九世纪晚期的死后纪念照。

那么

美人之死，

毫无疑问，

是世上

最富诗意的事。

摘自艾伦·坡 1846 年的文章《写作之道》（*The Philosophy of Composition*），刊于《格雷厄姆杂志》第 28 卷。坡的妻子因结核病去世，寿命仅 24 岁。

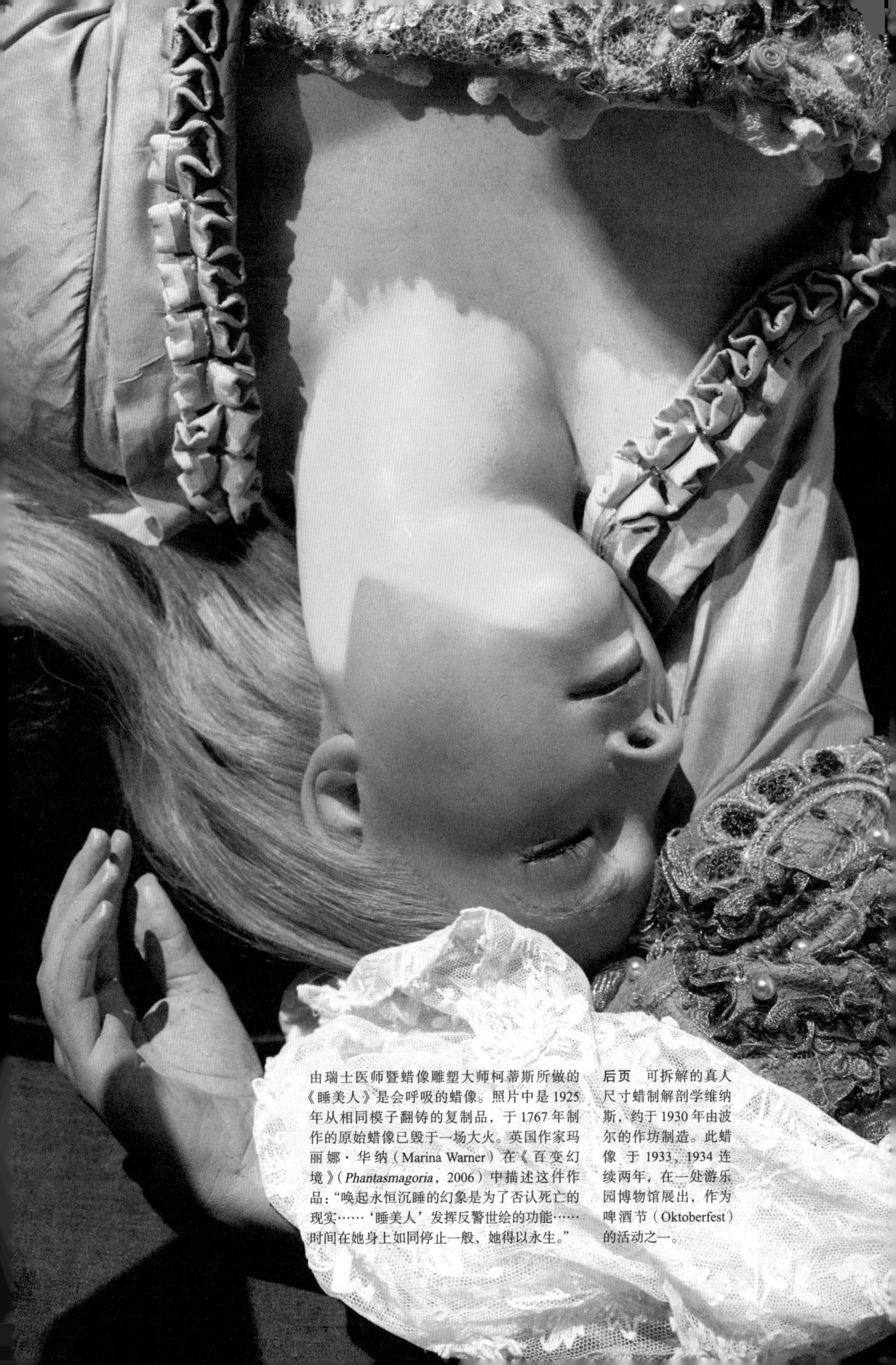

由瑞士医师暨蜡像雕塑大师柯蒂斯所做的《睡美人》是会呼吸的蜡像。照片中是1925年从相同模子翻铸的复制品，于1767年制作的原始蜡像已毁于一场大火。英国作家玛丽娜·华纳（Marina Warner）在《百变幻境》（*Phantasmagoria*，2006）中描述这件作品：“唤起永恒沉睡的幻象是为了否认死亡的现实……‘睡美人’发挥反警世绘的功能……时间在她身上如同停止一般，她得以永生。”

后页　可拆解的真人尺寸蜡制解剖学维纳斯，约于1930年由波尔的作坊制造。此蜡像于1933、1934连续两年，在一处游乐园博物馆展出，作为啤酒节（Oktoberfest）的活动之一。

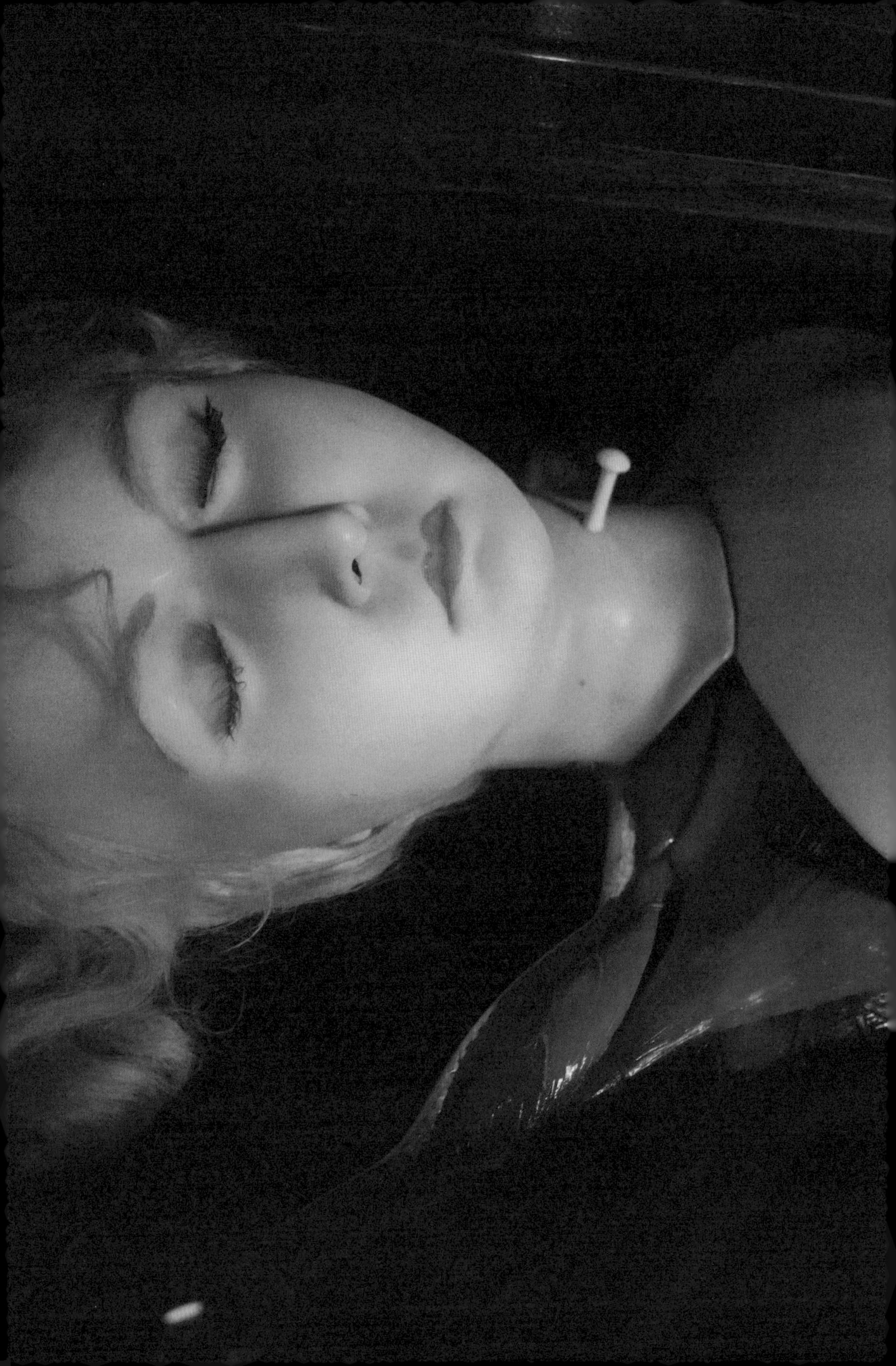

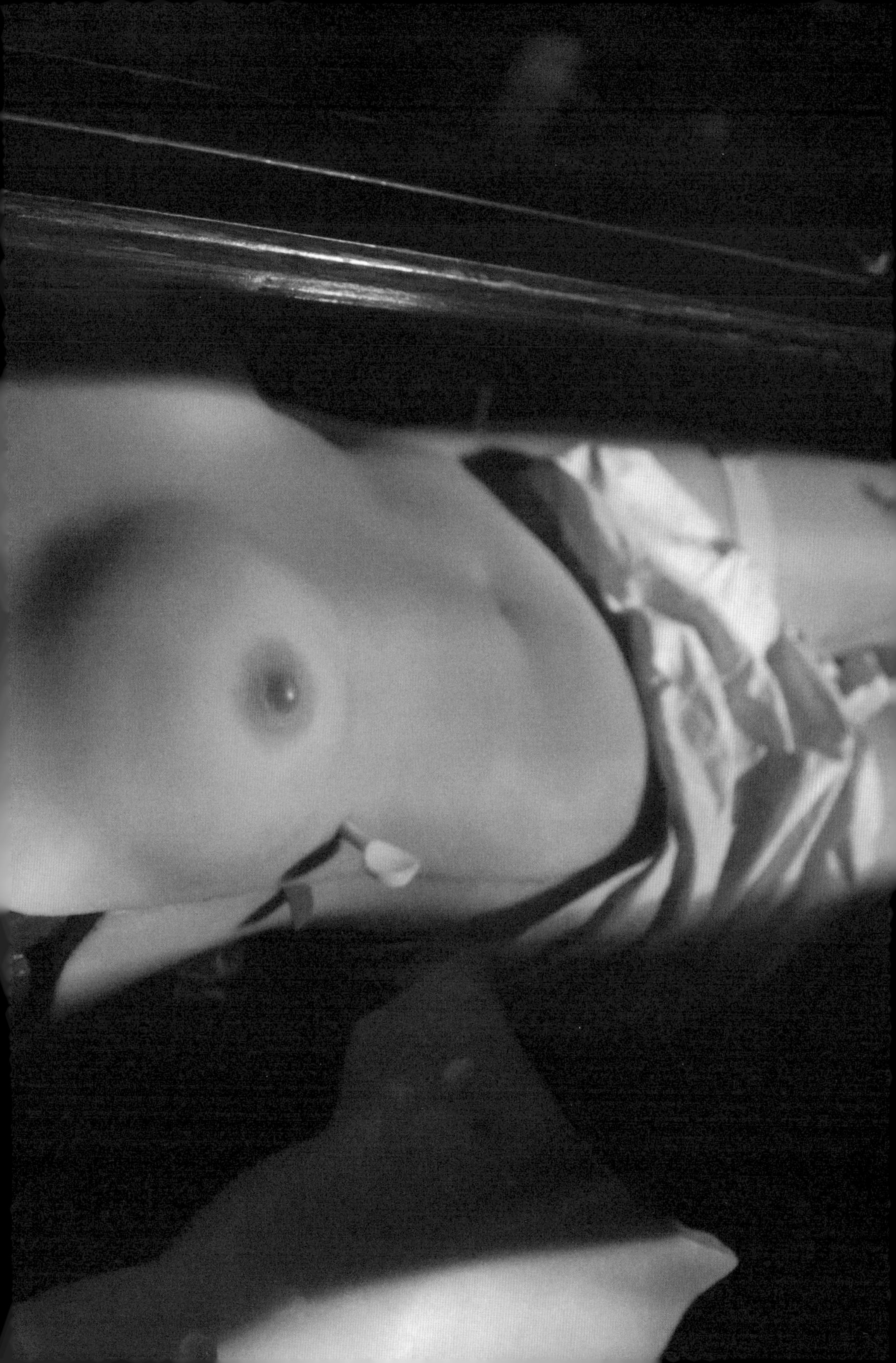

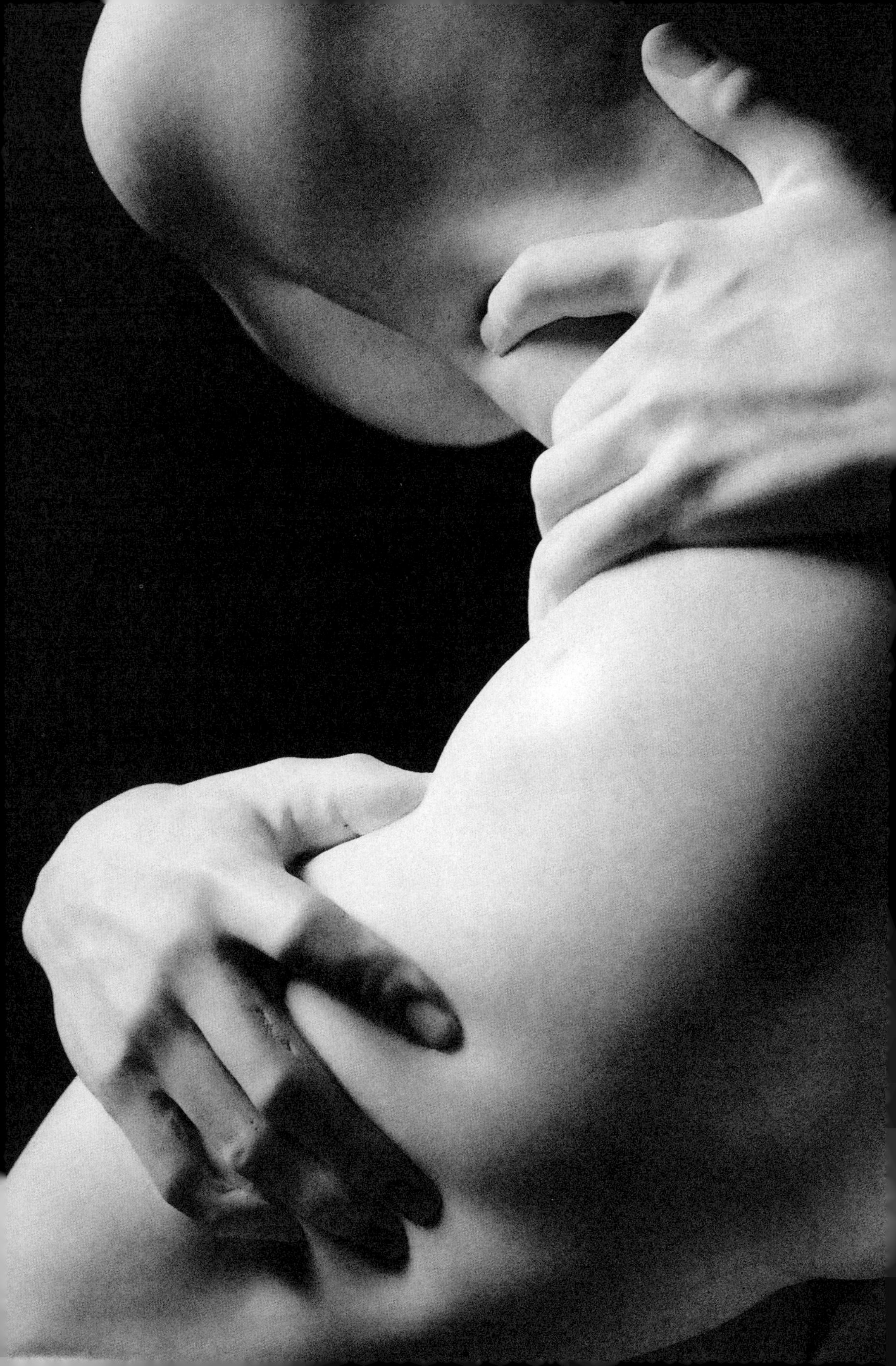

第四章

神魂超拔，恋物癖，以及人偶崇拜

即使是在当时人的眼里，美第奇维纳斯依旧令人费解，有时甚至会造成困扰，这个反应大半是由于惨不忍睹的内脏与带着情色意味的艳丽外表并列在一起令人震惊的缘故。这个诡异感受又因加入许多细节而更加强化，以现代人的眼光，这些细微之处似乎远远超过她的教育用途所需：活灵活现的玻璃眼珠、珍珠项链（这是一种警世绘的象征，同时也可遮住头和躯干的接缝），以及奢华的丝质绸缎床铺。此类巧妙而引人遐思的细节似乎有损她的科学可信度，但正是解剖学、艺术以及宗教彼此交缠不清，揭示了她外表之下的挑逗性，其他人创作的具有挑逗性的模型和人偶同样具有这种特质。

前页
雕塑家贝尼尼所作《劫掠普洛塞庇娜》(*The Rape of Proserpina*, 1621—1622)，描述普洛塞庇娜（即希腊神话中的珀尔塞福涅）被冥王普鲁托（Pluto）掳走，带去冥府。

美第奇维纳斯的谜样表情和神魂颠倒的姿势暗示其已进入神魂超拔的境界，在如今看来认为和性有关，但当时蜡制模型是最受欢迎的展览品，开放给大众参观，包括妇女和儿童在内，既没有引起批评也没有群众抗议，据此可以推断，她在创造之初并没有被认为特别不得体。参观过博物馆的访客对展品大为赞赏的也多不胜数，而且据我们所知，还有其他各类的博物馆委托制作其复制品。显然，是在美第奇维纳斯诞生的那个时代之后，有些事情变得不一样了，以至于让她变得怪异且带有性意涵。

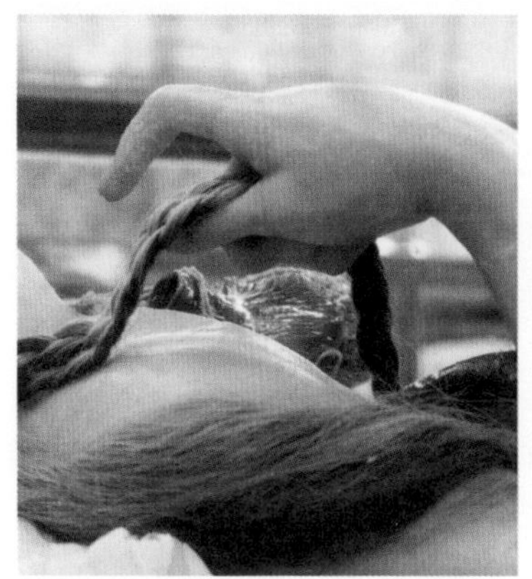
图 79

图 79　出自天文台博物馆的一具解剖学维纳斯，慵懒地把弄着她真人头发所做成的金色发辫。

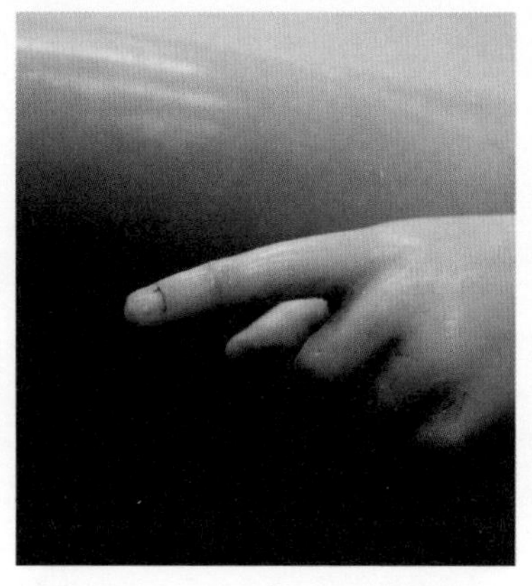
图 80

图 80　一具缩半尺寸的解剖学维纳斯的手，食指伸展的姿态栩栩如生。

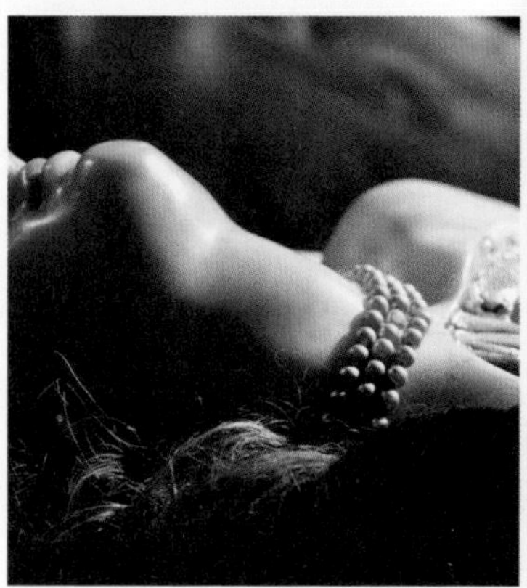
图 81

图 81　维纳瑞娜，一条珍珠项链紧紧绕在她脖子上。它充任三种功能：美学、象征（人类一生稍纵即逝的虚荣），还有遮掩（头与躯干衔接处的缝隙）。

有可能是过去对于神魂超拔状态的理解和我们不同，影响了看待维纳斯的心态。那时候神魂超拔并不仅仅被视为一种世俗、感官的经验，也是神圣的表现方式，一种神秘经验。意大利还有其他天主教国家的教堂里，大量描绘了处于神魂超拔状态的圣人和殉道者。其中最有名的或许要属贝尼尼（Gian Lorenzo Bernini, 1598—1680）的真人尺寸白色大理石杰作，《圣女大德兰的神魂超拔》(*Ecstasy of Saint Teresa*, 1647—1652)，位于罗马的维多利亚圣母堂。只要研究其他时代的人对这件开创性作品的不同反应，就能体会对此类肖像的诠释是如何随时间而改变的。

贝尼尼是位虔诚的天主教徒，他从圣女大德兰十六世纪的自传《圣女大德兰的一生》(*The Life of Saint Teresa of Avila*)中，撷取某个特殊段落，以此演绎出了这座雕像；自传里，圣女大德兰解释说，在唱圣诗《造物之神请降临》（*Veni, Creator Spiritus*）的时候，一名极美的天使现身在她面前，手里拿着一把带有铁制矛头的金质标枪：

> 非常靠近我……有个天使以人形化身……他并不高大……但十分美丽，而且他的脸色红润，似乎像是一位最高等级的天使，仿佛完全在火中……我见到他手里有一把大型的金质标枪，而且在它的铁矛头尖端上好像有一个火点。我觉得他好几次把标枪刺入我心脏，戳穿我的内脏器官，当他抽出来的时候，好像也把那些东西全都扯了出来，让我被神的大爱之火整个吞噬。痛苦如此强烈，让我呻吟起来；然而此极度痛苦却是无与伦比的甜美，我并不想将之摆脱……那痛苦并不在于身体的感受，而是灵性层面；虽然身体确实在其中占一部分，甚至是很大一部分。这是灵魂与天主之间神爱的交流，如此甜美……

图 82　美第奇维纳斯脸上的表情，既是纾解也是神魂超拔。

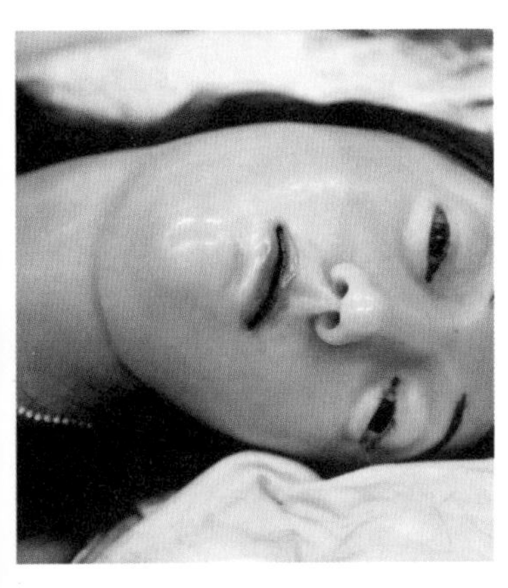

图 82

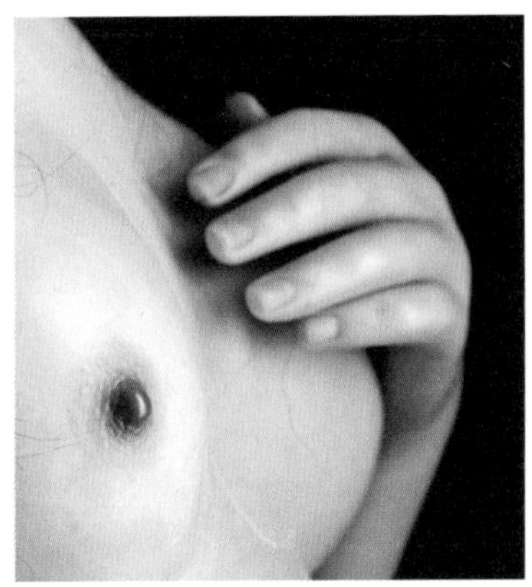

图 83

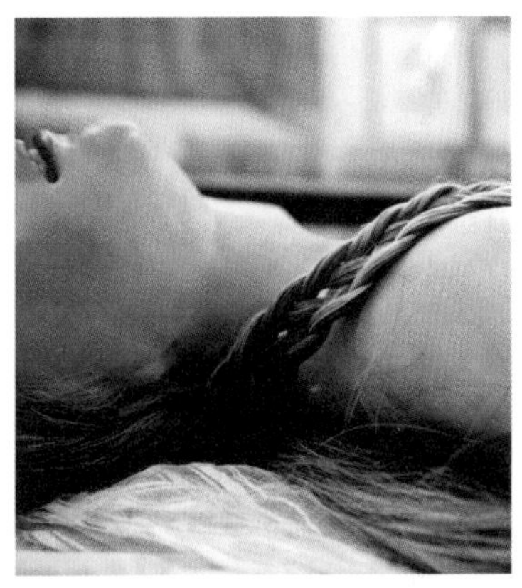

图 84

这段文字描述圣女大德兰的“刺透”或“刺穿”心脏，在教外人士读来极具性暗示，但并不会有人认为年轻的大德兰所写的日记不纯洁；再怎么说，她已被封圣，而且虔诚的信徒常常阅读她的日记。贝尼尼所做的雕像被放在教堂里也没有受到非难，还被称赞是一件宗教杰作。教堂里甚至还同时以英文和意大利文展示圣女大德兰日记的内容，而且小礼拜堂的另一头，放了个置于玻璃柜内的圣维多利亚真人尺寸蜡制塑像，呈现出同样暧昧不清的神魂超拔姿势。

图 83　怀胎九月的女性蜡制模型，由蔡勒的作坊制作。她并未表现出在怀孕期间乳晕会扩大、变深的特征。

图 84　天文台博物馆的一具解剖学维纳斯，脖子弓起，还有一条真人头发编成的辫子垂落肩上。

到了十八世纪，宗教性出神状态（religious rapture）的表现有时就会招致更为人熟知的肉体式解读，譬如 1739 年，法国学者暨行政官夏尔 · 德 · 布罗斯（Charles de Brosses, 1709－1777）见到贝尼尼的“圣女大德兰的神魂超拔”雕像后所做的诙谐评论：“如果说这就叫神爱，那我可熟得很。”

时至今日，我们应该如何理解此类表现神魂超拔状态的作品呢？或许混淆的主因在于把神魂超拔二分为不是宗教就是人欲，若非神圣就是凡俗。然

他好像数次都要将我射穿，
刺入心底，
戳过内脏，
当他抽出来，
那心肝也好像全都被牵扯了出来，
让我被神的博爱之火整个吞噬。
这痛楚如此强烈，
令我呻吟；
然而这极度痛苦
却是无与伦比的甜美，
我并不想将之摆脱……
那痛苦并不只是身体的，
而是灵魂层面的；
尽管肉体分享了一些，
甚至是很大一部分。
这是灵魂与天主之间
神爱的交流，
如此甜美。

本页 摘自十六世纪的圣女大德兰自传《圣女大德兰的一生》。右页 贝尼尼所作《圣女大德兰的神魂超拔》细部，陈列于罗马维多利亚圣母堂。

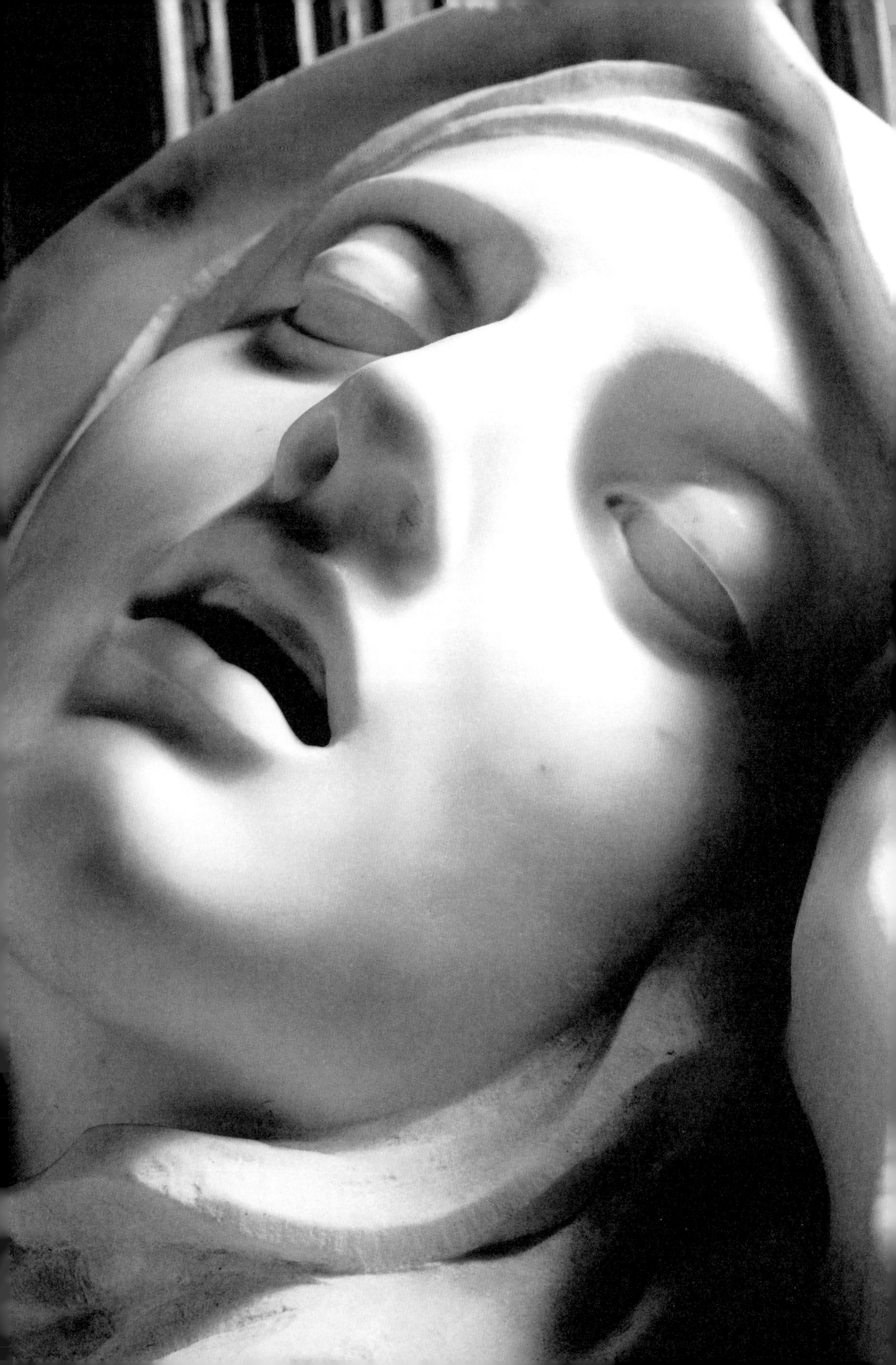

而曾经有一度它被视为两者皆然。《情色论》(*Eroticism,* 1957)一书中，法国知识分子乔治 · 巴塔耶(Georges Bataille, 1897—1962)声称，性曾经是宗教表现的一部分，直到基督教神学将之废禁。性行为，以及其他达到神魂超拔的形式，例如：酒醉或仪式吟唱以及舞蹈，都是用来消解个人疆界的；让我们在一个更大的“他者”当中失去自我，造成一种与宇宙合而为一的感受，或抛弃个体属性的感受。神魂超拔(ecstasy)的英文字源为希腊文的 ek，意思是“离开”，还有“stasis”，意思是“站着”。逃离封闭的意识，体验起来就像是一种超越性的福佑，超乎语言或文字的力量。借巴塔耶的话来讲，神魂超拔经验的核心在于它是“借由自我的消亡而求得的神圣生命”。这是我们回归圣恩的方法，这个状态存在于人类被逐出伊甸园之前；存在于我们因

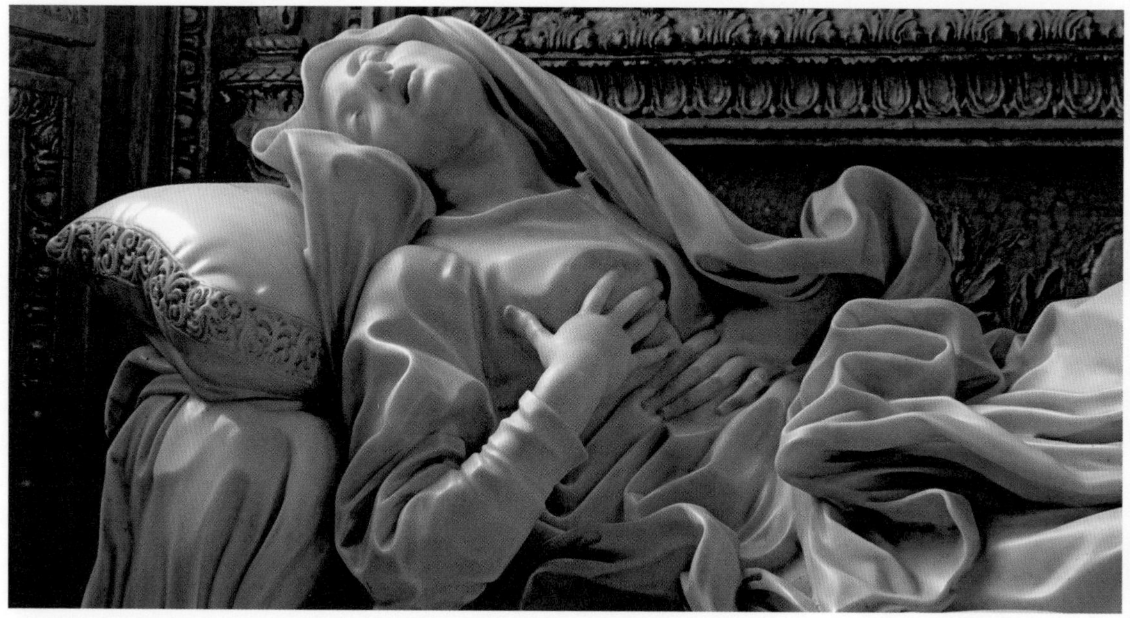

图 85

图85　贝尼尼曾为虔诚的“真福卢多维卡 · 阿尔贝托尼”(Blessed Ludovica Albertoni, 1674)制作的墓碑。阿尔贝托尼正处于与神共融的神秘时刻。位于意大利罗马的台伯河畔圣方济各教堂(Church of San Francesco a Ripa)的阿尔铁里家族小堂(Altieri Chapel)。

为自我意识、语言以及抽象化倾向、羞耻感，以及预知自身必死的能力(此为人和其他动物不同的关键所在)而和宇宙分开之前。这也就是所有宗教里的神秘主义者所描述的，获至天启的神性显现。如果我们试图把性局限在身体与感官世界，而不考虑更加神秘的领域，可能会显得不太对劲；也难怪性保留了一丝神妙(也就是灵性或超自然的感受)。

贝尼尼极为有效地透过他的雕像重现了这个完满有福报的宗教超越状态，肉体和精神两方面皆然。被天使的标枪刺穿，圣女大德兰对神的爱就臻于至善，而她就进入一种神婚的状态。她对神性的崭新认识伴随着“欲仙俗死”(La petite mort)而来，后者指的是强烈地进入一个非物性的领域，就像如今所理解的性高潮状态。贝尼尼将圣女夹在天与地、物质与精神之间的那个美好、稍纵即逝的瞬间固定了下来。

贝尼尼的雕像被乔旦诺娃（L. J. Jordanova）在《性之想望》（*Sexual Visions*, 1989）一书中描述为“性爱喜乐和宗教超拔的暧昧混合”，比较接近我们今日的态度，而非解剖学维纳斯被创造之初的态度。这在历史上是个新的立场，使得人类之前发现与神性结合、达成神魂超拔的各种方式：性爱、酒醉，以及鼓励丢掉自我意识的仪式，全都变得极度私密、个人化，而且往往被视为离经叛道，甚至邪恶行为。超验是借由容许个人疆界在超拔解放状态中被刺穿或变得模糊来达成；对圣女大德兰来说，就是站在自身之外的开创空间让天主将她完全穿透。至于美第奇维纳斯，她神魂超拔的姿态邀请科学家穿透自然的奥秘，因而取代了神圣造物主的位置。如福尔维奥·西蒙尼（Fulvio Simoni）在《扰动人心的人体解剖》（*Anatomie conturbanti*）一

图 86 1917 年的默片影集《谁是第一位?》（*Who is Number One*?）第一集的剧照明信片，由凯瑟琳·克利福德（Kathleen Clifford）饰演艾米·维咏（Aimee Villon）。

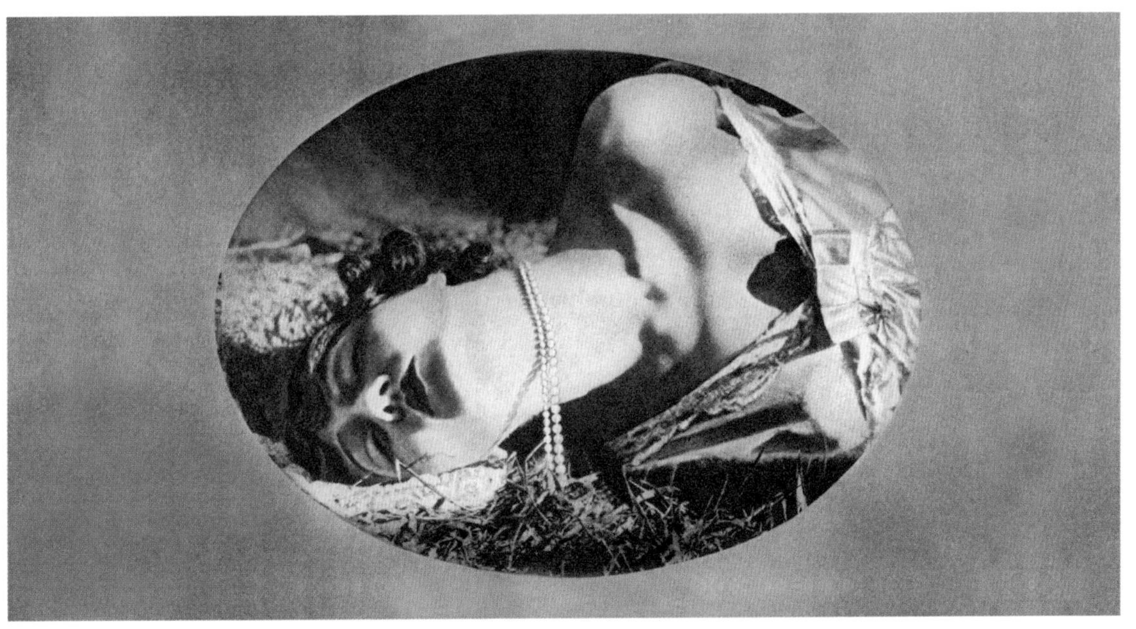

图 86

文中提及：

> ……详细检视身体最奥秘的部分，就表示开始注意到让身体运作的结构及机制的复杂性；但也意味着透过天主所创造的最奇妙之物来默想天主，天主即机械论者与自然神论者所谓的“伟大钟表匠”。

矛盾的是，将非理性及超自然从严肃的思考或讨论中排除，使得这两种状态皆获得了力量。不能被公开接纳与体验，反而让越界的行为或外在对象，成为与超乎物质自然的某种东西达到共融感的媒介，而占据物质和精神之间的神奇位置。这个现象有一具体实证，就是物神（fetish object）以及恋物癖。

所谓的物神，是指某个被认为拥有超自然力量的人造物品。这个字原本

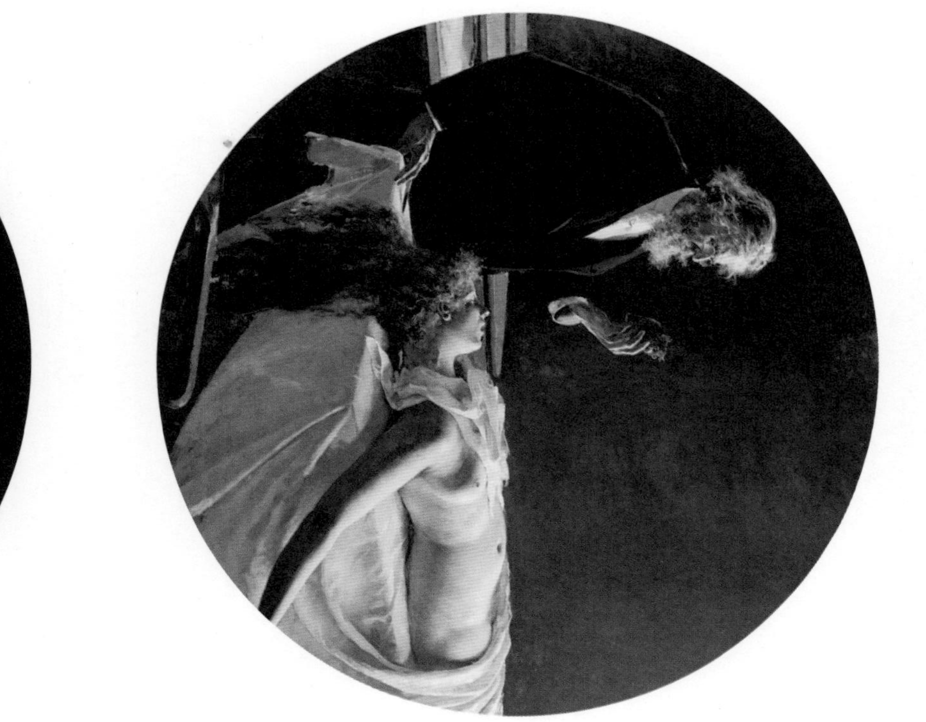

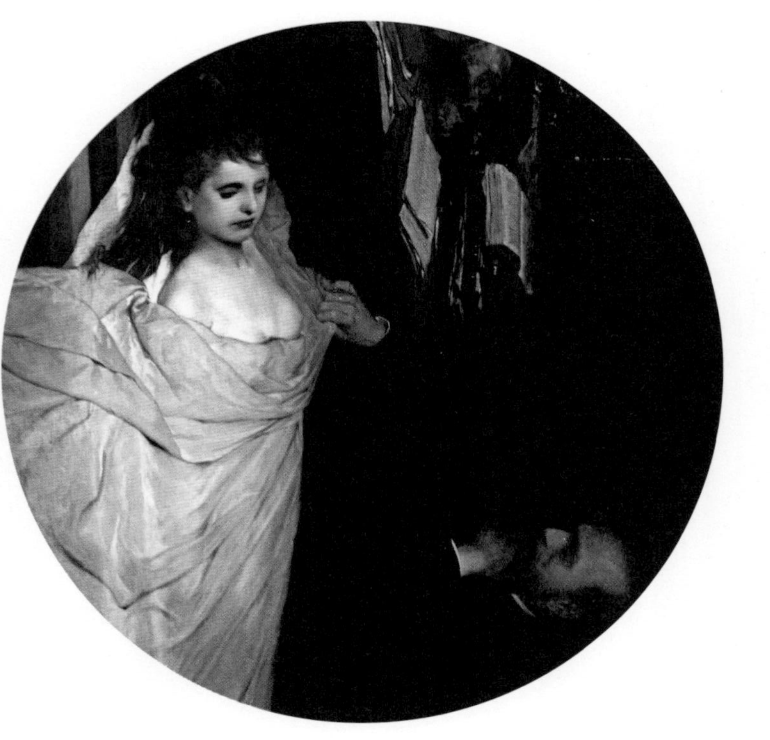

上图《解剖心脏》（*Anatomy of the heart*），1890 年，恩里克 · 隆巴多（Enrique Simonety Lombardo）所绘。
下图《解剖学家》（*The Anatomist*），1869 年，加布里埃尔 · 冯 · 马克斯（Gabriel von Max）所绘。

这些圣女，

为爱而死，

而欢愉的失魂

与肉体的消亡

混淆不清……

尸体反而成为

欲求的对象。

摘自法国历史学家菲利普·阿利埃斯（Philippe Ariès）所著《死亡时刻》（*The Hour of Our Death*, 1981）。该书搜寻近千年来，西方对于死亡的态度是如何转变的。

图 87 至 92 查尔斯 · 雷蒙德（Charles Raymond）为利奥波德 · 冯 · 萨赫 – 马索克（Leopold von Sacher–Masoch）所著《穿裘皮的维纳斯》（*Venus im Pelz,* 1870）1928 年英文版所绘制的插图。该书清晰阐述触发恋物癖的灵启经验：“我将淫荡好色视为神圣，并确定是唯一的神圣；我将女人和她的美视为神圣，因为她的使命是生物最为重要的任务：物种繁衍。”

是用来描述来自西非的敬拜物，但也用于天主教中具强大作用力的物品，像是圣体还有还愿品。法国心理学家阿尔弗雷德 · 比奈（Alfred Binet, 1857—1911）宣扬推广物神的概念，他在 1887 年用“恋物癖”这个名词来描述性欲投射在传统上并不认为具有性吸引力的物品或身体部位的现象。因此那足以消融界限的爱与性的神秘领域，以恋物癖的形式继续为神妙提供一个基地，也就不足为奇。

德奥同盟时期的精神科医师理查德 · 冯 · 克拉夫特 – 艾宾（Richard von Krafft–Ebing, 1840—1902）在《性精神病态》（*Psychopathia Sexualis,* 1886）一书中，想尽办法描述了许许多多的恋物癖并为其命名。除了令“虐待狂”（sadism，出自萨德侯爵的癖好）还有“受虐狂”（masochism，出自马索克 1870 年出版的《穿裘皮的维纳斯》）这两个词汇家喻户晓外，他也用了若干

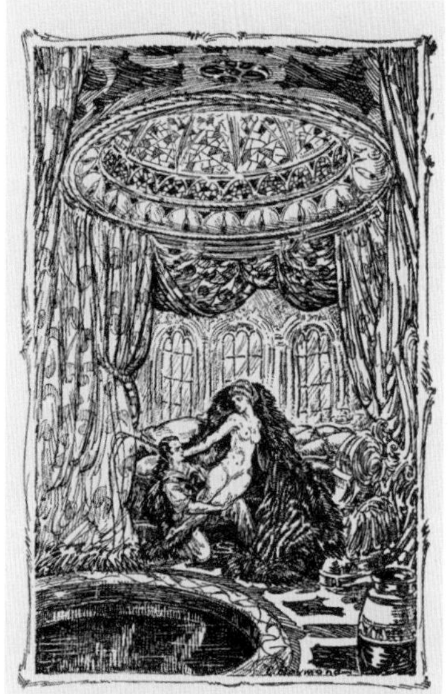
图 87

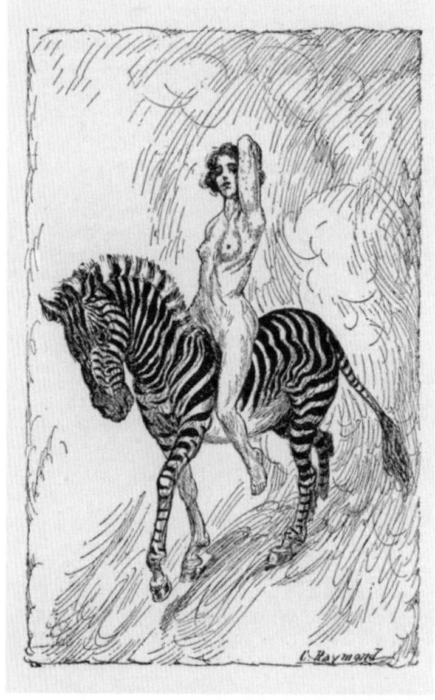
图 88

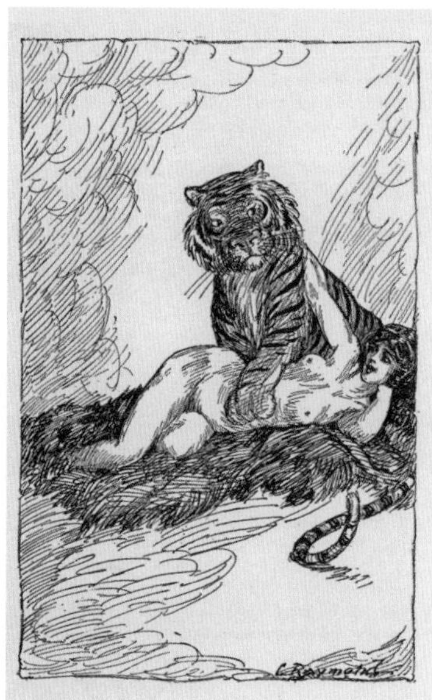
图 89

篇幅回顾女性雕像物神化的历史记录。艾宾从古代开始讲述，谈到克里希非斯（Clisyphus）“把一块肉放在某特定部位而亵渎了萨摩斯神庙（Temple of Samos）里女神雕像”的故事，还借用一则 1877 年关于“有位园丁爱上‘米罗的维纳斯’的雕像，在试图与它性交时被逮到”的故事，把恋物癖介绍给现代社会。这种特定的恋物癖称为“恋雕像癖”（agalmatophilia，是希腊字 agalma〔雕像〕，再加 philia〔爱〕)，意指对雕像、人偶、人体模型或其他人像制品产生情欲，其中包括想与该物品实际性接触的欲望，或幻想和该物品有生命或无生命的交往，不论是否和性有关。

恋雕像癖有个次分类叫皮格马利翁现象（Pygmalionism），也就是指爱上自己创造的东西的现象。典故出自古希腊神话，有位雕刻家皮格马利翁

（Pygmalion）爱上他所创作的一座女性雕像。在后世重述的版本里，阿佛洛狄忒（Aphrodite，在希腊相当于罗马的维纳斯）怜悯这位害了相思病的雕刻家，就赋予他那座雕像生命，并取名为伽拉忒亚（Galatea）。恋雕像癖和皮格马利翁现象是十九世纪常见的文艺主题，最有名的要属让－莱昂·杰罗姆（Jean–Léon Gérôme, 1824—1904）和爱德华·伯恩－琼斯（Edward Burne–Jones, 1833—1898）的画作，还有霍夫曼（E. T. A. Hoffmann）的短篇《睡魔》（*The Sandman*, 1816），其中写到有位失恋的小伙子，因他对一个机器人奥林匹亚的强烈感情而发狂。

恋雕像癖和皮格马利翁现象还有一些相当骇人的真实案例，往往带有那么一丝恋尸癖的意味，也就是对死尸产生欲望。这些性倒错的根源是想要永久保存，战胜死亡，并且占有和控制女体。正如解剖学维纳斯掩盖了为其做

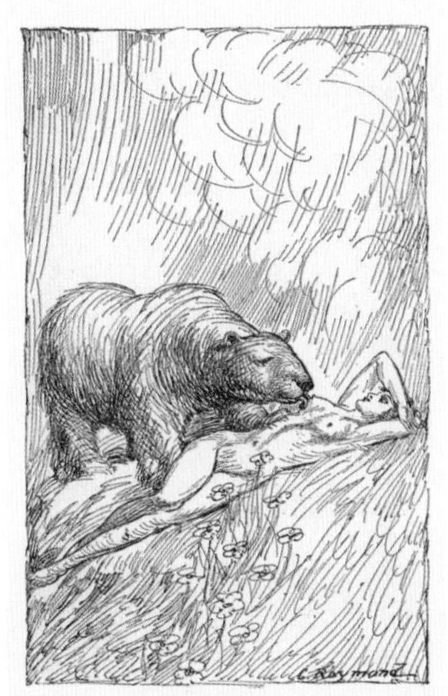

图 90

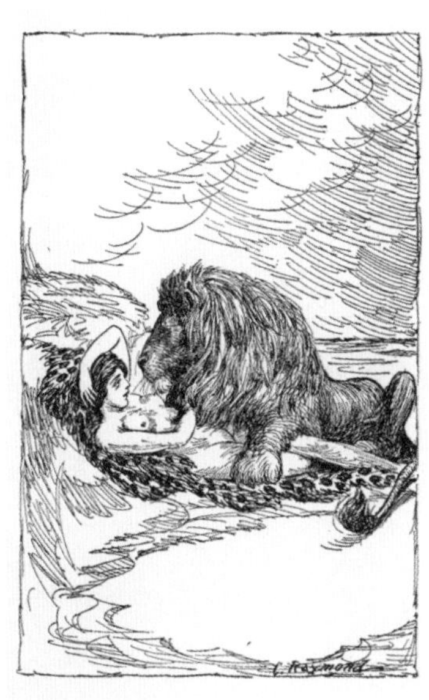

图 91

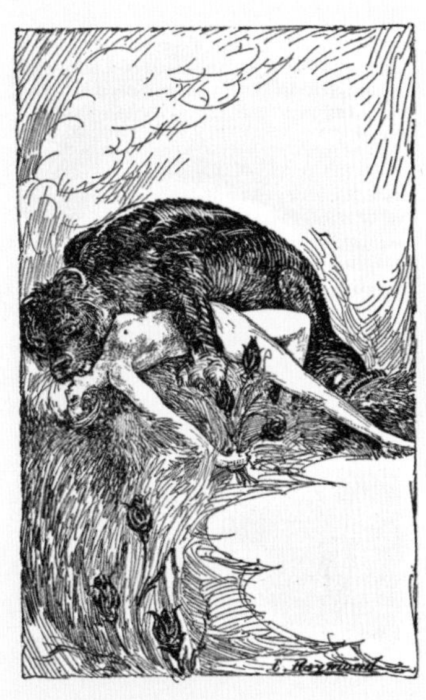

图 92

范本的死尸；那些人偶则掩盖了爱慕对象的逝去与失望——她们由想要完全占有和控制自己爱恋对象的男人所造。借着让该对象占据想象与现实、理想与实际之间的距离来保有动力。

其中一个案例是，1775年，著名的苏格兰解剖学家威廉·亨特（William Hunter）接受一位古怪的牙医朋友马丁·凡·布切尔（Martin van Butchell, 1735—1814）委托，帮他已过世的老婆玛丽亚做防腐处理。布切尔将他做好防腐处理的玛丽亚，还有她的宠物鹦鹉标本，一起放在家里的起居室公开展示，接受预约参观，直到他第二任老婆逼他割爱。布切尔将她捐给威廉·亨特的弟弟约翰，陈列在他位于伦敦林肯律师学院广场（Lincoln's Inn Fields）著名的医学博物馆里，直到1941年被德国的燃烧弹摧毁。

他以超凡绝技，
将一块雪白的象牙，
雕出一个人形，
姿容绝世，
绝非肉体凡胎的女子
可以媲美。
他为自己的创造物深深着迷。
雕像的面部就如真正的少女，
你甚至会以为它是活生生的，
若不是娇羞矜持，
恐怕也想有人抚弄。
艺术之高超，
看不出人工的创造。
皮格马利翁赞赏不已，
心里充满了对这人形的热爱。
他时常伸手去抚摸，
看它究竟是血肉，还是象牙。
不愿承认这是雕琢而成。
他吻它，
感觉对方会有反应。
他对它说话，
搂住它，
想象自己的手指陷进那躯体，
他又怕下手太重，
捏出伤痕。

摘自公元前八世纪，奥维德所著《变形记》第十卷《俄耳甫斯吟唱：皮格马利翁与雕像》（*'Orpheus sings: Pygmalion and the statue' in Ovid's Metamorphoses*, Book X）。

他向它说起甜言蜜语，
他给它带来讨姑娘们欢心的礼物：
贝壳、卵石和小鸟，
五彩的花朵、睡莲，还有玻璃珠，
以及树上滴下的，赫利阿得斯姊妹眼泪变成的琥珀。
他替它穿起衣裳，
他给它戴上戒指，
脖子上搭起项链，
耳垂下戴着珍珠，
胸前围绕着束带。
一切都那么妥帖，
即便不假装束
素体也同样讨人喜欢。
他在床上铺好紫红色的褥子，
让它睡在上面，
视之为同床共枕，
一个软绵绵的羽绒枕放在它头下，
就像它一定感觉得到。

《雕制大理石像》或《艺术家雕刻塔纳格拉》，1890 年由杰罗姆所做。画中的艺术家是杰罗姆的自画像，正在为美丽的模特儿塑造一模一样的复本。

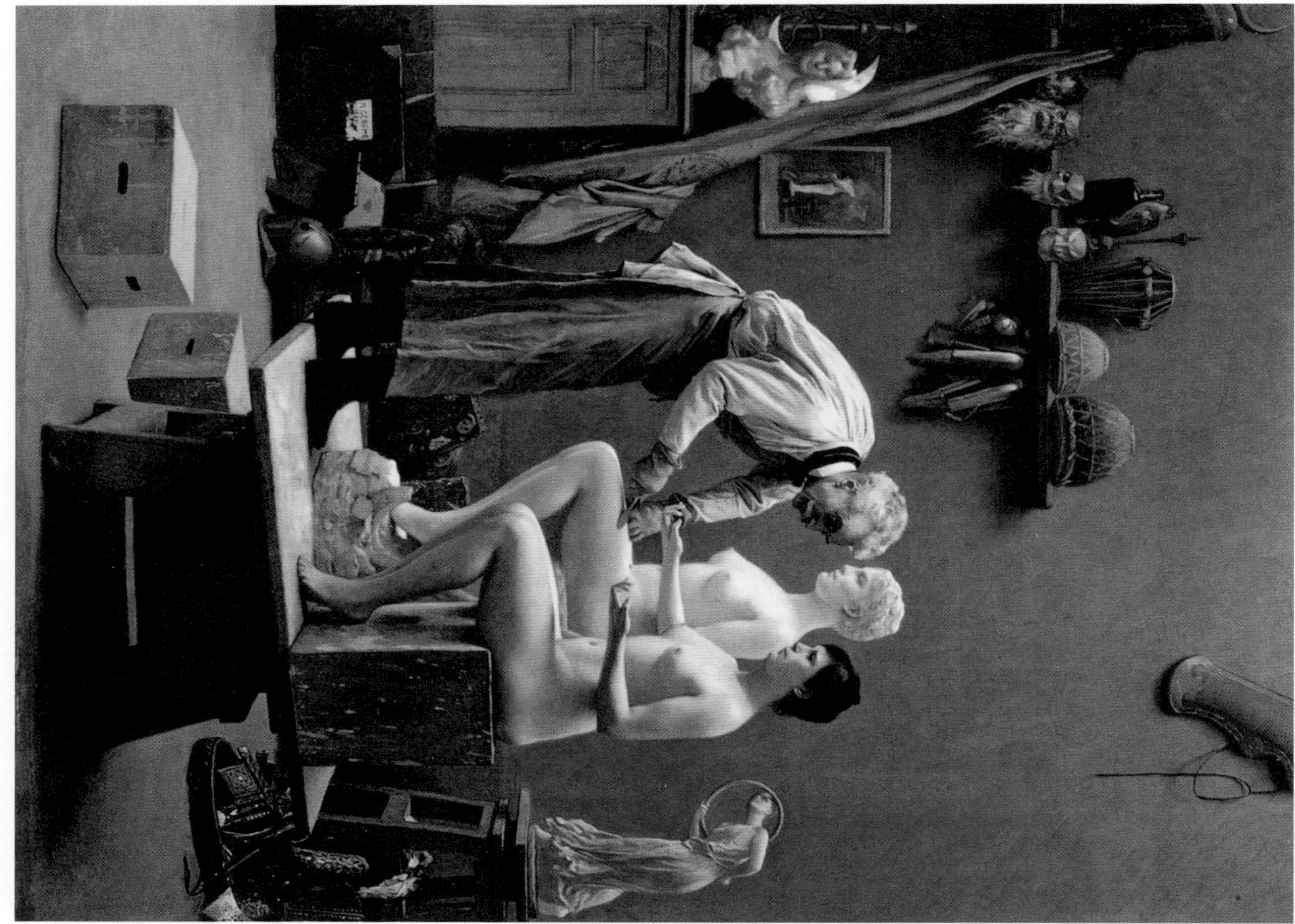

《皮格马利翁与伽拉忒亚》，约1890年，由杰罗姆所绘。皮格马利翁亲吻他的作品，并且在阿佛洛狄忒（维纳斯）出面干预之下，使得雕像有了生命。

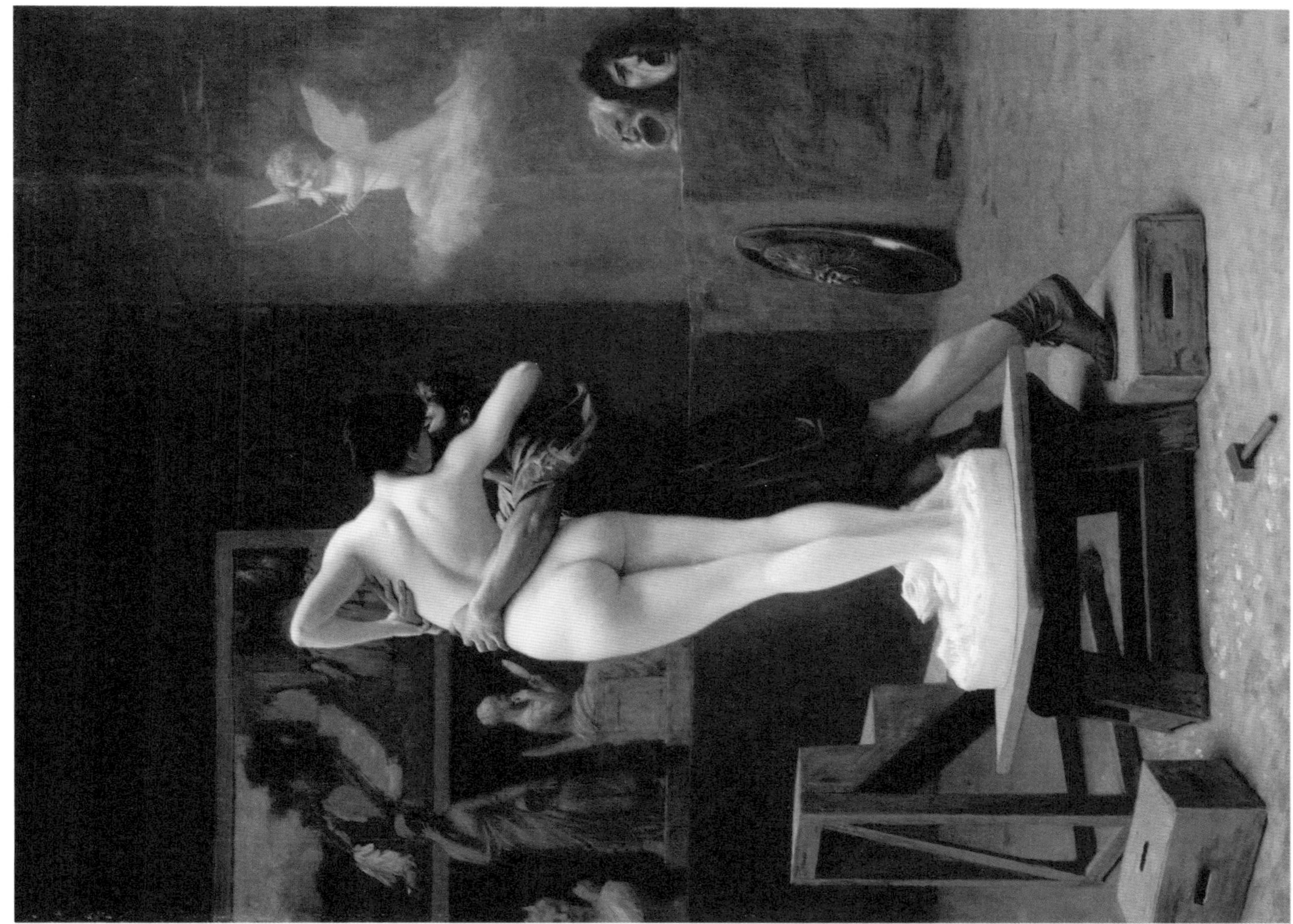

还有一个类似的传说是和埃丝特·拉赫曼（Esther Lachmann, 1819—1884）有关，此人又名“派瓦夫人”（Païva），被社会编年史家霍勒斯·德维耶－卡斯特尔伯爵（Count Horace de Viel-Castel）吹捧为“受包养女人中的女王，同类女人的统领”。或许是从小仲马（Alexandre Dumas fils）剧作《克洛德的妻子》（*La Femme de Claude*）里的角色瑟莎琳（Cesarine）取得灵感。生于俄国、家道贫困的派瓦夫人，努力成为巴黎最成功也最有名气的交际花。1884 年，64 岁的派瓦夫人过世，她丈夫杜内斯马克伯爵（Count Guido Henckel von Donnersmarck）把她的遗体放在防腐液里保存起来，还收藏在城堡的阁楼里，每夜为之哭泣，直到被他第二任妻子发现，估计也被她丢弃了。

图 93　经防腐处理的贝隆夫人（Eva Peron）遗体，拍摄于 1952 年。这么多年来，它曾被偷、被藏，秘密下葬，然后又被挖掘出来，还可能遭人奸尸。

图 94　美丽的古巴裔女子欧约丝，坦兹勒一生的挚爱，后者相信之前两人曾在梦境中相见。

更晚近的案例发生在二十世纪三十年代的美国佛罗里达州，生于德国的放射科学者卡尔·坦兹勒（Carl Tanzler, 1877—1952）遇到古巴裔的漂亮美国

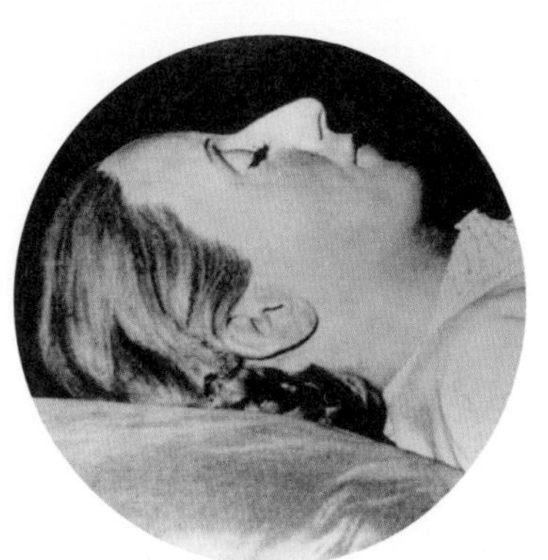
图 93

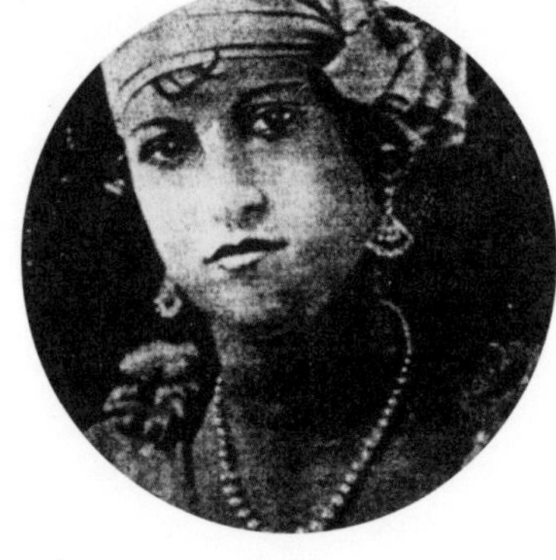
图 94

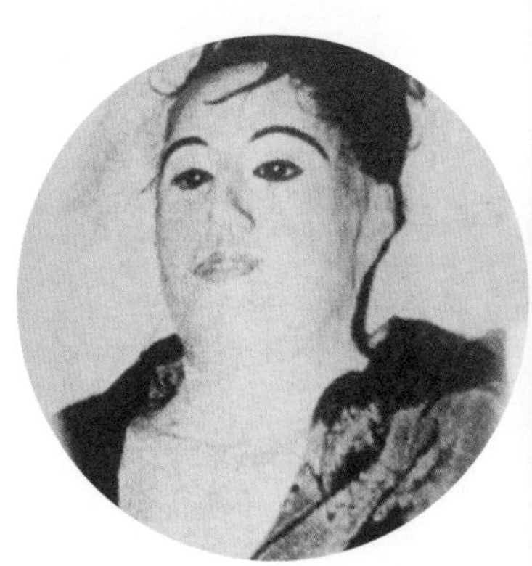
图 95

图 95　欧约丝的塑像。坦兹勒在她 22 岁死于肺结核之后制作，并且一直收藏在家里。他和人偶一起生活直到 1952 年过世为止。

患者玛丽亚·欧约丝（Maria Elena Milagro de Hoyos, 1909—1931），认出她是曾经出现在自己梦中的真命天女。没过多久，坦兹勒试着要用自学的医疗知识治疗爱人的肺结核，但没有成功。1931 年，欧约丝过世之后究竟发生了什么事，实在很难判定。根据某个版本的说法，坦兹勒出钱帮她办了场葬礼，还定制了一间墓室存放遗体。差不多十八个月之后，他把遗体放在小拖车上，运至他在一架老旧飞机内部设立的工作室。他在尸体内部填塞东西以保留其形状，装上玻璃眼珠，穿好衣服，等头发也因腐败而脱落，再戴上用欧约丝真正头发做成的假发。坦兹勒用消毒剂、香水和防腐剂浸泡遗体，同床共寝时还装了一个布帘为她遮羞。1940 年，那具遗体被发现并且移走，有些人声称在它的阴道里装了一个纸做的套管。后来坦兹勒依据死亡脸模做了一具欧约丝的真人尺寸塑像，陪伴他一直到 1952 年过世为止。

艺术史上记载了另一个故事，讲的是奥地利籍表现派画家奥斯卡·科柯施卡（Oskar Kokoschka, 1886—1980）以及他为前女友所做的真人尺寸物神。这故事的女主角是阿尔玛·马勒（Alma Mahler, 1879—1964），作曲家马勒的

遗孀，也是维也纳最多人追求、最受赞赏的美女之一。1912 年相遇时，男主角 26 岁，而女主角已经 33 岁，他们之间不被看好的三年恋情，对画家来说，既是执迷，同时也是灵感泉源。从一开始，阿尔玛就拒绝公开承认他们的关系，还继续和其他人谈情说爱，甚至违背他的意愿去堕胎。当科柯施卡志愿从军参加第一次世界大战时（有部分是由于她的鼓励），她却嫁给了有名的德国建筑师、包豪斯艺术及设计学院的创立者瓦尔特 · 格罗皮乌斯（Walter Gropius, 1883—1969）。

他们的关系结束三年之后，科柯施卡委托玩具制造商荷米恩 · 穆斯（Hermione Moos）做了一个阿尔玛的塑像，各部位的尺寸都务求精确：“嘴巴可以张开吗？还有，嘴里有牙齿和舌头吧？最好是这样！”当那具备受期待的人偶总算在 1919 年送来的时候，不出所料科柯施卡非常非常失望。但即便如此，他仍为那具人偶画画、照相好多次，甚至带它出门一起去戏院、餐厅。

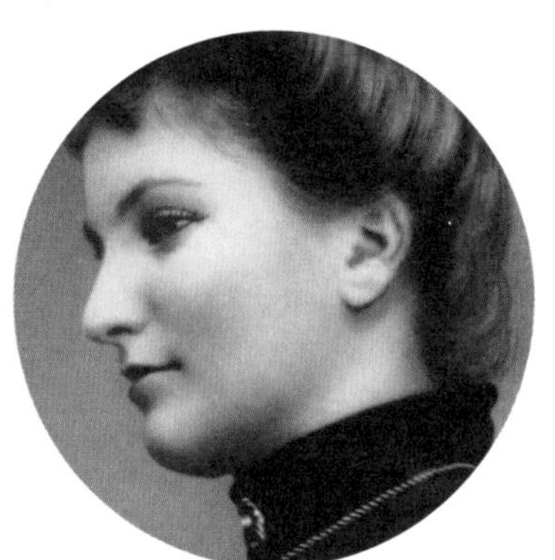

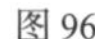

图 96

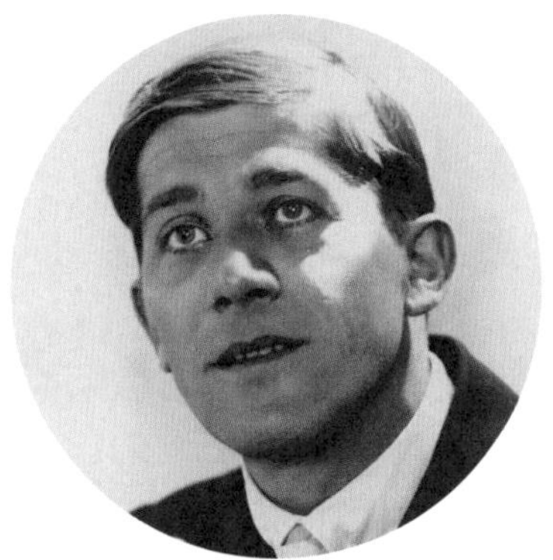

图 97

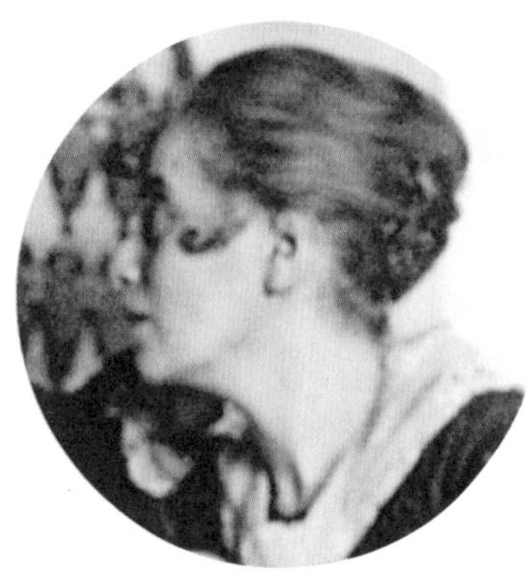

图 98

图 96　奥地利的社交名媛阿尔玛 · 马勒（原姓辛德勒），约拍摄于 1900 年，两年后她嫁给了音乐家马勒。

图 97　奥地利的表现派画家科柯施卡，拍摄于 1921 年。

图 98　玩具制造商穆斯，也可能是阿尔玛 · 马勒的裁缝。

如此公然的动作大概有些许报复的成分，想要羞辱那个不受控制、无法占有，而且拒绝公开承认彼此关系的女人。并且那具人偶至少在某种程度上被当作是一个艺术项目，因为科柯施卡还公开了写给穆斯的信。到最后，科柯施卡的人偶在一次聚会里，按照仪式浸入红酒并被砍头。隔天，依照画家自己所说：“收垃圾的人在清晨灰蒙蒙的天光下到来，将欧律狄刻（Eurydice）重回人间的梦想运走。那具人偶是逝去恋情的残影，就算是皮格马利翁也没办法让它活起来。”

当然，某种意义上来说，上述案例算是另一个现象的先驱，这诡异的现象，就是专为男子打造人偶以充当恋人及性伴侣。此类男子或许就跟皮格马利翁一样，心中理想的女人与现实之间的鸿沟甚深，导致长期下来心灰意冷。这由来已久的想法在现实世界积累成为“真人玩偶”的现象，这些超理想化且极度拟真的女性人偶用以充任恋人及性伴侣。

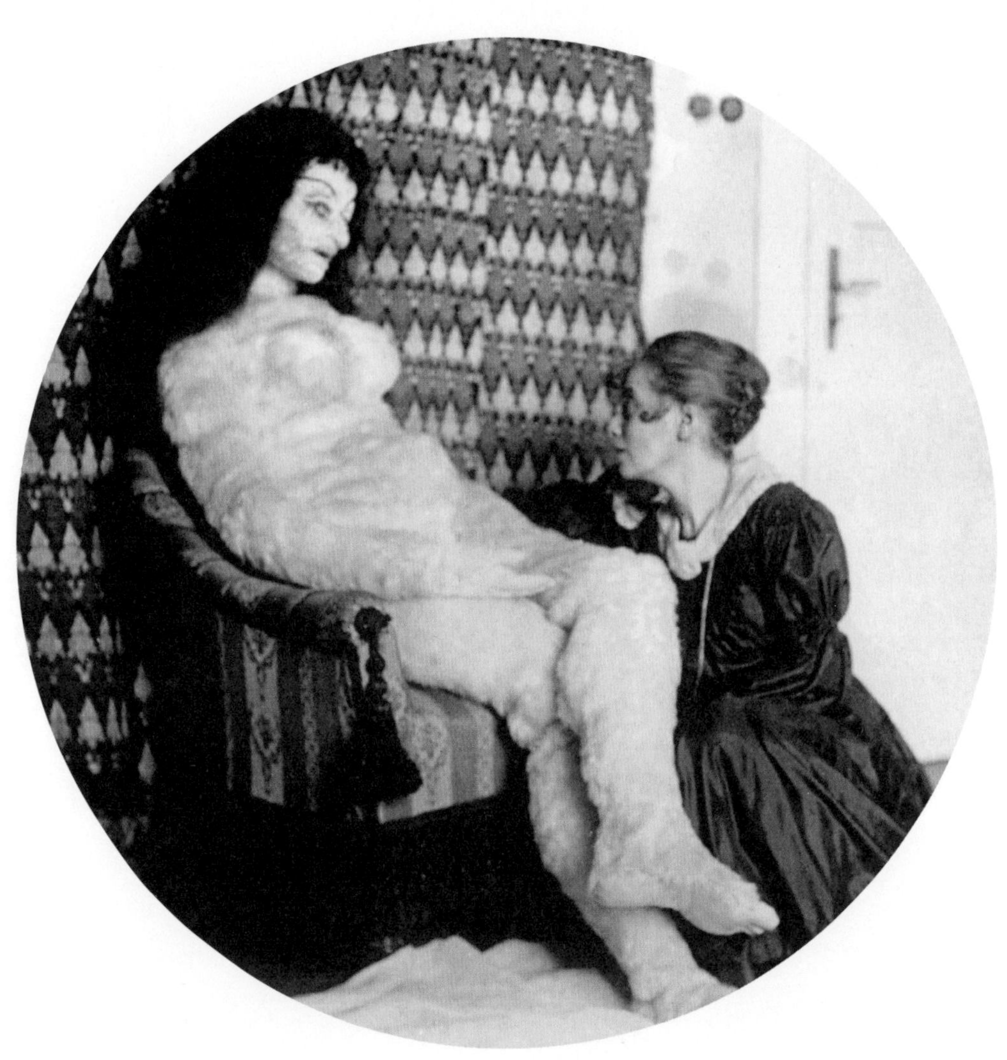

本页与后页

银盐相片（1919 年），照片中科柯施卡的阿尔玛 · 马勒塑像坐在椅子上，她的创造者穆斯在一旁伺候，姿势若似后宫女奴。

昨日我送去了挚爱之人的

真实尺寸的画稿，

请您仔细照着制作，

并投入您全部耐心与情感

将它化为真实。

特别要注意头与颈的尺寸，

还有相对于胸廓、臀部，以及四肢的比例。

还要留心身体的线条，

比如说，

后颈与背部过渡的弧线，

腹部的曲线……

人像不要站姿！

对我来说，

重中之重是要能够拥抱。

摘自 1919 年科柯施卡写给穆斯的信，其中详细描述他委托制作阿尔玛·马勒塑像的精确尺寸。

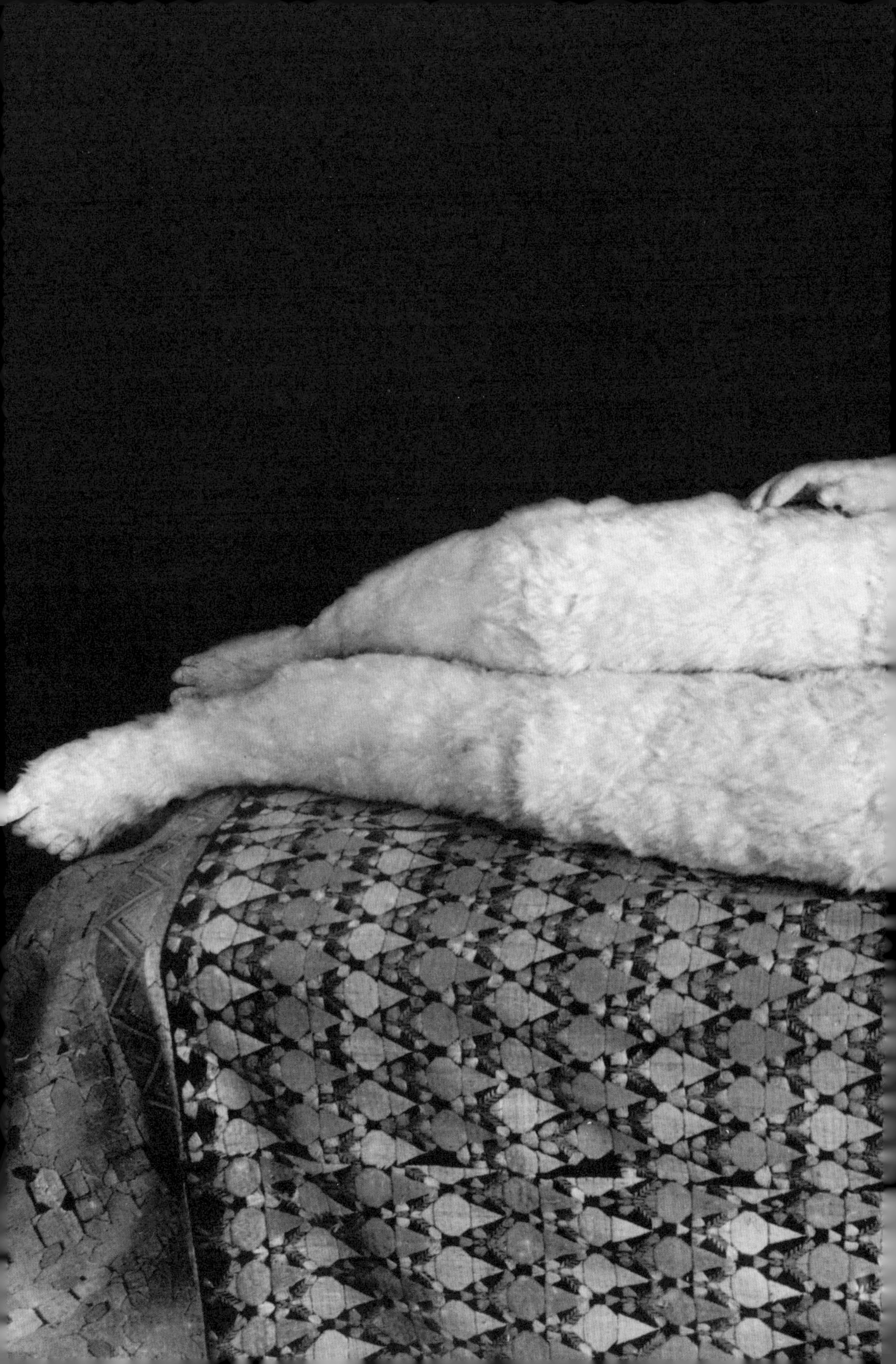

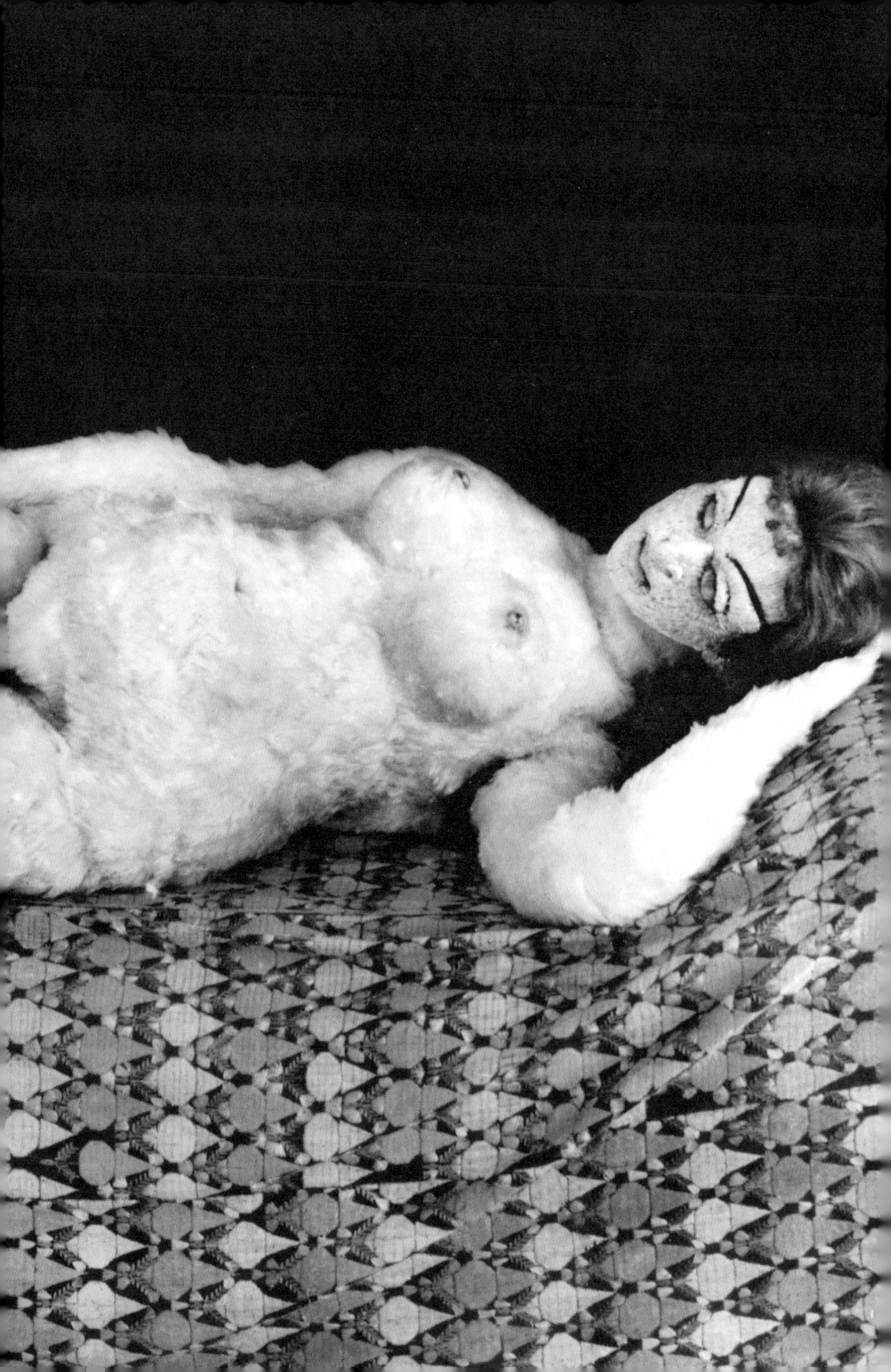

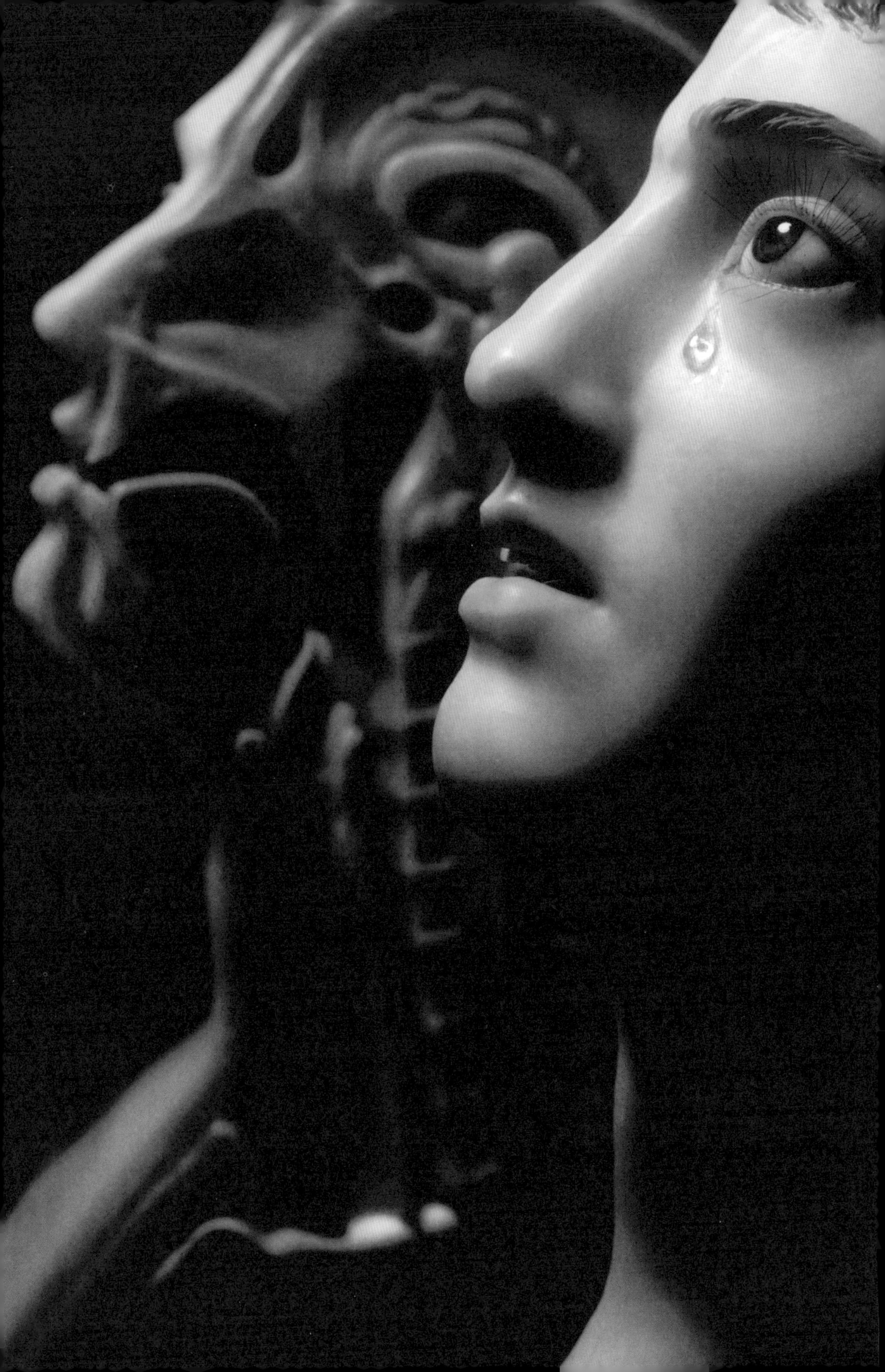

第五章

维纳斯，
诡秘物，
以及机器中的幽灵

很多人觉得解剖学维纳斯让他心神不宁。既怪诞又美丽，既是观赏品又是教学工具，看起来既像死了又像还活着，她很容易激起人们强烈的情感投入以及智识上的不确定感。恩斯特·延奇（Ernst Jentsch, 1867—1919）在论文《怪奇心理学》（*On thePsychology of the Uncanny*, 1906）当中论及这种不确定，以及其所引发的不安感受，但最出名的要属弗洛伊德（Sigmund Freud）在论文《怪怖者》（*The Uncanny*, 1919）中详细的阐述，他引用德国哲学家谢林（F. W. J. Schelling）对诡秘（Uncanny）所下的定义："诡秘就是用来指称原应保持隐而不显，但却暴露公开的东西。"

前页
蜡像《流泪的女子》（*Femme a la larne*），十八世纪后叶，由安德烈·皮埃尔·潘松（Andre Pierre Pinson, 1746—1828）为奥尔良公爵的私人收藏所制作。

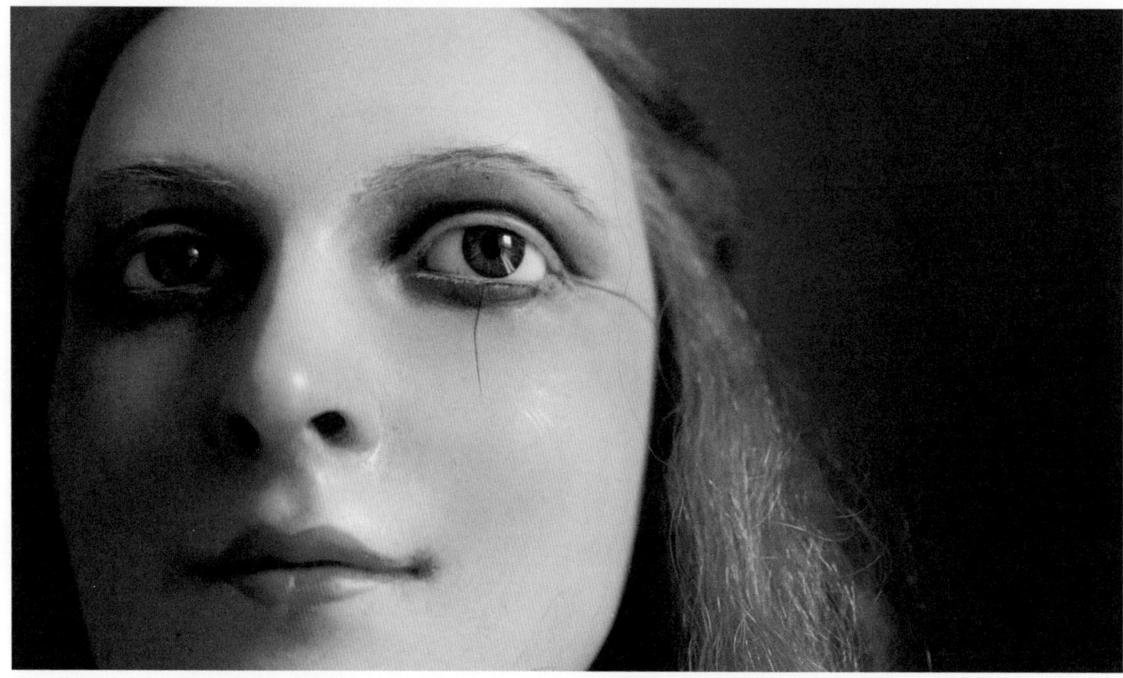

图 99

图 99 二十世纪早期，真人尺寸的蜡制人体模型，可能是出自美国，装有玻璃眼珠和真人的头发。

若我们遇到某个东西，看似肯定了我们小时候所抱持、但被教导不可能为真的想法，比如我们的玩具可能会活过来，这时就能体会到弗洛伊德所描述的不安感受了。这证实了已被抛弃的古老信念：幽魂（回返的死者）或鬼魅真的存在。此等遭遇让我们有种诡异（unheimlich）的感受，或者说是"熟悉的不熟悉"，即所谓的诡秘。我们最根本的现实观念受到挑战，以至于质疑一切视为理所当然的事物，比如超自然不存在，或者以机器人和栩栩如生的蜡像为例：不可能看起来既像死了又像还活着，因而我们被迫回到原型（atavistic archetypes）。如果人偶能够动起来，我们据以建立世界观的那些假设就不再成立了。有些人觉得这是非常恐怖的事，而对某些人来说却趣味盎然。

诡秘和崇高（Sublime）的概念有关，正如政治家暨哲学家爱德蒙·博克（Edmund Burke, 1729—1797）在其美学论著《论崇高与美两种观念的根源》（*A Philosophical Enquiry into the Origin of Our Ideas of the Sublime and*

Beautiful, 1757）所写：

> 只要符合任何一种能激起痛苦和危险的想法，也就是说，只要是任何一种可怕的，或与可怕相关的物品，或以类似可怕的方式运作……换言之，它盛产心灵所能承受的最强烈情绪……若危险或痛苦过于靠近，将难以让人有什么愉快感受，而只是单纯地害怕；但保持某个距离，并加上某些修饰，它们或许就能讨人喜爱了，正如我们每天所体验到的。

图 100　蜡制解剖学维纳斯，约制作于 1900 年，来自德国德累斯顿波尔的作坊，目前收藏在德意志卫生博物馆（Deutsches Hygiene-Museum），同样也在德累斯顿。

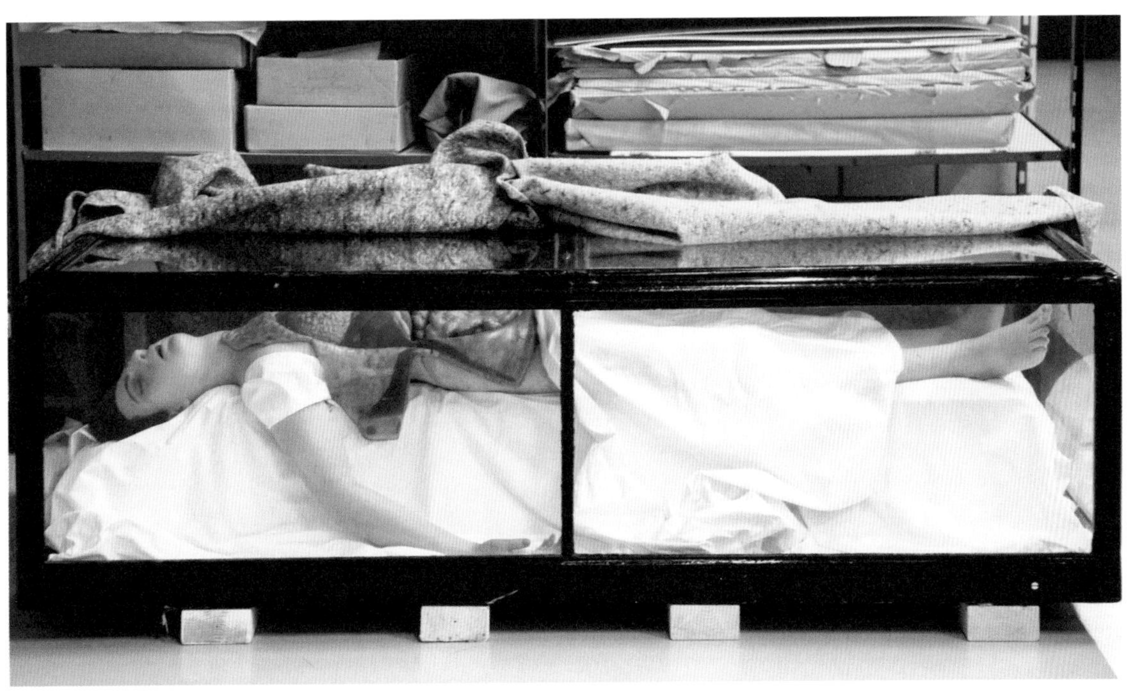

图 100

诡秘也和悲惨的概念有关，正如保加利亚裔的法国精神分析师茱莉亚 · 克莉斯蒂娃（Julia Kristeva, 1941-）在书中所描述："指的是对于主体与客体，或自我与他者之间的区分丧失，因而一切意义濒临崩溃所导致的身体反应（恐惧、呕吐）。造成这种反应的主要范例就是尸体（它令我们痛苦地意识到自身的物质性）。"

美籍文化评论家特里 · 卡索（Terry Castle, 1953-）认为，诡秘是"启蒙时代"的产物，因为启蒙精神热切"想要系统化和条理化的冲动"，导致"'疏离现实'……也就是现代精神重要的一部分"。据她推断，"只有当'奇观'被赶下台，而把'严肃的事实'取而代之的时候"，诡秘才有条件存在。矛盾得很，正是因为我们尝试想要屏除迷信、创造出一个理性、可控制的宇宙，才导致幽灵出没于现代西方世界之中。1865 年，爱尔兰历史学家威廉 · 莱基（William Lecky, 1838—1903）如此评论：

后页　日本机器人学教授森政弘在 1970 年首度创作的图表以说明他的理论：在某种程度上，一个物体或生物外表愈是人模人样，我们愈是觉得与之亲近。然而，像是人体模型或丧尸之类的物体或生物，同人类十分相像却同时保有少许截然不同的特质，则会引发不安或反感，落入所谓的"恐怖谷"（uncanny valley）区域。

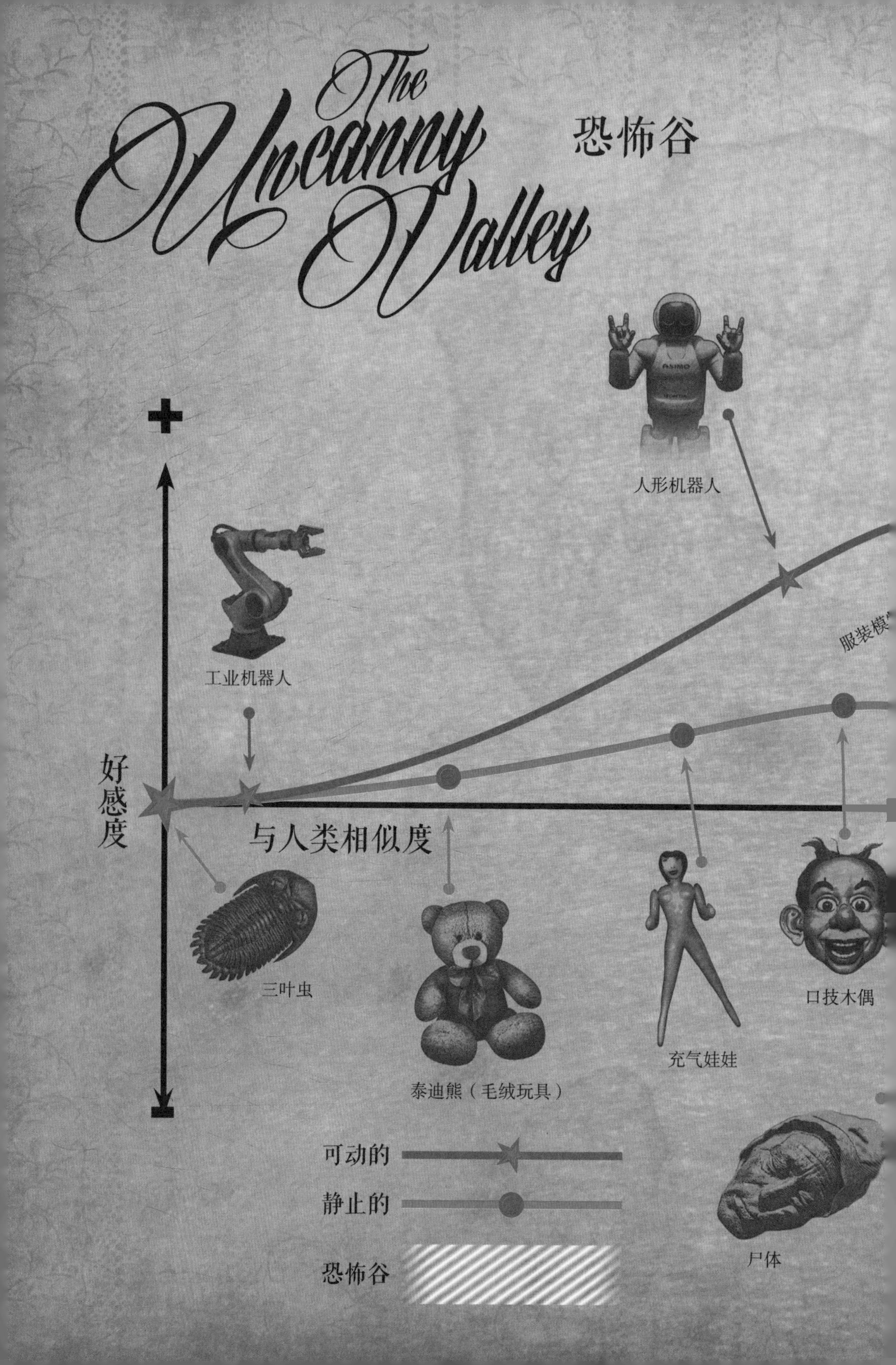

The Uncanny Valley

恐怖谷

人形机器人

服装模

工业机器人

好感度

与人类相似度

三叶虫

泰迪熊（毛绒玩具）

充气娃娃

口技木偶

尸体

可动的

静止的

恐怖谷

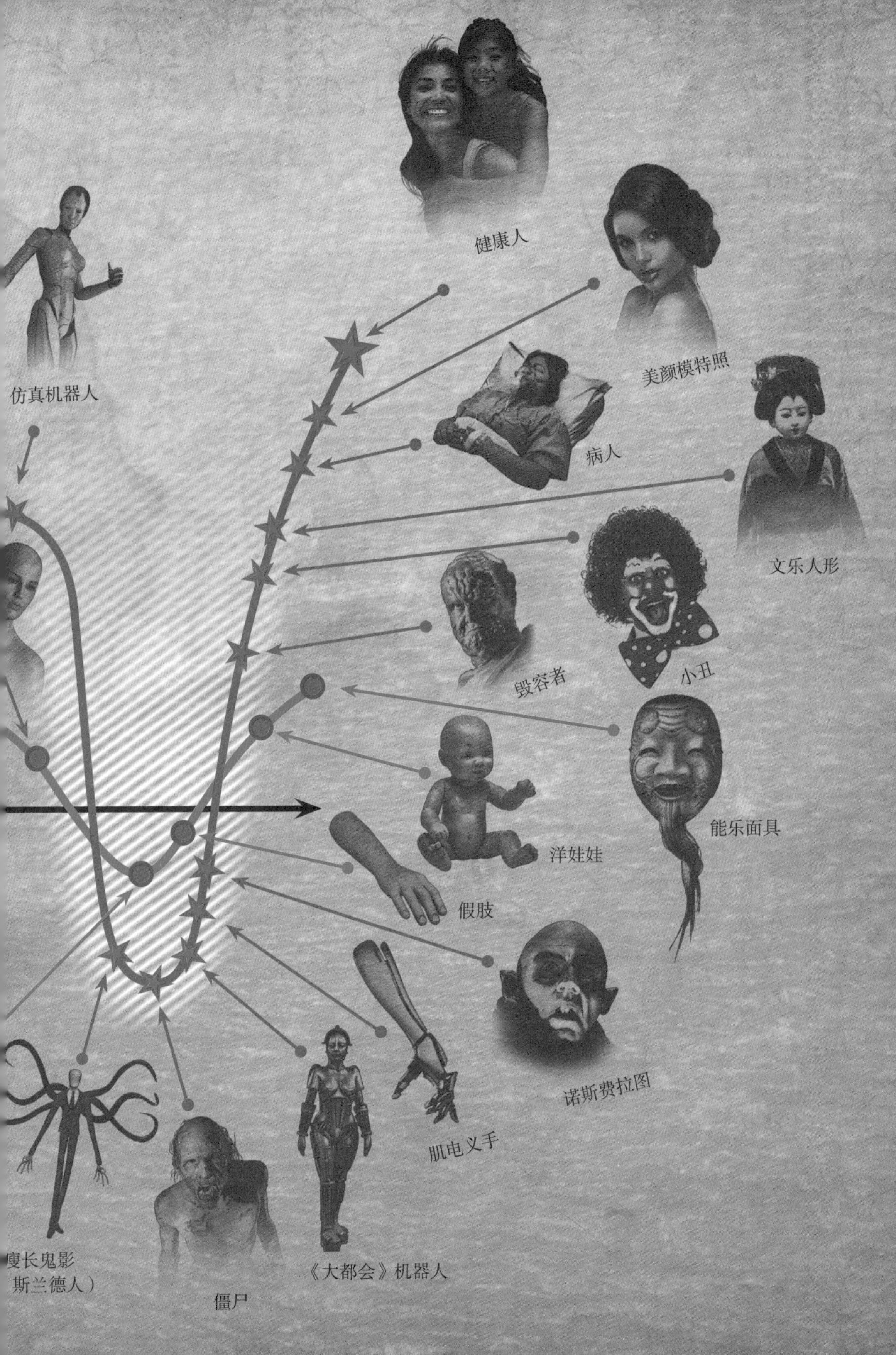

健康人
美颜模特照
仿真机器人
病人
文乐人形
小丑
毁容者
能乐面具
洋娃娃
假肢
诺斯费拉图
肌电义手
瘦长鬼影
（斯兰德人）
僵尸
《大都会》机器人

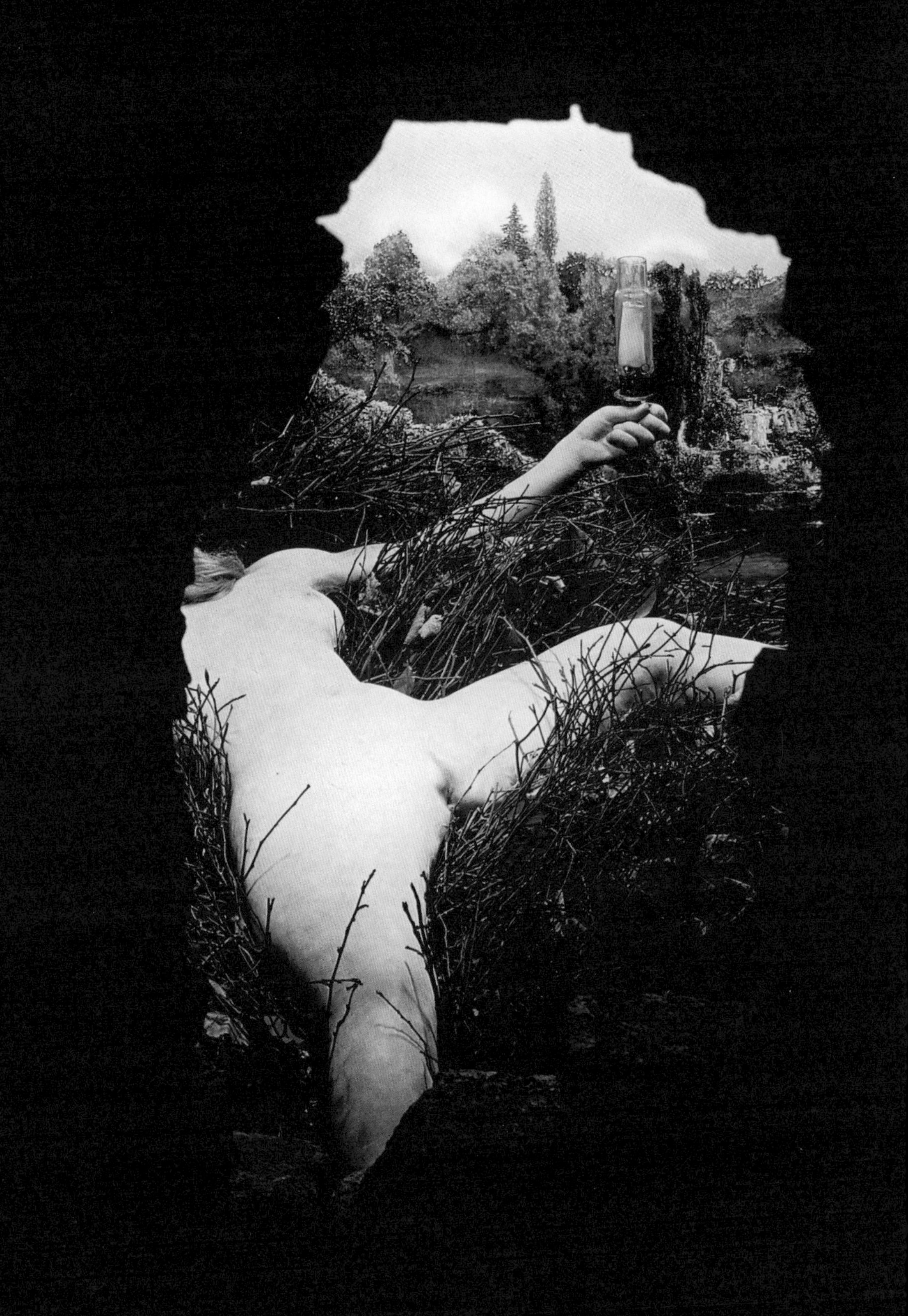

诡秘

就是用来指称

原应保持隐而不显，

但却暴露公开的东西。

左页　杜尚难解而令人困惑的作品《既有物：1. 瀑布，2. 煤气灯》（1946—1966）。

> 近三百年来的历史当中，确实没有什么比对神迹的评断之变化更为惊人，或隐隐暗示还有更多稀奇古怪的探究……几个世纪之前，人心遭遇困惑而没有解决之道时，普遍接受以奇迹作为解释是完美可靠、可行而且常见……人们认为光明与黑暗的力量公开地在争夺主宰权。圣迹、灵疗、超凡见识、异象、预言、各种层次的神童，皆是一方行为的证明，而巫师和魔法，以及伴随而来的各种恐怖，则是另一方的明显展现……

前页
弗洛伊德的论文《怪怖者》当中引述谢林的话，初刊于《心像》(*Imago*)第五册，1919年。

确实，直到启蒙观念得胜以前，超自然都还是重要且普遍认同的理解

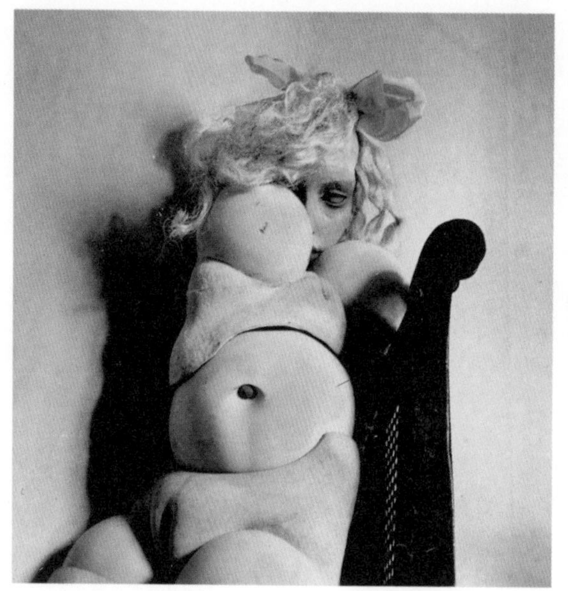
图 101

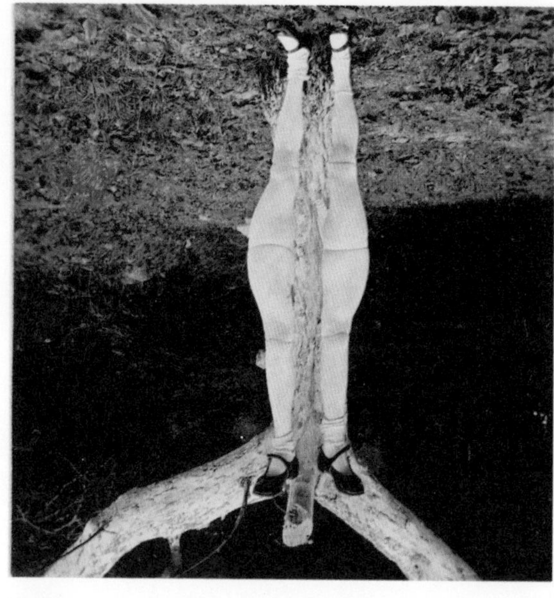
图 102

图 101 至 104
德国艺术家汉斯·贝尔默(Hans Bellmer, 1902—1975)的一组摄影作品，1935年发表于摄影集《洋娃娃》第二部(*La Poupee. Seconde Partie*)当中。贝尔默先在1934年制作一系列真人尺寸的青春期女性人偶模具摆设拍照，并集结其中十张，出版了摄影集《洋娃娃》(*Die Puppe*)。第二部摄影集收录的相片则使用了更加灵活的洋娃娃，在各种撩人的布景当中拍摄。

世界的方法。对于许多住在已很大程度祛魅的后笛卡儿世界里的人来说，灵魂已败下阵来，而身和心被强硬拆开。英国哲学家吉尔伯特·赖尔(Gilbert Ryle, 1900—1976)在他《心灵的概念》(*The Concept of Mind,* 1949)一书中，反对笛卡儿派的唯物论，“刻意咒骂”它是“‘机器中的幽灵’教条”。然而，笛卡儿宣称自己是向一位梦中的天使学会唯物论的理性原则。即使是最唯物论的幻想，认为自然和天主都被人造机器胜过，往往也会把机器拟人化为机器人，且暗指人模人样的外观可能与其具有独立的心灵或灵魂有关。在若利斯·卡尔·于斯曼(J. K. Huysmans, 1848—1907)的颓废派小说《逆流》(*A Rebours*)当中，可以看出想要和某种机器内的行动者建立关系的冲动，故事里贵族阶级主角让·德泽森特(Jean Des Esseintes)形容一部崭新的法国蒸汽火车头，就好像是在描述一名女子：

> ……说到坎普敦号，这位容貌姣好的金发尤物，语气尖锐，腰腹纤细，穿着抛了光的黄铜打造的闪亮胸衣……当她挺起钢铁打造的肌肉，蒸汽由两胁泄流而下，优雅的轮子强而有力地画着圆圈开始转动，其魅力之完美几乎会令人惊怖……

唯物论的世界观理智胜过肉体，信任数据胜过直觉，注重理论多于经验。解剖学维纳斯可被视为“启蒙时代”宏图大计的一部分，要将秩序与控制强加于那些总是捉摸不清的东西。再怎么说，解剖就是要挑出、独立出、脱离系统、个别分析每一样东西，然而这个方式会遮蔽同样重要的知识：了

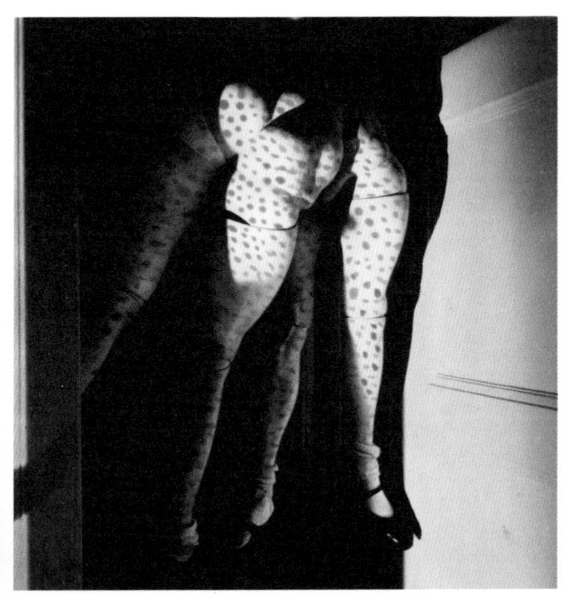

图 103

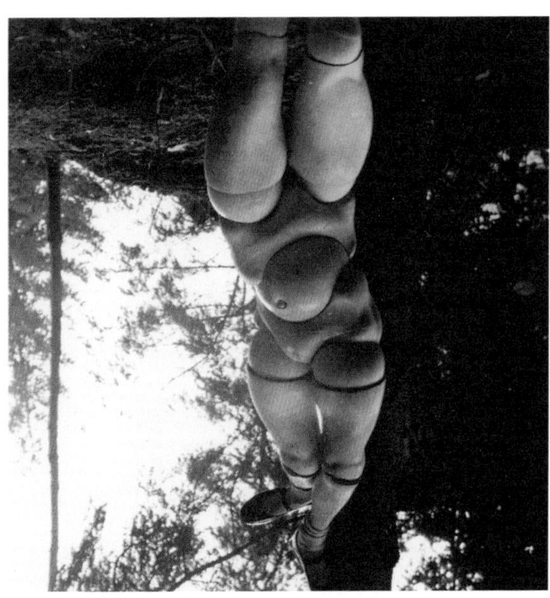

图 104

解系统是一个整体，即事物之间的连接与关系。因此这并不能让我们更加理解生死的奥秘，即人类所着迷的核心问题。如同康德（Immanuel Kant, 1724—1804）在启蒙思想最具代表性的文本之一，《纯粹理性批判》（*Critique of Pure Reason*, 1781）开头所写的句子：

> 人类理性具有此种特殊运命，即在其所有知识之一门类中，为种种问题所困，此等问题以其为理性自身之本质所加之于其自身者，故不能置之不顾，但又因其超越理性所有之一切能力，故又不能解答之也。

无神论者宣称，对于一个上帝“已死”的世界，科学知识可产生一种敬畏或惊异的氛围。但即使是最无神论的人也觉得，似乎科学无法解答所有问题。1845 年法国内科暨精神科医师布吕耶 · 德 · 布瓦蒙（Alexandre Jacques

替身、舞俑和自动机器人、

蜡制塑像、他我和“镜中我”、

鬼魅般地溢出……

他们颠覆现实与虚幻界线的手法

正是令他们诡秘的原因：

让我们顷刻间神魂颠倒地

栽入女巫出没的

无意识世界。

摘自卡索所著《女性温度计》（*Female Thermometer*, 1995），书中对诡秘本质的详细解说。

令人不安的作品，来自系列作品“悲惨的解剖物”（1996），由查普曼兄弟制作。这件装置艺术的主角是摆成各种令人不安姿势的人体模型。

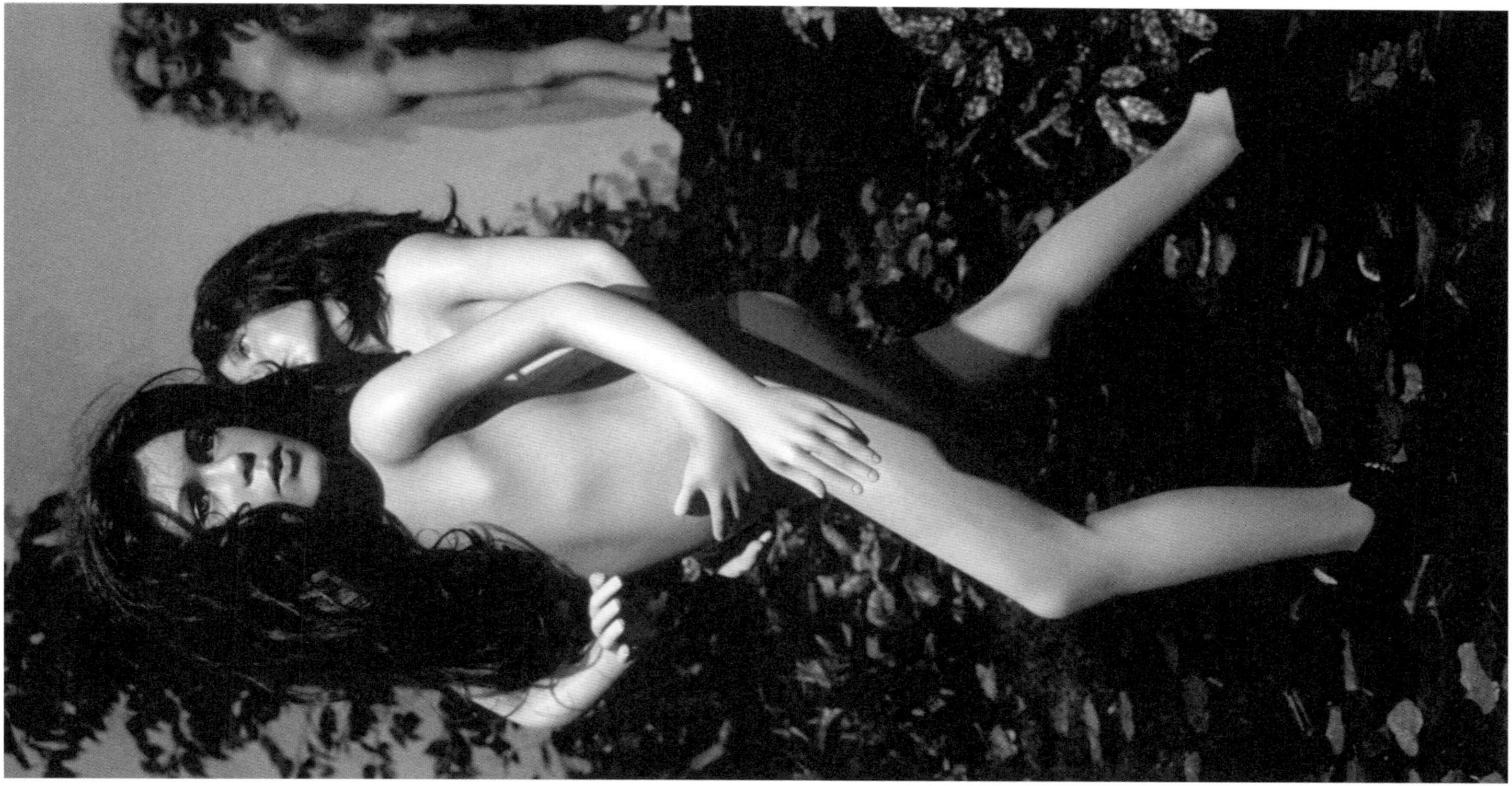

Francois Briere de Boismont, 1797－1881）发现：

> ……人所依附的那个未知感，以及从而衍生出的想要信服某种东西的欲望、喜好奇迹、渴求知识、追求兴奋，皆不过是宗教情感的一种弱化状况。

不信宗教的人持续寻求奇迹以及圣物的超验情绪震撼，在崇高与诡秘的显现、在物的神妙、在性和药的解放当中找到它们。我们在游乐园、剧场还有博物馆体验奇观，并在演唱会和运动赛事当中挣脱个人疆界。我们继续透过忏悔寻求心理慰藉，只不过采用的是精神分析的谈话治疗、在线忏悔以及毫不保留的回忆录等形式。我们继续妖魔化并禁欲就和那些圣人一样，用的是严格或惩罚式的饮食与极度的体能锻炼。

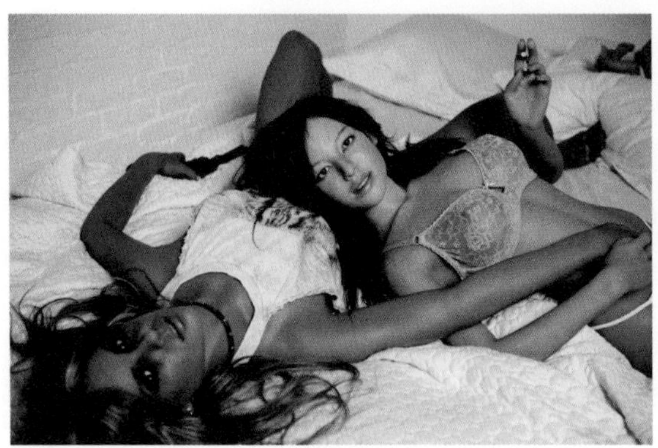

图 105

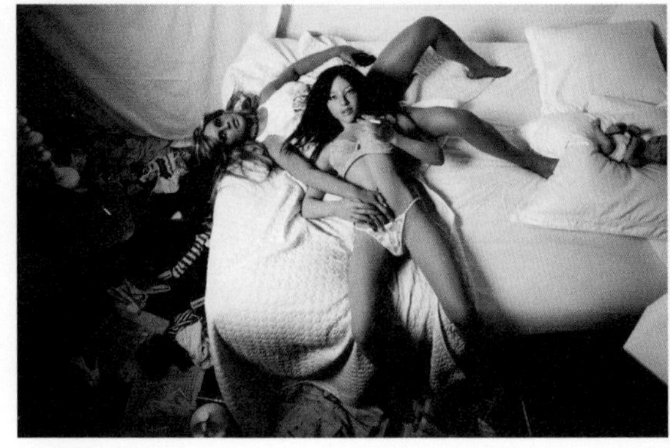

图 106

图 105 至 108　四张性爱娃娃的摄影作品，由斯黛茜·利（Stacy Leigh）拍摄，出自她的“平凡美国人”系列（*Average Americans*）。利设计了四组场景来摆放人偶，她说：“我觉得，当你见到一个超真实、真人尺寸的人偶时会产生某种感觉……不管是看到实物或是相片，都感觉得到。某样东西看起来那么像活的，但却一动也不动，让人相当不舒服。你可能会同时感到厌恶又感到同情。”

医学，同样也是由巫术升华净化而来，其方法在形式上和功能上都和宗教类似。还愿品和圣者崇拜代表我们寻求宗教协助对抗死亡和疾病，而医学是寻求科学介入。安慰剂的神奇效用，质疑了身心截然二分的概念，并让人们注意到白大褂本身的戏剧效力及其说服力。如果，就像奥逊·威尔斯（Orson Welles, 1915－1985）在纪录片《伪作》（*F is for Fake*, 1973）当中所表明，专家就是当代的神使，那么，怎样的专家会比那些有能力帮助我们战胜死亡——至少是暂时——的专家更具权威？医师和教士的根源都来自于巫师，灵魂与身体的治疗者，而部落巫医运用公开仪式的力量造成改变。那么医学，除了是不顾命运、定数或神明意志也要欺骗死亡、救活人命的最后手段（也是最成功的手段）之外，还会是什么？

借着打造一个从里到外都是理想典范的女子，启蒙时代的人所抱持的雄心壮志包括了教化出一批全新、有教养的公民；不仅解决解剖的问题，同时还能理解并且真正具体表现神的意志。然而，过了好几个世纪之后，许多人不再那么有信心参透仁慈大自然的奥秘，以为一个诱人而顺从的解剖学维纳斯就能引领我们探索宇宙。自然和宇宙的新版女性神话应该更像科学家詹姆斯·洛夫洛克（James Lovelock）的“盖娅”（Gaia）观念：一个复杂、自我调节的生命系统及生态圈，重要的是，这是一股不偏不倚的力量，比人类大得多，也将比人类存活得更为长久。

那么，解剖学维纳斯就只是个实物教学，提醒我们科学及其人造物从来就不是真正中立的。科学不只揭露真相，它还是由文化所建构、规范的行为活动，折射出当时的理想，并升华人类的驱动力——欲望与渴求、搜集与收藏，以及对意义的探寻。解剖学维纳斯提醒我们，启蒙时代的全知全能之梦从未完全实现，而只要人类的心理特征没有改变，也就不可能实现。现实挑战我们设立的知识分类，并远远超出人类认知的极限。

我们会被解剖学维纳斯吸引，似乎表明古老的思考方式要比我们所以为的更切合实情；也就是说，灵性或超自然并不是无稽之谈，而且非物质领

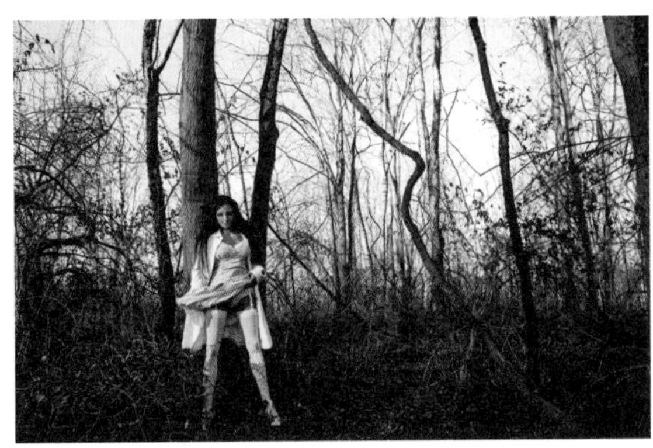

图 107

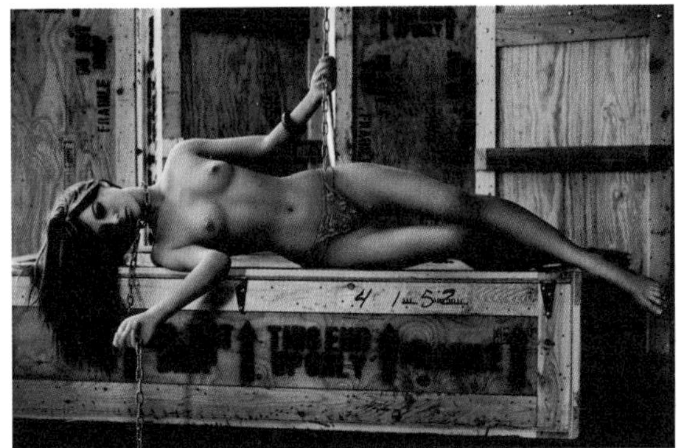

图 108

域也不应该被归结为人的心理作祟。或许解剖学维纳斯会导致我们把爱之欲（Eros）与死之欲（Thanatos）两种心理动力结合起来。这些区分是现代观点的产物，专属于我们这个时代，反映出更多现代人的本质，而非解剖学维纳斯创造的本意。

也许解剖学维纳斯的吸引力来自于我们对自己分裂的本性的一种不言而喻的、来自直觉的解决之道，一种对另一条被荒弃路径的无意识认识。在这条路径中，美学与科学、宗教与医药、灵魂与肉体融为一体。也许，她告诉我们一个道理——这个道理人们曾经确信无疑，而今弃若敝履——微观世界确实反映了宏观世界，人们真的可以从一粒沙中洞见整个世界，或从一件物中得到整个宇宙。

后页
解剖学维纳斯的现代诠释，摄影师科恩·豪瑟（Koen Hauser）的作品。曾在位于荷兰莱顿的布尔哈夫博物馆（Museum Boerhaave）所举办“神奇的蜡像”（Amazing Models）展览展出（2013 年到 2014 年）。

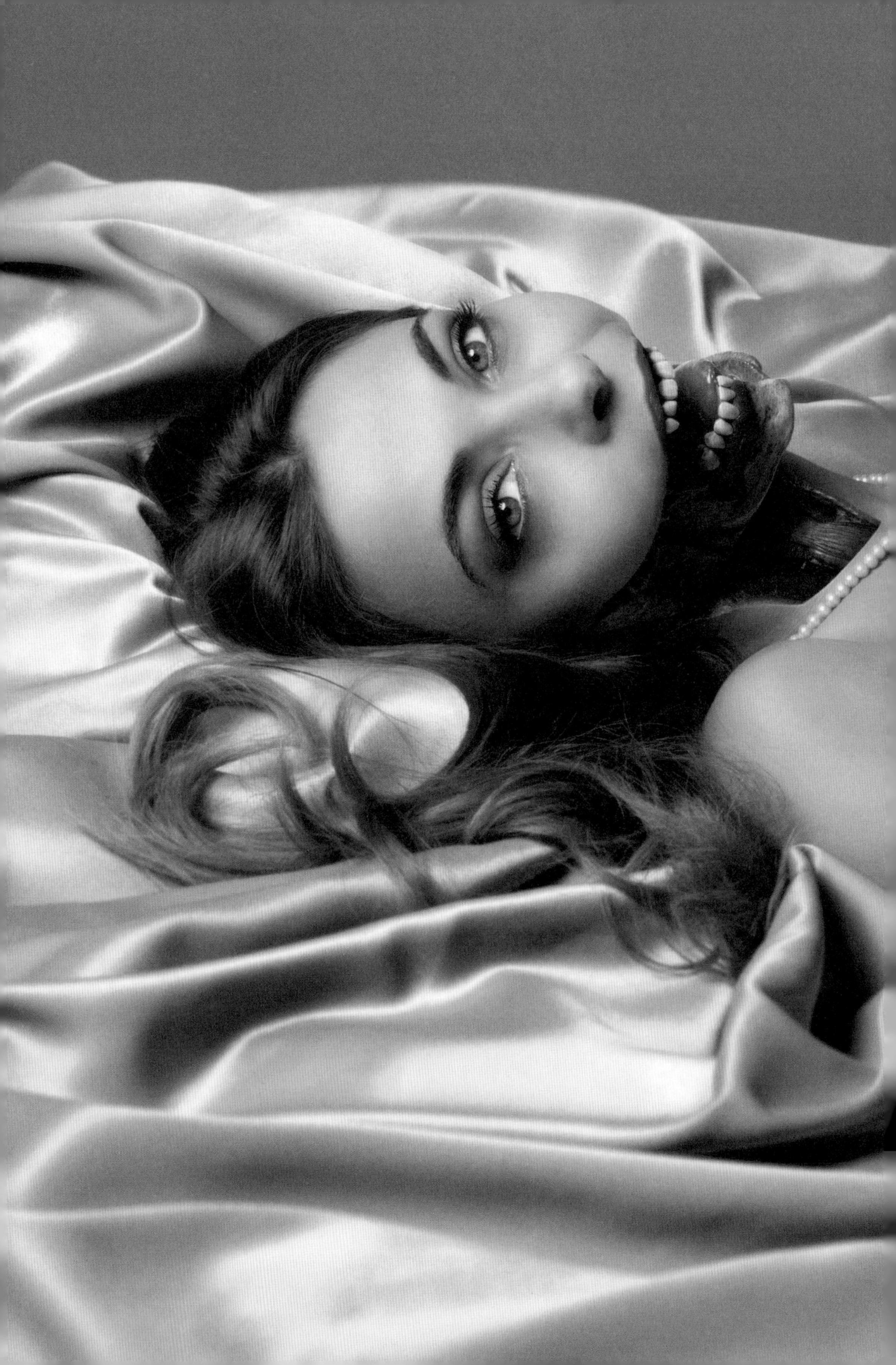

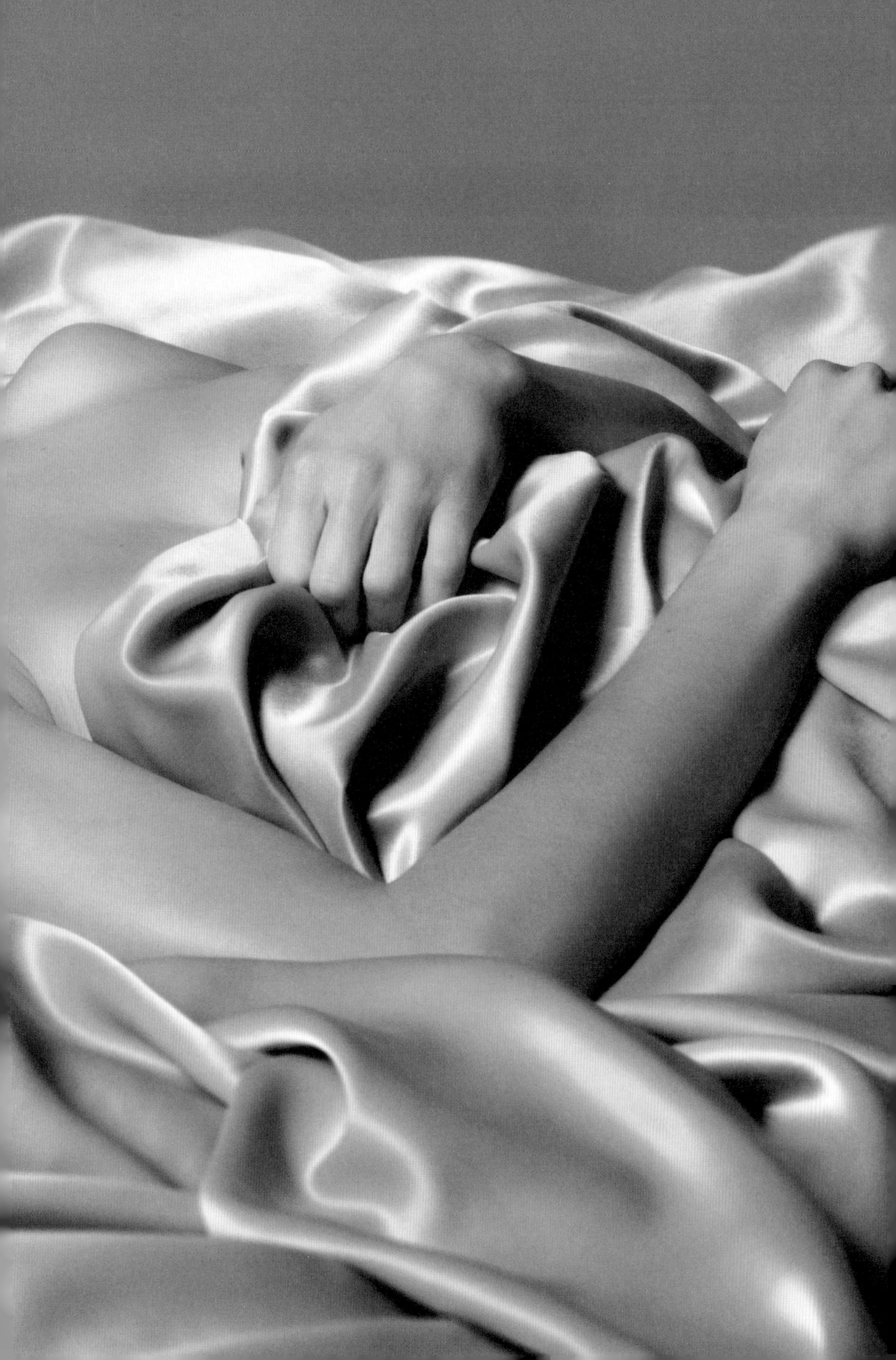

馆藏地推荐

[澳大利亚]

HARRY BROOKES ALLEN MUSEUM
harrybrookesall-enmuseum.mdhs.unimelb.edu.au
University of Melbourne, Medical Building, Parkville VIC 3010 | 收藏约 12000 件工艺品，最古老可追溯至十九世纪。

[奥地利]

JOSEPHINUM | josephinum.ac.at | Währinger Straße 25, 1090 Vienna | 最著名的馆藏是 1192 具解剖学及妇产科蜡制模型。

PATHOLOGISCH-ANATOMISCHE SAMMLUNG IM NARRENTURM | nhm-wien.ac.at/forschung/anthropologie | Hof 6, Spitalgasse 2, A-1090 Vienna 创立于 1796 年，地址在知名的"疯人塔"（Madhouse Tower 'Narrenturm'）。

PRATERMUSEUM | Oswald-Thomas-Platz 1, 1020 Vienna | 收藏了一系列出自普拉特公园（The Prater，1766 年成立的游乐园）的工艺品。

[比利时]

MUSÉE DE LA MÉDECINE DU BRUXELLES
www.museemedecine.be | Campus Erasme – Place Facultaire, Lenniksebaan 808, 1070 Anderlecht 收藏了曾在富士博物馆（Musée Fujy）展出的蜡像；其为施皮茨纳博物馆的竞争对手。

[哥伦比亚]

MUSEO DE HISTORIA DE LA MEDICINA | Carrera 30 calle 45–05, Universidad Nacional de Colombia, Sede Bogotá | 收藏了一系列皮肤病学的蜡像，由曼努埃尔·席尔瓦（Manuel José Silva）教授制作。

[丹麦]

MEDICAL MUSEION | www.museion.ku.dk | Bredgade 62, DK-1260 Copenhagen | 收藏超过 250000 个与丹麦医学相关的物品，其中一部分源于 17 世纪早期。

[法国]

MUSÉE D'ANATOMIE DE MONTPELLIER
umontpellier.fr/universite/patrimoine/musees
2 rue de l'École de Médecine, 34000 Montpellier
收藏了由天文台作坊制作的蜡像，以及曾于施皮茨纳博物馆展出的《沉睡的维纳斯》。

MUSÉE D'HISTOIRE DE LA MÉDECINE | 12 rue de l'Ecole de Médecine, 75006 Paris | 拥有欧洲最古老的馆藏，包括丰塔纳制作的一具真人尺寸、可拆卸的木制模型。

MUSÉE TESTUT LATARJET D'ANATOMIE ET D'HISTOIRE NATURELLE MÉDICALE |
museetl. univ-lyon1.fr | 8 avenue Rockefeller, 69008 Lyon | 收藏了大量的蜡制解剖模型。

[德国]

DEUTSCHES HYGIENE-MUSEUM | dhmd.de Lingnerplatz 1, 01069 Dresden | 最知名的馆藏是一具真人尺寸的"透明人"（Transparent Man, 约 1930 年）。同时也展示一系列受欢迎的解剖学蜡像。

MÜNCHNER STADTMUSEUM | muenchner-stadtmuseum.de | Sankt-Jakobs-Platz 1, 80331 München | 收藏了许多受欢迎的蜡像，包含一具二十世纪三十年代制作的可拆卸式解剖学维纳斯。

[希腊]

MOULAGE MUSEUM OF ANDREAS SYGROS HOSPITAL | www.universeum2015.uoa.gr | Ionos Dragoumi 5, 16121 Athens | 世界上铸件收藏最丰富的博物馆之一。

[匈牙利]

SEMMELWEIS MUSEUM | semmelweismuseum.hu Apród utca 1–3, H-1013 Budapest | 医学及艺术作品藏量丰富，包括天文台作坊制作的一具解剖学维纳斯。

[意大利]

CIMITERO DELLE FONTANELLE |
cimiterofontanelle.com | Via Fontanelle 80, 80136 Napoli |"那不勒斯头颅崇拜"的焦点，信徒在此挑选并供奉无名死者的头骨。

COLLEZIONE DELLE CERE ANATOMICHE DI CLEMENTE SUSINI | pacs.unica.it/cere | Piazza Arsenale 1, 09124 Cagliari | 馆藏丰富，包含一些苏西尼晚期精致的解剖学蜡像。

MUSEO DELLE CERE ANATOMICHE 'LUIGI CATTANEO' | museocereanatomiche.it Via Irnerio 48, 40126 Bologna | 馆藏包含苏西尼的解剖学蜡像，以及阿斯托里（Giuseppe Astorri）和贝蒂尼（Cesare Bettini）的解剖学模型。

MUSEO DI PALAZZO POGGI | museopalazzopoggi.unibo.it | Via Zamboni 33, 40126 Bologna | 以苏西尼的可拆卸式小维纳斯，以及莱利和安娜·曼佐里尼的解剖学蜡像著称。

MUSEO DI ANATOMIA PATOLOGICA DELL'UNIVERSITÀ DEGLI STUDI DI FIRENZE | Viale Morgagni 85, 50134 Florence | 特色馆藏是卡拉马伊（Luigi Calamai）制作的病理学蜡像；他曾是天文台作坊的蜡艺师。

MUSEO DI ANATOMIA, UNIVERSITÀ DI PAVIA | musei.unipv.it/musei/2_musei_6_AN.html | via Forlanini 8, 27100 Pavia | 这间美轮美奂的博物馆展出一具苏西尼于1794年制作、格外精致的解剖学维纳斯。

MUSEO DI STORIA NATURALE 'LA SPECOLA' msn.unifi.it | Via Romana 17, 50125 Firenze 天文台著名的蜡像工作坊，创作出最精致的解剖学蜡制模型及解剖学维纳斯。

TEATRO ANATOMICO DI BOLOGNA | www.archiginnasio.it/teatro.htm | Piazza Galvani 1, 40124 Bologna | 以莱利于1734年制作的去皮木制人像著称。莱利后来依此制成蜡制人像；本馆现地址于波吉宫。

[墨西哥]

PALACIO DE LA ESCUELA DE MEDICINA pem.facmed.unam.mx | Brasil #33, Cuauhtémoc, 06010 Mexico City | 坐落在过去的宗教裁判所（Palace of the Inquisition），收藏了精美的十九世纪蜡制铸件及模型。

[荷兰]

MUSEUM BOERHAAVE | museumboerhaave.nl Lange St. Agnietenstraat 10, 2312 WC Leiden 在所有珍贵收藏当中，最著名的就是重建的十七世纪莱顿大学解剖剧场。

MUSEUM VROLIK | Meibergdreef 15, J0–130, 1105 AZ Amsterdam | 始于十九世纪解剖学教授弗罗里克父子（Gerard and Willem Vrolik）的私人收藏。

[俄罗斯]

KUNSTKAMERA | kunstkamera.ru | 3 Universitetskaya Embankment, St Petersburg 199034 | 俄国的第一所公共博物馆，以拥有现存大多数的勒伊斯作品而著称。

[西班牙]

MUSEO DE ANATOMÍA JAVIER PUERTA | pendientedemigracion.ucm.es/info/museoana | Ciudad Universitaria s/n, 28040 Madrid | 成立于十九世纪。馆藏包含一具真人尺寸的木制解剖学亚当和夏娃，以及一具真人尺寸的蜡制骷髅。

[瑞典]

MUSEUM GUSTAVIANUM | www.gustavianum.uu.se Akademigatan 3, 763 10 Uppsala | 馆藏可追溯至卡尔·林奈（Carl Linnaeus）。

[瑞士]

MOULAGENMUSEUM | Haldenbachstrasse 14, 8006 Zürich | 藏有丰富且知名的皮肤病患蜡制铸件。

[英国]

THE GORDON MUSEUM OF PATHOLOGY kcl.ac.uk/gordon | Hodgkin Building, Guy's Campus, King's College London | 值得推荐的十九世纪蜡制模型及铸件收藏。由驻院的英国制模师乔瑟夫·汤恩（Joseph Towne）创作。

NATIONAL FAIRGROUND ARCHIVE | sheffield.ac.uk/nfa | Western Bank Library, University of Sheffield, Sheffield | 惊人丰富的数据源，关于自十九世纪以来英国大众娱乐的历史。

THE SCIENCE MUSEUM, LONDON | sciencemuseum.org.uk/broughttolife | Exhibition Rd, London | 医学史展览，包括一具半人尺寸的解剖学维纳斯，其几乎可以确定是天文台那具完成品的缩小版。

MADAME TUSSAUDS | madametussauds.co.uk Marylebone Rd, London | 蜡制女子《睡美人》的馆藏地点。蜡像躺在椅子上沉睡，仿佛还在呼吸。

THE WELLCOME COLLECTION | wellcomecollection.org | 183 Euston Rd, London | 惠康（Henry Wellcome）令人屏息的收藏品，以健康、医药及人类为题。

[美国]

THE LIBRARY COMPANY OF PHILADELPHIA librarycompany.org | 1314 Locust St, PA 19107 推荐此处一系列赫尔方（Bill Helfand）收藏的医疗文宣品，包括通俗博物馆的指南和海报。

MORBID ANATOMY MUSEUM | morbidanatomymuseum.org | 424A Third Avenue, Brooklyn, NY 11215 展览及丰富的研究书籍，关于解剖学维纳斯、艺术、医药、死亡及文化。

THE MÜTTER MUSEUM | muttermuseum.org 19 S 22nd Street, PA 19103 | 全美国最受欢迎的医学博物馆，藏有丰富的蜡制模型及铸件。

NATIONAL MUSEUM OF HEALTH AND MEDICINE medicalmuseum.mil | 2500 Linden Lane, Silver Spring, MD 20910 | 本馆成立于1862年，藏有大量的解剖学标本、模型及铸件。

U.S. NATIONAL LIBRARY OF MEDICINE | nlm.nih.gov | 8600 Rockville Pike, Bethesda, MD 20894 全球最大的生物医学图书馆，犹如藏宝箱，从中可挖掘到许多惊奇的解剖学历史图像数据。

延伸阅读

[图书与册页]

ALLEY, R. (1981). *Catalogue of The Tate Gallery's Collection of Modern Art other than works by British Artists*. Tate Gallery in association with Sotheby Parke Bernet.

ALTICK, R. D. (1978) *The Shows of London*. Harvard University Press.

AMENDOLA, A. & PASTORINO, U. (2014). *Le cere vive di Clemente Susini*. FMR.

ARIÈS, P. (2008). *The Hour of Our Death: The Classic History of Western Attitudes Toward Death Over the Last One Thousand Years*. Vintage Books.

BARSANTI, G. & CHELAZZI, G. (2009). *The Museum of Natural History of the University of Florence, Vol. I: The Collections of La Specola: Zoology and Anatomical Waxes*. Firenze University Press.

BARTLETT, R. (2015). *Why Can the Dead Do Such Great Things? Saints and Worshippers from the Martyrs to the Reformation*. Princeton University Press.

BATAILLE, G. (1986). *Erotism: Death & Sensuality*. City Lights Books.

BLOOM, M. E. (2003). *Waxworks: A Cultural Obsession*. University of Minnesota Press.

braithwaite, p. (2001). *The Rise of Waxwork Shows from Pagan Times to World War One*. Waxworks Society.

burmeister, m. r. (2000). *Popular Anatomical Museums in Nineteenth-Century England*. Ph.D. thesis, Rutgers University.

CALAMARI, B. & DIPASQUA, S. (2007). *Patron Saints*. Abrams.

CARLINO, A., COMAR, P. & CLAIR, J. (2008). *Figures du corps: Une leçon d' anatomie à l' Ecole des Beaux-Arts*. Beaux-Arts de Paris.

CASTLE, T. (1995). *The Female Thermometer: Eighteenth-Century Culture and the Invention of the Uncanny*. Oxford University Press.

clouston, w. a. (1876). *Literary Curiosities and Eccentricities: A Book of Anecdote Laconic Sayings, and Gems of Thought in Prose and Verse*. Ward, Lock and Tyler.

DANINOS, A. (ed.) (2012). *Waxing Eloquent: Italian Portraits in Wax*. Officina Libraria.

DOWNING, L. (2003). *Desiring the Dead: Necrophilia and Nineteenth-Century French Literature*. European Humanities Research Centre, University of Oxford.

DUFFIN, J. (2014). *Medical Miracles: Doctors, Saints, and Healing in the Modern World*. Oxford University Press.

DÜRING, M. V., DIDI-HUBERMAN, G., POGGESI, M. & BAMBI, S. (2006). *Encyclopaedia Anatomica: A Complete Collection of Anatomical Waxes*. Taschen.

FAYE, B. & LEMIRE, M. (1990). *Artistes et mortels*. Chabaud.

FLEMING, J. V. (2013). *The Dark Side of the Enlightenment: Wizards, Alchemists, and Spiritual Seekers in the Age of Reason*. W. W. Norton & Company.

freud, s., mclintock, d. (trans.) & haughton, h (ed.). (2003). *The Uncanny*. Penguin Books.

GERCHOW, J. & BELTING, H. (2002). *Ebenbilder: Kopien von Körpern – Modelle des Menschen*. Hatje Cantz.

HUSTVEDT, A. (2006). *The Decadent Reader: Fiction, Fantasy and Perversion from Fin-de-Siècle France*. Zone Books.

JORDANOVA, L. J. (1993). *Sexual Visions: Images of Gender in Science and Medicine between the Eighteenth and Twentieth Centuries*. University of Wisconsin Press.

KEMP, M. & WALLACE, M. (2001). *Spectacular Bodies: The Art and Science of the Human Body from Leonardo to Now*. Hayward Gallery.

kraft-ebing, r. v. & king, b. (1999). *Psychopathia Sexualis, with Especial Reference to Contrary Sexual Instinct: A Clinical-Forensic Study*. Bloat.

KÖNIG, H. & ORTENAU, E. (1962). *Panoptikum: vom Zauberbild zum Gaukelspiel der Wachsfiguren*. Isartal.

KOOIJMANS, L. (2011). *Death Defied: The Anatomy Lessons of Frederik Ruysch*. Brill.

KOUDOUNARIS, P. (2011). *The Empire of Death: A Cultural History of Ossuaries and Charnel Houses*. Thames & Hudson.

KRISTEVA, J. (2010). *Powers of Horror: An Essay on Abjection*. Columbia University Press.

MACCULLOCH, D. (2011). *Christianity: The First Three Thousand Years*. Penguin.

MAERKER, A. (2015). *Model Experts: Wax Anatomies and Enlightenment in Florence and Vienna, 1775–1815*. Manchester University Press.

MARTIN, J. R. (1991). *Baroque*. Penguin Books.

MARTY, M. E. (1986). *Modern American Religion, Volume 1: The Irony of It All, 1893–1919*. The University of Chicago Press.

MESSBARGER, R. M. (2010). *The Lady Anatomist: The Life and Work of Anna Morandi Manzolini*. The University of Chicago Press.

MUNRO, J. (2014). *Silent Partners: Artist and Mannequin from Function to Fetish*. Yale University Press.

NORTON, R. (1914). *Bernini, and Other Studies in the History of Art*. Macmillan.

OCKMAN, C. & SILVER, K. E. (2005). *Sarah Bernhardt: The Art of High Drama*. Yale University Press.

PANZANELLI, R., LOUGHRIDGE, M. & SCHLOSSER, J. V. (2008). *Ephemeral Bodies: Wax Sculpture and the Human Figure*. Getty Research Institute.

PHILIPS, D. (2012). *Fairground Attractions: A Genealogy of the Pleasure Ground*. Bloomsbury.

PILBEAM, P. M. (2003). *Madame Tussaud and the History of Waxworks*. Hambledon and London.

PURCELL, R. W. & GOULD S. J. (1992). *Finders, Keepers: Eight Collectors*. W. W. Norton & Company.

RIVA, A. (2007). *Flesh & Wax: The Clemente Susini' s Anatomical Models in the University of Cagliari*. Ilisso.

ROYLE, N. (2008). *The Uncanny*. Manchester University Press.

SANDBERG, M. B. (2005). *Living Pictures, Missing Persons: Mannequins, Museums and Modernity*. Princeton University Press.

SAPPOL, M. (2004). *A Traffic of Dead Bodies: Anatomy and Embodied Social Identity in Nineteenth-Century America*. Princeton University Press.

SAPPOL, M. (2006). *Dream Anatomy*. National Library of Medicine.

SCHWARTZ, V. R. (2003). *Spectacular Realities: Early Mass Culture in Fin-de-Siècle Paris*. University of California Press.

SMITH, M. (2013). *The Erotic Doll: A Modern Fetish*. Yale University Press.

stephens, E. (2013). *Anatomy as Spectacle: Public Exhibitions of the Body from 1700 to the Present*. Liverpool University Press.

TAYLOR, R. P. (1985). *The Death and Resurrection Show: From Shaman to Superstar*. Anthony Blond.

THOMAS, K. (2012). *Religion and the Decline of Magic: Studies in Popular Beliefs in Sixteenth- and Seventeenth-Century England*. Folio Society.

Università di Bologna (2001). *Guide to the Museo di Palazzo Poggi: Science and Art*. Editrice Compositori.

warner, m. (2008). *Phantasmagoria: Spirit Visions, Metaphors, and Media into the Twenty-First Century*. Oxford University Press.

WHITFORD, F. (1986). *Oskar Kokoschka: A Life*. Wiedenfeld and Nicolson.

[专论与一般性文章]

BALLESTRIERO, R. (2007). 'The history of ceroplastics/wax modelling' in riva, a. (ed.) *Flesh & Wax: The Clemente Susini' s anatomical models in the University of Cagliari*. Ilisso, 17–34.

BALLESTIERO, R. (2010). 'Anatomical models and wax Venuses: art masterpieces or scientific craft works?' . *Journal of Anatomy*. 216 (2), 223–34.

BARNETT, R. (2008). 'Lost wax: medicine and spectacle in Enlightenment London' . *The Lancet*. 372 (9636), 366–67.

BATES, A. W. (2006). 'Dr Kahn' s Museum: obscene anatomy in Victorian London' in *Journal of the Royal Society of Medicine*. 99 (12), 618–24.

BATES, A. W. (2006). Anatomical Venuses: the aesthetics of anatomical modelling in eighteenth and nineteenth-century Europe in PUSZTAI, J. (ed.) *40th International Congress on the History of Medicine: Proceedings*. Vesalius, Budapest. 1, 183–86.

CEGLIA, F. P. (2006). 'Rotten Corpses, a Disemboweled Woman, a Flayed Man. Images of the Body from the End of the 17th to the Beginning of the 19th Century. Florentine Wax Models in the First-hand Accounts of Visitors' . *Perspectives on Science*. 14 (4), 417–56.

CRASKE, M. (2010). '"Unwholesome" and "pornographic" : a reassessment of the place of Rackstrow' s Museum in the story of eighteenth-century anatomical collection and exhibition' . *Journal of the History of Collections*. jhc.oxfordjournals.org/content/23/1/75.short [November 19 2010].

DACOME, L. (2006). 'Waxworks and the performance of anatomy in mid-18th-century Italy' . *Endeavour*. 30 (1), 29–35.

DECKERS, R. (2013). '"La Scandalosa" in Naples: a veristic waxwork as memento mori and ethical challenge' . *The Oxford Art Journal*. 36 (1), 75–91.

DEER, L. (1977). 'Italian anatomical waxes in the Wellcome Collection: the missing link' . *Rivista di Storia delle Scienze Mediche e Naturali*. 20, 281–98.

GUERZONI, G. A. (2012). 'Use and Abuse of Beeswax in the Early Modern Age: Two Apologues and a Taste' in A. DANINOS (ed.) *Waxing Eloquent: Italian Portraits in Wax*. Officina Libraria, 43–60.

FERRARI, G. (1987). 'Public anatomy lessons and the carnival: the anatomy theatre of Bologna' . *Past & Present*. 117, 50–106.

HAVILAND, T. N. & PARRISH, L. L. C. (1970). 'A brief account of the use of wax models in the study of medicine' . *Journal of the History of Medicine and Allied Sciences*. 25 (1), 52–75.

HOFFMANN, K. A. (2006). 'Sleeping beauties in the fairground' . *Early Popular Visual Culture*. 4 (2), 139–59.

KNOEFEL, P. K. (1978). 'Florentine anatomical models in wax and wood' . *Medicina nei secoli*. 16 (3), 329–40.

LIGHTBOWN, R. W. (1964). 'Gaetano Giulio Zumbo – 1: the Florentine period' . *The Burlington Magazine*. 106 (740), 486–96.

LIGHTBOWN, R. W. (1964). 'Gaetano Giulio Zumbo – 2: Genoa and France' . *The Burlington Magazine*. 106 (741), 563–69.

MÄRKER, A. K. (2006). 'The anatomical models of La Specola: production, uses and reception' . *Nuncius*. 21 (2), 295–321.

MCISAAC, P. M. (2015) 'Castan' s in context: introductory remarks on a bygone world in wax' . in exhibition catalogue, 'House of Wax' , Morbid Anatomy Museum.

MESSBARGER, R. (2012). 'The re-birth of Venus in Florence' s Royal Museum of Physics and Natural History' . *Journal of the History of Collections*. jhc.oxfordjournals.org/content/early/2012/05/16/ jhc.fhs007 [May 16 2012].

PIOMBINO-MASCALI, D. & ZINK, A. (2011). 'The Fontanelle cemetery and the skull cult in contemporary Naples' in WIECZOREK, A. & ROSENDAHL, W. (ed.) *Schädelkult: Kopf und Schädel in der Kulturgeschichte des Menschen*. Schnell & Steiner, 263–65.

PULHAM, P. (2008). 'The eroticism of artificial flesh in Villiers de L' Isle Adam' s *L' Eve Future*' . *19: Interdisciplinary Studies in the Long Nineteenth Century*, Issue 7. www.19.bbk.ac.uk/articles/abstract/10.16995/ntn.486/ [October 01 2008].

RADFORD, T. (2005). 'Secrets of the flesh peeled away' . *The Guardian*. 4 May.

RIVA, A., CONTI, G., SOLINAS, P. & LOY, F. (2010). 'The evolution of anatomical wax modelling in Italy from the 16th to early 19th centuries' . *Journal of Anatomy*. 216 (2), 209–22.

SAPPOL, M. (2004). Morbid curiosity: the decline and fall of the popular anatomical museum. *Common-Place*. 4 (2). www.common-place.org.

SCASCIAMACCHIA S., et al (2012). 'Plague epidemic in the Kingdom of Naples, 1656–1658' . *Emerging Infectious Diseases*. 18 (1), 186–88.

SIMONI, F. (2009). '*Anatomie conturbanti*' 'Perturbing anatomies' in BELLASI, P. & CORÀ, B. (ed.) *Bodies, Automata, Robots in Art, Science and Technology*. Mazzotta, 382–84.

图像来源

t = top, b = bottom, c = centre, l = left, r = right

[1] Wellcome Library, London [2] Deutsches Hygiene-Museum, Dresden. Photo David Brandt [4–5] Museo di Palazzo Poggi, Universita' di Bologna. Photo Joanna Ebenstein [6–7] Josephinum, Collections and History of Medicine, MedUni Vienna. Photo Joanna Ebenstein [8–9] Madame Tussauds Archives, London. Photo Joanna Ebenstein [10–11] (both) Münchner Stadtmuseum, Sammlung Puppentheater / Schaustellerei, Munich [12] Wellcome Collection, Blythe House, London. Photo Joanna Ebenstein [14–15] Museo di Storia Naturale Università di Firenze, sez. Zoologica, 'La Specola', Italy. Photo Joanna Ebenstein [16–17] (all) Wellcome Library, London [18l] Science Museum, London / Wellcome Images [18r] Wellcome Library, London [19l, 19cl] Wellcome Library, London [19cr, 19r] Science Museum, London / Wellcome Images [20] Deutsches Hygiene-Museum, Dresden. Photo David Brandt [22–23t] Museo di Storia Naturale Università di Firenze, sez. Zoologica, 'La Specola', Italy / Bridgeman Images [22–23b] Museo di Storia Naturale Università di Firenze, sez. Zoologica, 'La Specola', Italy. Photo Raffaello Bencini / Archivi Alinari, Firenze / Topfoto [24l] Museo di Storia Naturale Università di Firenze, sez. Zoologica, 'La Specola', Italy / Bridgeman Images [24r] Museo di Storia Naturale Università di Firenze, sez. Zoologica, 'La Specola', Italy. Photo Saulo Bambi – Museo di Storia Naturale / Florence [25l] Musée Condé, Chantilly [25r] Dea / A. Dagli Orti / Getty Images [26–27] (both) Museo di Storia Naturale Università di Firenze, sez. Zoologica, 'La Specola', Italy. Photo Joanna Ebenstein [28l] Galleria degli Uffizi, Florence. Photo Scala, Florence – courtesy the Ministero Beni e Att. Culturali [28r, 29l] Galleria degli Uffizi, Florence [29r] Royal Collection Trust. Her Majesty Queen Elizabeth II [30–31] British Library, London [32l] Museo di Storia Naturale Università di Firenze, sez. Zoologica, 'La Specola', Italy. Photo Saulo Bambi – Museo di Storia Naturale / Florence [32–33c] Museo dell' Opificio delle Pietre Dure, Florence [33r] Wellcome Library, London [34–35] Museo di Storia Naturale Università di Firenze, sez. Zoologica, 'La Specola', Italy / Bridgeman Images [36l] The National Library, Rome. Marka / Alamy Stock Photo [36c, 36r] Wellcome Library, London [37] (all) Wellcome Library, London [38] Private Collection / Photo Christie' s Images / Bridgeman Images [40–41] (all) Wellcome Library, London [42] (all) Royal Collection Trust. Her Majesty Queen Elizabeth II [43l] Galleria degli Uffizi, Florence. Gabinetto dei disegni e delle stampe. Archivi Alinari-archivio Mannelli, Firenze / Topfoto [43r] Metropolitan Museum of Art, New York. Purchase, Joseph Pulitzer Bequest, 1924 (24.197.2) [44–47] (all) Wellcome Library, London [48–49] (both) Deutsches Hygiene-Museum, Dresden. Photo Volker Kreidler [50–51] (both) Private collection. Courtesy Erasmus House, Brussels. Photos Paul Louis [52t] Wellcome Library, London [52c, 52 bottom row] (all) Science Museum, London / Wellcome Images [53 top row (all), 53c] Science Museum, London / Wellcome Images [53b] Wellcome Library, London [55tl, 55tr] Museo di Storia Naturale Università di Firenze, sez. Zoologica, 'La Specola', Italy. Photo Joanna Ebenstein [55cl] Josephinum, Collections and History of Medicine, MedUni Vienna. Photo Joanna Ebenstein [55cr, 55bl, 55br] Museo di Storia Naturale Università di Firenze, sez. Zoologica, 'La Specola', Italy. Photos Joanna Ebenstein [56–57] Museo Delle Cere Anatomiche 'Luigi Cattaneo', Bologna, Italy. Photo by Joanna Ebenstein [58] Muséum national d' Histoire naturelle (MNHN), bibliothèque centrale, Paris, Dist. RMN-Grand Palais / image du MNHN, bibliothèque centrale [59t] Photo The John Deakin Archive / Getty Images [59b] Valentin-Karlstadt-Musäum, Munich [60–61] (all) Josephinum, Collections and History of Medicine, MedUni Vienna. Photo Joanna Ebenstein [62–63] (all) Science Museum, London / Wellcome Images [64–65] Collezione delle Cere Anatomiche di Clemente Susini, Cagliari, Cittadella dei Musei, Italy. Courtesy Alessandro Riva. Photo © Università degli Studi di Cagliari [66] Santa Maria della Vittoria, Rome. Photo Joanna Ebenstein [68–69] Carmen Alto, Oaxaca, Mexico. Photo Joanna Ebenstein [70l] The Museum of Witchcraft & Magic, Boscastle, Cornwall [70c] Campion Hall Collections, Jesuit Institute, Old Windsor, Berkshire [70r] The Museum of Witchcraft & Magic, Boscastle, Cornwall [71l] Private collection [71r] Kupferstichkabinett, Berlin [72l] British Museum, London [72r] Vorderasiatisches Museum, Staatliche Museen zu Berlin [73 first row l] Musée du Louvre, Paris [73 first row cl, cr, r] Egyptian Museum, Cairo [73 second row l] Egyptian Museum, Cairo [73 second row cl] Detroit Institute of Arts [73 second row cr] Musée du Louvre, Paris [73 second row r] J. Paul Getty Museum, Los Angeles [73 third row l, cl] Württembergisches Landesmuseum, Stuttgart [73 third row cr] British Museum, London [73 third row r] Kunsthistorisches Museum, Vienna [73 fourth row l] Museo Archeologico, Florence [73 fourth row cl] Egyptian Museum, Cairo [73 fourth row cr, r] British Museum, London [73 fifth row l] British Museum, London [73 fifth row cl] J. Paul Getty Museum, Los Angeles [73 fifth row cr] Cleveland Museum of Art [73 fifth row r] Egyptian Museum, Cairo [73 sixth row l] Manchester Museum [73 sixth row cl] Egyptian Museum, Cairo [73 sixth row cr] Royal Scottish Museums, Edinburgh [73 sixth row r] Petrie Museum, University College, London [74] Musée gallo-romain de Fourvière, Lyon [76] (both) Metropolitan Museum of Art, New York. Bequest of Susan Vanderpoel Clark, 1967 (67.155.23) [77] (all) Photo akg-images / De Agostini Picture Lib. / Veneranda Biblioteca Ambrosiana [79] Chiesa del Gesù Nuovo, Naples. Photo Joanna Ebenstein [80l] Private collection [80r] Photo © Carlos Olimpio Rocha [81] (all) Private collection [84] *Le Petit Moniteur illustré*, 1st November 1894 [85] (all) *Archivio,* Volume 33, R. Societá

Romana di Storia Patria; Deputazione romana di storia patria. University of Toronto, Robarts Collection (AAK-8109) [86–87] Cimitero delle Fontanelle, Naples. Photo Joanna Ebenstein [88] (both) Wellcome Library, London [89l] Wellcome Library, London [89r] Photo © Archivio dell' Arte – Luciano Pedicini [90–91] Rijksmuseum, Amsterdam [92l] Collection of Tracy Hurley Martin [92r] Wellcome Library, London [93] Galerie d' Anatomie, École nationale supérieure des Beaux-Arts de Paris. Photo Joanna Ebenstein [94–95] UCLA Library, Los Angeles. QL61.R985ta 1710 [96–103] (all) Museo di Storia Naturale Università di Firenze, sez. Zoologica, 'La Specola' , Italy. Photo Saulo Bambi – Museo di Storia Naturale / Florence [106–109] (all) Museo di Palazzo Poggi, Universita' di Bologna. Photo Fulvio Simoni [110–111] Museo di Palazzo Poggi, Universita' di Bologna. Photo Joanna Ebenstein [112–115] (all) Museo di Palazzo Poggi, Universita' di Bologna. Photo Fulvio Simoni [116–117] (all) Museo di Palazzo Poggi, Universita' di Bologna. Photo Joanna Ebenstein [118] Münchner Stadtmuseum, Sammlung Puppentheater / Schaustellerei, Munich [120–121] Collection Family Coolen, Antwerp [122l] Archivio Di Stato, Bologna. Photo akg-images / De Agostini Picture Lib. [122r] Wellcome Library, London [123l] Teylers Museum, Haarlem (TvB G 5681) [123r] Münchner Stadtmuseum, Sammlung Puppentheater / Schaustellerei, Munich [124] Museum of the History of Medicine of Catalonia, Barcelona [126tl] Münchner Stadtmuseum, Sammlung Puppentheater / Schaustellerei, Munich [126tr] Collection of Per Simon Edström [126bl] Collection of Enric H. March [126bc, 126br] The Library Company of Philadelphia [127tl] Collection of Enric H. March [127tr] Prints & Photographs Division, Library of Congress, Washington, D.C. (LC-DIG-pga-02302) [127bl] The Library Company of Philadelphia [127br] Münchner Stadtmuseum, Sammlung Puppentheater / Schaustellerei, Munich [128–129] (all) Deutsches Hygiene-Museum, Dresden [130l] Valentin-Karlstadt-Musäum, Munich [130r] Detroit Institute of Arts Museum [131l] Collection of Per Simon Edström [131cl] Münchner Stadtmuseum, Sammlung Puppentheater / Schaustellerei, Munich [131cr] Collection of Per Simon Edström [131r] Münchner Stadtmuseum, Sammlung Puppentheater / Schaustellerei, Munich [132–135] (all) Courtesy Ryan Matthew Cohn. Photos Daniel Schvarcz [136 top row] (all) Münchner Stadtmuseum, Sammlung Puppentheater / Schaustellerei, Munich [136 cl, 136c] Collection of Enric H. March [136 cr, 136 bottom row] (all) Münchner Stadtmuseum, Sammlung Puppentheater / Schaustellerei, Munich [138–139] (both) Münchner Stadtmuseum, Sammlung Puppentheater / Schaustellerei, Munich [140l] Wellcome Library, London [140cl] Science Museum, London / Wellcome Library, London [140cr, 140r] Mary Evans Picture Library [141l] Deutsches Hygiene-Museum, Dresden. Photo David Brandt [141c, 141r] Université de Montpellier, collections anatomiques. Photos © Marc Dantan [142] (all) Museo de la Medicina Mexicana, Palace of the Inquisition, Mexico City. Photo Joanna Ebenstein [143–145] (all) Courtesy Ryan Matthew Cohn. Photos Daniel Schvarcz [146–147] (both) Collection Family Coolen, Antwerp [148] Collection of Stefan Nagel [149l] Collection Family Coolen, Antwerp [149r] Cohen Media Group / Courtesy Everett Collection / REX Shutterstock [151–155] (all) Université de Montpellier, collections anatomiques. Photos © Marc Dantan [156] Courtesy the National Library of Medicine, Bethesda, Maryland, USA [157] Collection of Stefan Nagel [159] Musée Carnevalet, Paris / Roger-Viollet / TopFoto [160–163] (all) Université de Montpellier, collections anatomiques. Photos © Marc Dantan [165] Tate, London. Photo akg-images / Erich Lessing. © Foundation Paul Delvaux, Sint-Idesbald - SABAM Belgium / DACS 2016 [166–169] (all) Université de Montpellier, collections anatomiques. Photos © Marc Dantan [170l] Courtesy Laerdal [170c] Boston Public Library, Print Department [170r] Courtesy Laerdal [171l] Musée des Beaux-Arts de Rouen [171r] Tate, London [172] (both) National Fairground Archive, University of Sheffield, UK [175] Madame Tussauds Archives, London. Photo Joanna Ebenstein [176–177] Münchner Stadtmuseum, Sammlung Puppentheater / Schaustellerei, Munich. Photo Joanna Ebenstein [178] Photo © Ferrante Ferranti [180l] Museo di Storia Naturale Università di Firenze, sez. Zoologica, 'La Specola' , Italy. Photo Joanna Ebenstein [180c] Wellcome Collection, London. Photo Joanna Ebenstein [180r] Museo di Palazzo Poggi, Universita' di Bologna. Photo Joanna Ebenstein [181l] Museo di Storia Naturale Università di Firenze, sez. Zoologica, 'La Specola' , Italy. Photo Joanna Ebenstein [181c] Deutsches Hygiene-Museum, Dresden. Photo David Brandt [181r] Museo di Storia Naturale Università di Firenze, sez. Zoologica, 'La Specola' , Italy. Photo Joanna Ebenstein [183] Photo © Massimo Listri / Corbis [184] San Francesco a Ripa, Rome / Bridgeman Images [185] Mary Evans / Grenville Collins Postcard Collection [186t] Museo de Málaga [186b] Neue Pinakothek, Munich (14680) / Photo Peter Horree / Alamy Stock Photo [188–189] (all) Private collection [192] The Dahesh Museum of Art, New York (1995.104) [193] Metropolitan Museum of Art, New York. Gift of Louis C. Raegner, 1927 (27.200) [194] (all) Private collection [195l] Photo Fine Art Images / Heritage Images / Getty Images [195c] Photo Atelier Eberth / ullstein bild via Getty Images [195r] Private collection, courtesy Richard Nagy Ltd., London [196–199] (all) Private collection, courtesy Richard Nagy Ltd., London [200] Collection of the Muséum National d' Histoire Naturelle. Photo © Bernard Faye / MNHN [202] Collection of Evan Michelson. Photo Joanna Ebenstein [203] Deutsches Hygiene-Museum, Dresden. Photo Joanna Ebenstein [204–205] Illustration by Chris Taylor © Thames & Hudson Ltd., London [206] Philadelphia Museum of Art, Pennsylvania. Gift of the Cassandra Foundation, 1969. © Succession Marcel Duchamp / ADAGP, Paris and DACS, London 2016 [208–209] (all) On Loan to the Hamburg Kunsthalle, Hamburg, Germany / Bridgeman Images. © ADAGP, Paris and DACS, London 2016 [211] Courtesy White Cube, London. Photo Stephen White. © Jake and Dinos Chapman. All Rights Reserved, DACS 2016 [212–213] (all) Photos © Stacy Leigh [214–215] Photo Koen Hauser. Hair and make-up Louise van Huisstede. Model Georgina Verbaan. Design BrandendZant. © Koen Hauser / UNIT CMA. [ENDPAPERS] Marbled paper, courtesy The British Library.

索引

粗体页数表示图片所在页

A

阿尔比努斯 **37**
艾伦·坡 174
安慰剂 212
《奥菲莉亚》**171**

B

巴尔托利 96
巴黎停尸房 157，**170-171**
“败德女子” 88，**89**
《白雪公主》**149**，156
贝蒂尼 **56-57**，107
贝尔默 208-209
贝隆夫人 **194**
贝尼尼 **178**，180-181，**183**，184
比埃龙 37
波尔 **10-11**，**128-129**，141，**176-177**
波吉宫 **4-5**，97，**106-107**，**109-115**
波内 **123**
波提切利 **28**，29
《剥去皮肤的天使》**44**
伯恩哈特 157，158，**159**
伯克与黑尔 130
博克 202-203
博洛尼亚，意大利 18，28，**106-107**，**109-117**
布雷德伯里 171
布瓦蒙 209，212

C

蔡勒 **2**，20，181
查普曼兄弟 **211**
“产科幽灵”系列模型 **116-117**
超验 185
《沉睡的维纳斯》（德尔沃）164，**165**
《沉睡的维纳斯》（施皮茨纳）149，164，**168-169**
《穿裘皮的维纳斯》188-189
《纯粹理性批判》209
雌雄同体 143

D

达·芬奇 **42-43**
达戈第 **44**，**46-47**，48
大体解剖 **36**，37，42，**90-91**，122-123，130
盗墓者 130
道德 96，123，141
德·拉克鲁瓦 97
德尔沃 164，**165**
德努 37，96-97，100-101
笛卡儿 208
杜内斯马克伯爵 194
杜莎夫人 33，**59**，141
杜尚 **206**

F

法国大革命 33
法尤姆肖像 70，**72**，
凡·布切尔 189
费里尼 28
丰塔纳 18，**24**，28，32
佛罗伦萨，意大利 18，24，28，33，93
弗洛伊德 202
伏都人偶 70
复苏安妮 **170**，171
傅沙 53
富塞利 **130**，141，157

G

盖伦 48
《格雷解剖学》48
古罗马 70，**74**，75
《怪怖者》202,208
棺材 157-159
诡秘（uncanny）202-203，207

H

哈根斯 171
还愿品 71，80-82，88，212
汉堡，德国 **120-121**
哈默 **59**，**130**，**138-139**
豪瑟 **214-215**
亨特 37，189，
怀孕 **2**，**20**，**37**，**147**，**156**
惠伯茨 89，93，**94-95**

J

祭坛 71，76，80，89
教宗本笃十四世 18，25，97，107
杰罗姆 189，**192-193**
结核病 **166-167**
《劫掠普洛塞庇娜》178
《解剖法案》130
解剖剧场 36-37，**90-91**，92，122-123
《解剖学家》186
解剖学人体模型 36，**52-53**
解剖学维纳斯
巴塞罗那 **124**
波尔 **10-11**，**176-177**，**203**
梅迪奇维纳斯 14-15，18，22-23，24-25，26-27，29，32，33，36，49，61，70，107，180，181，185
施皮茨纳 156，**161-163**
天文台博物馆 **14-15**，18，**22-23**，**24-25**，26-27，33，**34-35**，180
维纳瑞娜 **4-5**，**112-115**，**180**
约瑟芬馆 / 约瑟芬医药学院博物馆 33，60-61
“警世绘” **19**，88-89，107，108，180

K

卡尔迪 42
卡利亚里，意大利 36
卡斯坦蜡像博物馆，柏林 131，**132-133**，**134**，**136**，**143-145**
卡索 203，210
卡特 48
康德 209
《康斯托克法案》171
柯蒂斯 **8-9**，149，175
科柯施卡 194-195，197
科学作为文化建构 213
克拉夫特 - 艾宾 188
恐怖谷 **204-205**
骷髅祭坛 89，93
狂欢节大体解剖 123

L

拉达尔 **170**，171
拉赫曼 194
莱顿，荷兰 37，**90-91**，92
莱利 106-107，**109-111**
雷蒙德 **188-189**
利，斯黛茜 **212-213**
利奥波德二世 18，25，28，32
连体人 **141**
“恋雕像癖” 188-189，190-191，193
恋尸癖，189，194
恋物癖 188-189，193，194-195
炼狱 77，80

鲁谢 99–89，92，**94-95**
路德 80
伦敦刑场 123
《论崇高与美两种观念的根源》 203

M

马勒，阿尔玛，**195**，196，197，**198-199**
曼佐里尼，安娜 107
梅毒 96，141，143，148，149
梅利奇剧场 **148**
美第奇维纳斯 **28**，29
美柔汀技法 **44**，48
蒙彼利埃，法国 33
梦遗 141
米开朗琪罗 43
米莱斯 **171**
蜜蜂 70，**71**
民族志胸像 **134**
缪勒–戴姆 37
木乃伊制作 70，72
木制解剖模型 **48-49**，**50-51**
穆斯 **195**，196–197

N

拿破仑 33
那不勒斯亡者崇拜 77，**86-87**

O

欧约丝 **194**

P

帕多瓦，意大利 36，43，122
帕克 171
皮肤病患印模 **142**
“平凡美国人”系列作品 **212-213**
潘松 200

Q

情色 19，122，140，170，180–181
全景展示场 127，**128-129**，131，132

R

热里科 157，**171**
《人体的构造》1，37，38，43，48

S

萨德侯爵 93，104–105，188
萨尔悌 140–141
萨赫–马索克 188
《塞纳河的无名少女》170–171
桑德里 **116-117**
森政弘 **204-205**
神魂超拔（ecstasy）180–185
生产 **116-117**，**144-146**，**151-155**，**156**
《生死对照，或，论女人》**16-17**
《生与死》**88**
生殖器官 141，**143**
圣髑匣 / 圣髑柜 **76**，81
圣方济各 71
“圣景”（sacred representations）81，**85**
《圣女大德兰的神魂超拔》**180-181**，**183**
圣体 **66**，**80-81**
尸体 28–29，43，48–49，81，130，**186**，203
施皮茨纳 149，150，**151-155**，156，**160-163**，164，**166-169**
石膏解剖模型 **12**
赎罪券 80
束腹 **129**，**132-133**
《谁是第一位？》**185**
《睡美人》**8-9**，**156**，**175**
死亡剧场 93–96，**98-99**，**104-103**，104–105，
死亡脸模 **59**，70，74，170，171
苏西尼 **4-5**，**14**，24，29，36，**64-65**

T

坦兹勒 194
提香 29
天文台博物馆 **4-7**，25，28–29，**32-33**，**34-35**，49，**55**，**60-63**
头骨 77
吞剑 **141**

W

万德拉尔 40
《亡灵书》70
威尔斯 212
唯物论 208–209
《维纳斯的诞生》**28**，29
维萨里 **1**，**37**，**38**，**40**，43，48
维也纳，奥地利 **60-61**
《伪作》**212**
瘟疫 76–77，88，93，97
文艺复兴 18，25，42，92
《乌尔比诺的维纳斯》**29**
乌菲兹美术馆 29
物神（fetish object）185，188，194

X

肖韦 37
《新门记事》123
新圣母医院，佛罗伦萨 29，33
《性精神病态》188
袖珍人体模型 **18**
血液循环 37
巡回展览 **126-127**

Y

眼睛 **56-57**，**64-65**
《洋娃娃》**208-209**
《淫秽出版物法》171
于斯曼 208–209
约瑟芬医药学院博物馆 33，**60-61**

Z

珍奇屋 25，28，**30-31**，**32-33**
真福路德维嘉·阿尔贝托尼 **184**
纸制解剖模型 **16-17**，36，**41**
助产 **52-53**，**144-146**
壮游 29，32
自然哲学 24，28，39
宗教塑像 36，**68-69**，**79**，80，81，88
祖莫，又名祖波 93，**96-97**，**98-99**，100–101，**102-103**，104–105
佐法尼 29
佐拉 157，170

[致谢]

若没有许许多多杰出学者的作品在创作过程当中支持并激励我,《解剖维纳斯》这本书就不可能呈现在各位面前,尤其是 Philippe Ariès、Roberta Ballestiero、Maritha Rene Burmeister、Terry Castle、Eleanoer Crook、Elizabeth Harper、Kathryn A. Hoffmann、Mel Gordon、Paul Koudounaris、Anna Maerker、Marta Poggesi 、Vanessa Schwatz, 还有 Marina Warner。特别要感谢 Louise Baker、Claudio Corti 、Rebecca Messbarager,以及 Michael Sappol 的意见及查核。任何错误应由我自己负全部责任。

本书的缘起要感谢 Amy Herzog,是她邀我就这个主题写篇文章登在 WSQ [前身为《女性研究季刊》(*Women's Studies Quarterly*)]。我还得感谢 Evan Michelson,两度陪着我到意大利搜集资料,感谢 Stefanie Rookis,因她主办的展览而有了这项计划;还要感谢 Neuwrite 的成员,我和他们共同研讨撰写了一章。还要感谢 Kate Forde 与 Ken Arnold,2009 年惠康博物馆"绝美尸骸"(Exquisite Bodies) 展览的好伙伴。

本书能完成多亏奇异解剖学博物馆的联合创办人 Tracy Hurley Martin 难以估量的支持。我还要感谢 Laetitia Barbier、Eric Huang 和 Joel Schlemowitz 的协助与建议:Eva Åhrén、Heather Chaplin、Colin Dickey 、Rachel Herschman、Wythe Marschall、Ronni Thomas,以及 Friese Undine 在研究方面的提携,以及 Richard Barnett、Eric Bleich、Ryan Matthew Cohn、Catherine Crawford、Caitlin Doughty、Marie Dauhiemer、Samuel Dunlap、Emily Evans、Megan Frizpatrick、Tonya Hurley、Kate Kaza、Chris Muller、Ilse Muñoz、Ceuci De Oliveira、Mark Pilkington、Cristina Preda、Amy Slonaker、Daisy Tainton 和 Mike Zohn 的精神及物质支持。我还得感谢家人:埃本斯坦 (Ebenstein) 家族的 Robert、Sandy、Donna、Laura,以及格罗斯 (Grose) 家族的 Judith 和 Dick,在各个方面的支持。

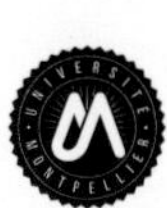

在蒙彼利埃大学时,特别感谢校长 Philippe Augé、医学院院长 Jacques Bringer、科学文化暨历史遗产主任 Caroline Girard,以及历史遗产再利用专员 Françoise Olivier。

特别感谢博学且慷慨的博物馆,以及图书馆专业人士 Sauloa Bambi、Sarah Bond、Katie Dobin、Florian Dering、Crestina Forcina、Phoebe Harkins、Salina Hurley、Cornelia S. King、Andreas Koll、Ross Macfarlane、Vanessa Toulmin、Manfred Wegner、Alfons Zarzoso。本书也依靠私人收藏家的慷慨无私与真知灼见:Paul Braithwaite、Coolen 家族、Per Simon Edström、William Helfand、Enric H. March,以及 Stefan Nagel。

谨在此致上十二万分感谢给我那卓越的编辑 Charlie Mounter,还有优秀的 Thames & Hudson 团队 Tristan De Lancey、Jane Laing、Rose Blackett-Ord、Maria Ranauro,以及 Dan Streat,共同携手完成这部作品。

[关于作者]

乔安娜·埃本斯坦 (Joanna Ebenstein),纽约的艺术家、策展人,以及独立研究学者。她是"奇异解剖学博客与图书馆"的创办人,也是位于纽约布鲁克林"奇异解剖学博物馆"的创意总监和联合创办者 (另一位是崔西·赫利·马丁)。

合著作品有 *The Morbid Anatomy Anthology* (与 Colin Dickey 合著),以及 *Walter Potter's Curious World of Taxidermy* (与 Dr. Pat Morris 合作,埃本斯坦还担任摄影)。她还为阿尔伯蒂 (Samuel J. Alberti) 和哈勒姆 (Elizabeth Hallam) 合编的《论医学博物馆过去现在未来》(*Medical Museums: Past, Present, Future*) 撰稿。

策展方面,她和诸如惠康博物馆 (Wellcome Collection)、纽约医学研究院、维也纳"疯人塔" (Narrenturm Museum)、弗罗里克博物馆 (Vrolik Museum) 等单位共同合作,例如:她曾担任惠康博物馆于 2009 年举办的"绝美尸骸"展览的策展顾问。

她的摄影作品和文章在世界各地展出和出版,经常四处演讲,通俗与学术兼具。

[奇异解剖学博物馆]

奇异解剖学博物馆设在纽约布鲁克林,2014 年 6 月由乔安娜·埃本斯坦和崔西·赫利·马丁共同创设。此博物馆是埃本斯坦长期经营的"诡异解剖学"计划的扩展,刚开始是作为博客以支持她的"解剖学教室摄影展",该展出是 2007 年在亚拉巴马大学的健康科学博物馆举行,搜罗了欧美各大医学博物馆及其所收藏的稀奇古怪人造品,比如著名的解剖学维纳斯。除了常设展和特展之外,奇异解剖学博物馆还提供演讲及举办活动的空间、咖啡厅,以及纪念品商店。其常设展——奇异解剖学图书馆创立于 2008 年,提供上万本图书、照片、艺术品,以及大量与医学博物馆、解剖学艺术、藏家及其藏品、医学史、死亡社会观演变相关的短效物收藏品和工艺品,还有其他博物类物品。其中大部分来自埃本斯坦的私人研究收藏。本博物馆也主办以私人收藏为主的特展,主题如丧葬艺术、欧洲全景监狱的蜡像艺术等。

本书献给我的祖父、祖母,Benno 与 Dina。以他们对于艺术、医学和文化的热爱,如果能亲眼见到这本书一定会很喜欢。

Published by arrangement with Thames & Hudson Ltd, London

Designed by Daniel Streat at Visual Fields

This edition first published in China in 2020 by Beijing Imaginist Time Culture Co., Ltd, Beijing

著作权合同登记号：图字01-2020-7334

图书在版编目（CIP）数据

解剖维纳斯 /（美）乔安娜 · 埃本斯坦著；崔宏立，
邵池译 . -- 北京：中国协和医科大学出版社，2021.1

ISBN 978-7-5679-1628-9

Ⅰ . ①解… Ⅱ . ①乔… ②崔… ③邵… Ⅲ . ①医学史
－西方国家 Ⅳ . ① R-095

中国版本图书馆 CIP 数据核字 (2020) 第 206069 号

解剖维纳斯：献身医学的永恒女神

著　　者：[美] 乔安娜 · 埃本斯坦

译　　者：崔宏立　邵　池

策划编辑：马步匀

责任编辑：戴申倩

出版发行：**中国协和医科大学出版社**

（北京市东城区东单三条 9 号　邮编 100730）

网　　址：www.pumcp.com

经　　销：新华书店总店北京发行所

印　　刷：北京利丰雅高长城印刷有限公司

开　　本：710 × 1000　　1/16

印　　张：14

字　　数：220 千字

版　　次：2021 年 1 月第 1 版

印　　次：2021 年 1 月第 1 次印刷

定　　价：198.00 元

ISBN 978-7-5679-1628-9

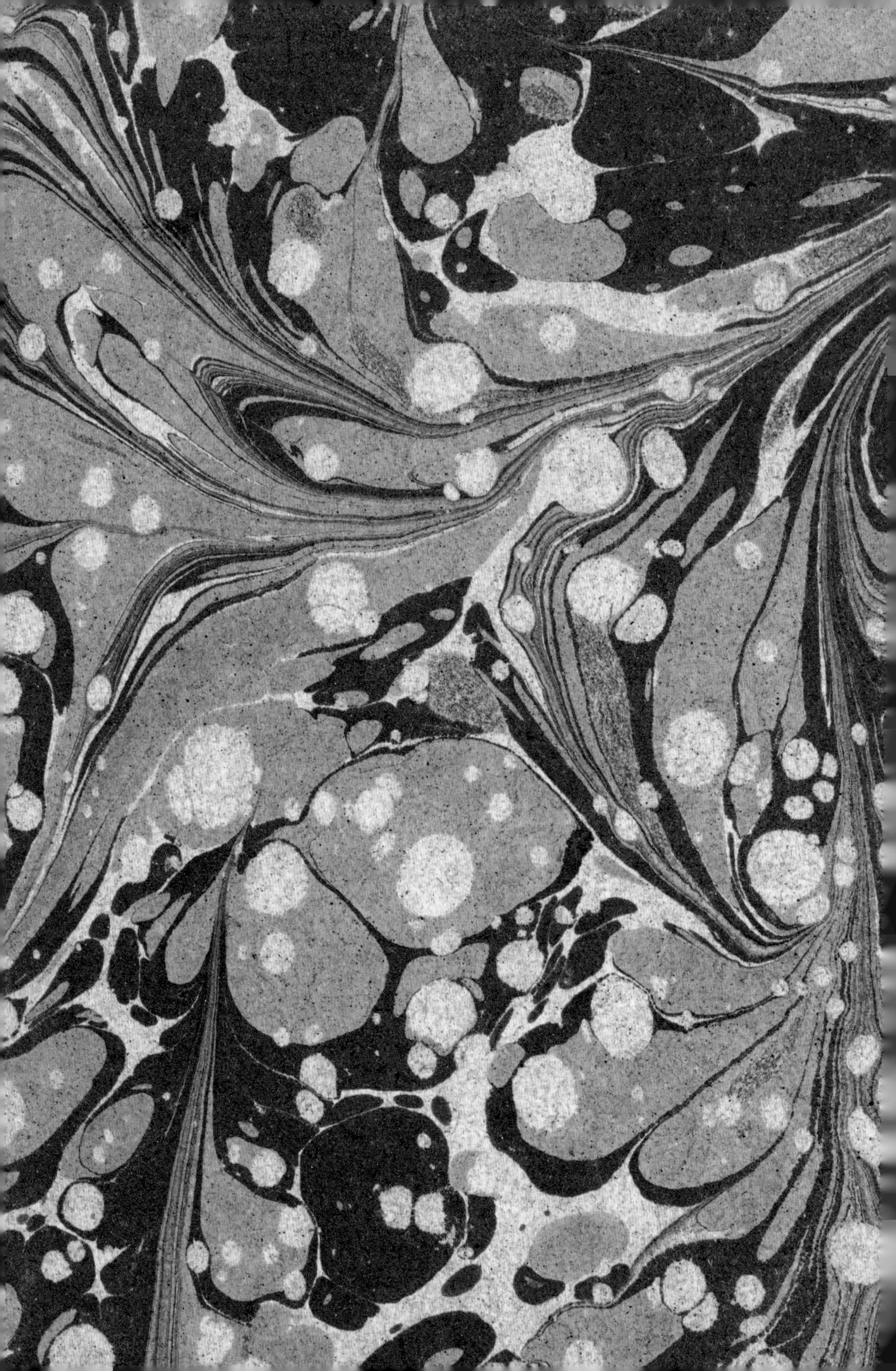